LIEFDE IN TIJDEN ZONDER TIJD

Liefde in tijden zonder tijd
Tijd schenken

Piet Nijs

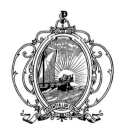

PEETERS

LEUVEN – PARIS – BRISTOL, CT

2020

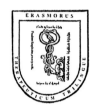

Dit boek is een publicatie van
"ERASMORUS: THERAPEUTICUM TRILINGUE" Leuven

Omslagfoto:
Gard Vanmechelen: de geliefden als muzen van elkaars levenskunstwerk

ISBN 978-90-429-3899-1
eISBN 978-90-429-3900-4
D/2020/0602/19

Inhoud

Memoriae Amabilis Adagio

Zij aan zij,
blijft zij
altijd zij,
naast mij,
rakelings nabij:
dij aan dij,
"gij" naast mij,
soms innig nabij,
altijd zon-blij,
steeds zij aan zij...

    Bij tij en ontij:
    blijf bij mij,
    zo zij aan zij:
    Zo zijde-
    lings nabij:
    zacht nabij
    "gij" met "gij":
    zo samen blij,
    samen wij,
    veraf en nabij...

P. N.

Tijd... Schenken

Vergeet je niet te leven dacht ik laatst
de tijd hield stil
een adempauze even

en als je nu eens zonder haast
buiten de tijd om wil
slagbomen neergelaten
dolgedraaide wijzerplaten

onder je door of langs je heen
ze laat voor wat ze zijn en dan
meer lucht en ogen van

het goede aardse zien
een beetje ruimte worden en misschien
iets meer gericht alleen

Kees Hermis

"In den beginne schiep God de liefde: als hemel en aarde…"

Piet Nijs

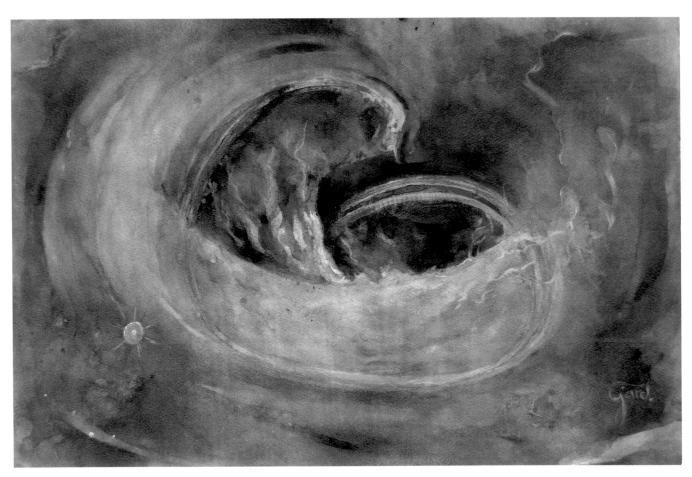

Gard Vanmechelen: het heelal als liefde-energie in beweging…

Ten geleide…

Dit boek gaat over tijd en over liefde: over dé tijd; en over onze tijd, en … over dé liefde, onze liefde: over de tijd van de liefde; over onze tijd voor de liefde. Over liefde in tijden … zonder tijd. En het richt zich dus vooral tot mensen, die geen tijd hebben.

En, zoals elk boek, wil het gelezen worden. Hoe kan dit nu lukken? Nog gelezen willen worden door die mensen, die geen tijd hebben, …dus ook geen tijd om te lezen! Dit boek heeft dus wel enige pretentie! Het is er stellig van overtuigd dat het lezen minder tijd zal nemen dan de tijd, die door dit boek aan de lezer(es) zomaar tussendoor en nadien geschonken wordt. Sommige kritische geesten – vooral mannen! – zullen misschien zeggen: "dat liedje kennen we: tijd winnen door tijd te verliezen!" Uit ervaring weten ze immers: als hun vrouw stralend én overladen thuis komt van een vermoeiende koopjesdag en triomfantelijk roept: "vandaag heel veel geld gespaard!", is er zeker (weer!) veel geld uitgegeven… Dus: tijd winnen door …tijd te verliezen? Dit boek is dus wel een wat vreemde bedoening in deze tijd, waar alles – dus ook tijd! – zijn prijs heeft. Want er wordt nu toch al-tijd gehandeld en verhandeld, al dan niet eerlijk afgewogen volgens de regel: "voor wat hoort wat". Want … tijd is immers ook geld: "time is money"…

Welnu, dit boek wil toch een gans ander perspectief aanbieden. Want iets kopen of verkopen, lenen en ontlenen, ruilen… is nu dé omgangsvorm geworden tussen mensen en gemeenschappen: met een permanente aandacht voor het renderen van die omgang, al dan niet met invoerrechten veilig gesteld. Aan contacten moet men wat "hebben", zo wordt nu toch zonder blikken of blozen beweerd. Dit "regime van de nuttigheid" in deze tijd wordt hier met dit boek kort en klaar onderbroken, ook al gaat het hier niet alleen om het "nut van het nutteloze". Zodat er ruimte én tijd komt voor een andere omgangsvorm tussen mensen: schenken.

Schenken is een merkwaardig gedrag, dat zich blijkbaar in de loop van de evolutie in de mensensoort op een unieke wijze heeft ontwikkeld. Alle mensen willen hier op aarde gelukkig zijn. Inderdaad, de mens ís geschapen voor de vreugde; ja hij is ontstaan uit een vreugdevolle ontmoeting tussen een man en een vrouw, hoe schrijnend beperkt die vreugde misschien ook bleef en hoeveel verdwaalde liefde (Thomas Merton) er misschien ook in het spel kon zijn. Daarom blijft ook voor de mens van nu een leven zonder vreugde zo schrijnend, ja zelfs onmenselijk: een té donker leven, als dit zonlicht van de stralende vreugde ontbreekt.

Zonder vreugde ontbreekt aan de mens het wezenlijke van zijn bestaan! Ja, ook en vooral wanneer de moderne filosofie in het oude Europa, getekend en uitgeput door twee wereldoorlogen, de angst als hét typisch menselijke grondgevoel is gaan beschouwen. Het lichtend spoor van hoop en vreugde werd door deze filosofie niet meer gezien, als het tenminste nog ergens aanwezig was... En toch: vreugde maakt het hart wijd: "dilatatio cordis" zo zei Thomas van Aquino reeds eeuwen geleden. Het wijdse hart: elke mens heeft zulk hart nodig... Zulk hart beschermt ook tegen de hoogmoed, die soms zo welig kan tieren in deze maatschappij met haar vooruitgangsideologie. Evenzeer beschermt zulk hart ook tegen wankelmoedigheid of gebrek aan moed, die in dit leven niets meer waagt of aandurft. Zulk hart maakt grootmoedig om groots te leven: om voor stoutmoedige dromen tot het uiterste en het grootste te gaan. De pessimisten zullen hierop natuurlijk minachtend neerkijken: "louter gekkenwerk!" Maar zij vergeten daarbij dat "zij, die gek genoeg zijn om te denken dat zij de wereld kunnen veranderen, het uiteindelijk ook zullen doén" (Bart Stouten, Klara, 12 maart 2018). Dus; ondanks alles, ondanks zoveel: uit de grond van zijn of haar hart wil ook de moderne mens een gelukkig leven: wellicht het diepste verlangen van iedereen; een verlangen, dat ook nooit ophoudt te blijven hunkeren, ook al is het niet altijd een heftig kloppend of een onstuimig hart... Misschien wordt in deze maatschappij met haar sensatie-media, zo eenzijdig gericht op drama's en tragedie's, zelfs vergeten dat juist een vreugdeloos leven de mens het meest van zichzelf vervreemdt. Hij leeft dan letterlijk tegen zijn natuur. Daarom schreef Homeros, die grootse Griekse dichter uit de oudheid, dat lachen typisch is voor de goden, want zij alleen zijn gelukkig.

Toch geldt dat "goddelijk voorrecht" ook voor de moderne mens van nu: "Een dag niet gelachen is een dag niet geleefd hebben".

Want de mens kan ook maar gelukkig zijn – aldus Homeros – als hij deelneemt aan het goddelijke, d.i. aan de vreugde, die doet lachen... In de vreugde fonkelt het goddelijke (Schiller: Ode an die Freude). Humor is heilzaam en is dagelijks onmisbaar voedsel voor elke mens, die toch een tragi-komisch wezen is en blijft. Hoevelen hebben niet van jongsaf verleerd te lachen in een streng opvoedigsklimaat met "doodernstig" als kwaliteitslabel: "hier wordt niet gelachen"! Nochtans, vooral milde humor kan die oude wonden genezen van beschamende kwetsuren omdat men bv. als kind zo komisch was: een kleine clown met een lach en een (verborgen) traan.[1]

En vol vreugde leven is scheppend leven: de goddelijke schepping voortzetten en "in gloed zetten" (Teilhard de Chardin). In zulk goddelijk perspectief is alles wat is niet alleen zomaar een feit, dat wetenschappelijk kan worden vastgesteld. Alles wat is, is ...een geschenk, én blijft geschenk, levenslang: een geschenk van het mysterieuze, goddelijke leven: een geschenk der goden, aldus de Grieken. En welke vreugde om dit geschenk verder te geven! Afgunst, nijd en gier-honger naar bezit sluiten dan ook het menselijke hart toe: als een hartaanval van geestelijke angor! "De vreugde van het schouwen en het verstaan is het mooiste geschenk" (Albert Einstein). Vreugde schenken aan een medemens

---

1   Michael Titze: Die heilende Kraft des Lachens. Mit therapeutischem Humor frühe Beschämungen heilen. München, Kösel Verlag, 1999.

verwijdt het eigen hart. "Geven doet leven", aldus een Vlaams spreekwoord. Inderdaad; geven schenkt levensvreugde, ja, verhoogt de intensiteit van leven: allereerst van de schenker, die zo intens het leven gul door zijn of haar handen voelt stromen. Dus: het verhoogt de intensiteit van léven niet alleen bij de ontvanger, die zich onvoorzien gelukkig ervaart als een gelukskind van het leven. De Vlaamse taal noemde de ontvanger vroeger zo mooi: "hij of zij, die beschonken is": al dan niet rijkelijk beschonken. Dit verwijst nog naar de overtuiging dat schenken goddelijk is: als een godendrank, die beschonken (= dronken!) van geluk maakt.

En bovendien, elke mens is zelf een geschenk van het leven; elke mens, die altijd weer ons als evennaaste oproept, alleen reeds door zijn of haar gelaat, waarnaar we mogen opkijken: die wondere openbaring van "le visage de l'autre" (Lévinas). Dit gelaat roept op om als mens voor deze mens zelf een geschenk te zijn. Een mens is op aarde om anderen vreugde te schenken. En aan het einde van een mensenleven blijft als enig spoor van hem of haar de nagelaten sporen van liefde en van alles, dat uit liefde werd geschonken (Albert Schweitzer). En geen mens bezit de ware vreugde, als hij niet in de liefde is (Thomas van Aquino). En welke opdracht blijft dit dus voor de mens van nu om deze levenskunst te bereiken: om de soms zo harde werkelijkheid, die ook door de grootste vreugde niét kan worden verhinderd,

het hoofd te bieden. En humor met gelatenheid en een milde lach zijn hier dé ultieme wapens: wapens, die niet doden, aldus kardinaal Walter Kasper.[2] "L'amour se transmet par l'humour", zo zegt de Franse taal speels en wijs.

Een dag zonder lachen is een dag niet geleefd hebben en blijft ook een dag zonder zon! Schenken is een merkwaardig gedrag, dat bij elke mens in zijn of haar levensloop de leeftijd rijkelijk vervult en vorm geeft: tot intens beleefde en dus doorleefde "Lééf-tijd". Dus niet louter de leeftijd, die een mens zomaar "vanzelf" bereikt; wel lééftijd, die mensen bereiken door elkaar te schenken: elkaar lééf-tijd schenken. En dit Tijd-boek leeft in de stellige overtuiging óók zulk geschenk te zijn. Schenk het dan wederkerig ook Uw tijd… De grote en geniale Einstein zei toch dat de tijd alleen bestond omdat anders alles tegelijk zou gebeuren… Welke chaos en overrompeling worden dus dank zij de goede tijd vermeden!

Blauwschuur Piet Nijs
Bierbeek lente 2019

---

2 Walter Kardinal Kasper: Was ist eigentlich Freude? Die Zeit, N°10, 1 März 2018, 54.

Een kleine verduidelijking vooraf…

Na 80 jaren beweeglijk leven ben ik – net als zovelen – ook maar begonnen met het schrijven van mijn memoires oftewel herinneringen. En het sterkt mij dat ik niet de enige ben, die zoiets onderneemt… Wordt dit dan een goede inval of een vrije val…? In elk geval ben ik niet alleen. Want een Vlaming, die zichzelf ergens tegenkomt, hoort zich op-geroepen om een boek te schrijven…

Doorheen de tijd is mij, langzaam maar zeker over mijn 80 levensjaren heen, duidelijk geworden dat onze moderne tijd een groot probleem heeft … met de tijd. Nooit was er zoveel vrije tijd als de laatste tijd en toch is er "geen tijd": geen tijd meer voor zichzelf, geen tijd meer voor elkaar, géén tijd meer om te leven; en vooral niet om te léven… De tijd loopt, precies steeds sneller en wij, moderne mensen lopen achter de tijd aan, hoe snel en opgejaagd wij er ook "achteraan gaan"… Néén: wij hollen…allen samen: eendrachtig op draf. En sommigen struikelen of vallen; lopen …met vallen en (weer) opstaan, steeds maar verder en vooral: vooruit! Allen vooruit: "en marche!", niet alleen in Frankrijk, waar men toch ooit kon leven …"als God in Frankrijk": …Frankrijk, dat land met zoveel heerlijke wijnen en ooit dat land met een zee van tijd… En dit gebrek aan tijd geldt precies voor allen: voor groot en klein, voor jong en oud. Toen ik kind was, was er voor de kinderen ook school(tijd) op zaterdagvoormiddag. De grote mensen werkten ook op zaterdag een ganse dag. Alleen Zondag was rust-dag: dag des Heren. De huisdokter kon, mocht en dééd wel raadplegingen op zondag, na de hoogmis, vanaf 11 uur, en dat kon rustig uitlopen tot ver in de namiddag… De tijd was dus goed gevuld. En toch blijft in mijn herinnering dat het een tijd was, waar de mensen rustiger en langzamer waren én vooral niet zo gejaagd. Zij hadden tijd, zowel de grote mensen als de kinderen. "Nu hiervoor geen tijd" is mettertijd hét terugkerende antwoord geworden bij een vraag, die onvoorzien buiten de dagelijkse planning van de agenda valt. Vroeger waren de kinderen ook nieuwsgierig en levendig-beweeglijk; maar "zit-stil"-programma's waren niet nodig. Kinderen konden vroeger ook stilzitten; lang en rustig, niet alleen in de kerk. Zo konden zij ook 's avonds buiten op de bank of in de gracht vóór het huis rustig mee-luisteren naar het verhaal van een wijze, gezapige buur of van een opgewonden roddeltante. Nu zijn de kinderen steeds meer "hyperkinetisch" geworden: over-beweeglijk en over-actief gejaagd "met aandachtsstoornissen", waarvoor meestal (en snel!) naar medicatie wordt gegrepen. Of deze kinderen altijd wel zo hyperkinetisch zijn kan dikwijls in vraag worden gesteld. Maar dat ze leven in een hyperkinetische (familiale) omgeving, meestal zonder geduld, is wél snel duidelijk! Natuurlijk zijn er aandachtsstoornissen, wanneer alles zo vlug en vluchtig aan kinderogen voorbij vliegt. Want "de tijd vliegt voorbij", en steeds maar sneller, en niet meer alleen voor oudere en tragere mensen, die vervuld leven en soms met nostalgie omkijken naar "de tijd van toen"…

"Bij tijd en wijle", die mooie uitdrukking van weleer, is – "uit tijdnood (?)" – ingekort tot: "met tijd". Dus voortaan alles zonder wijle, d.i. zonder verwijlen, en uiteraard "bij tijds": met beperkte, afgemeten tijd. Want ook tijd is kostbaar geworden: "time is money". Dus geen tijd om samen te verwijlen, d.i. tijd om (even) te verpozen, om samen een pauze te nemen. Er is nog wel tijd: tijd om te renderen, want tijd is, als een grote chrono-meter, hét meet-instrument geworden om efficiënt renderen te meten. En het werkwoord "verwijlen" is in onbruik geraakt, niet alleen bij jeugdigen! Alsof de tijd niet meer kan en mag duren; ja, tijd en duur zijn, onderweg, tijdens de voorbije tachtig jaren, elkaar precies kwijtgespeeld, zelfs elkaars vijanden geworden.

Kan ik mij nog terugvinden in deze moderne tijd, in deze moderne tijdsregeling? Of is het veeleer een tijds-ontregeling geworden? Misschien heb ik mij er ook nooit echt "ingevoegd". En ben ik alleen actief geweest en gebleven, alleen maar geleefd en "gewerkt", volgens het ritme van mijn eigen tijdsgevoel? En de lezer(es) zal terecht opmerken – en zich misschien wat ergeren! – dat mijn levensverhaal, voor zover het reeds is geschreven, zich niet gedwee inschakelt in het strakke stramien van de chrono-tijd, die onverbiddelijk rechtlijnig doorgaat.[1]

---

[1]　Zie uitvoerig: Piet Nijs: Poten en Oren… Een psychiater-seksuoloog in gesprek met zijn tijd. (in voorbereiding).

Neen – zo blijkt onmiddellijk – mijn levensverhaal volgt niet de tijdskalender. Het "overspringt" telkens weer die vast geregelde stoet van de moderne tijd, waarin elke groep blindelings op haar juiste plaats de vorige volgt, zonder dralen of tijdverlies: "de Heilige Schrift van de onverbiddelijke agenda". Alsof er telkens weer een schoolbel gaat als onverbiddelijk einde van de speel-tijd, en die iedereen goed gedrild op zijn of haar plaats zet in de schoolrij van die onverbiddelijke tijd.

"Wanneer was dit nu juist?"

Dit is inderdaad de kernvraag vanuit de chrono-tijd, die elke gebeurtenis wil "vast-leggen" in de tijd. Bij mijn "levensverhaal" gaat het allereerst om de be-lééfde en de ge-lééfde tijd. En dit is een tijd, die haar duur én uur gekend heeft volgens haar ritme, en altijd weer korter of langer dan die abstracte uur-tijd, die overal en al-tijd meedogenloos gelijk van af-meting blijft. Dáárom danst dit "gesprek met mijn tijd" ook vrij en vrolijk over de strakke chrono-tijd heen, telkens wanneer de tijd van de beleving dit wenst. En zo vormt het een ándere tijd: een aan-duren – zonder vaste uren! – van deze be-leefde tijd. Zo heeft het met alle intensiteit en verveling de leef-tijd opgebouwd én blijft deze voortstuwen: ook met uren om te turen…over muren en buren… Uren, die duren!

"Met 40 ben je verantwoordelijk voor je gezicht", aldus een gezegde vol Vlaamse levenswijsheid. En 40 is bovendien de helft van 80: van 80 levensjaren… "Met 40 ben je verantwoordelijk voor je gezicht!" Inderdaad; in het menselijk gezicht d.i. in uw zo persoonlijk gelaat, – in "uw wezen" zegt het West-Vlaams zó mooi!… – zijn dan de sporen van de levensjaren als geleefde tijd reeds blijvend ingegrift. De heetste zomers met die verzengende zon van het alles verbrandend liefdesgeluk hebben hun sporen nagelaten op de getaande huid. Evenals de koudste winters van uiterste teleurstelling, eenzaamheid en verlatenheid, terwijl kille winden bleven binnenwaaien, zowel in de dagen zonder zon als in de donkerste vriesnachten, en waarin alles zich heeft samen getrokken in diepe groeven... En toch... De innemende rimpels, de lachende kraaienpootjes rond de ogen, de diepe plooien rond de breedlachende mond van het ene tot aan het andere grote oor... Alleen zo kan een levensverhaal een uniek persoonlijk "gelaatsweef-sel" samenvlechten, met uniek verdeelde rimpels, plooien en krochten, en de huid waar nodig ook goed getaand: als leder gelooid. En zo springt een levens-verhaal vrij en vrolijk over het strakke weefgetouw van de chrono-tijd, die juist geen mede-leven kent. Trouwens, ook de drie Griekse godinnen, die zo ver-schrikkelijk mooie gratiën ("treis charidès" noemt de Griekse taal hen zo prachtig klinkend!) sponnen de levensdraad van de mens, onafhankelijk van de mach-tig-strenge god Chronos, ook al kon het dan voor velen nogal eens een onvoorzien en grillig levenslot worden...

Het verhaal van "mijn gesprek met de tijd" richt zich dus niet naar de god Chronos. Het heeft, om het in Griekse termen te zeggen, de "oren" wijd open voor Kairos, die ongrijpbare god van het goede ogenblik, die telkens ook de vlugste voeten te snel af blijft. Want hij komt wel trouw voorbij als gevoelige oren en vlijtige handen zich openen voor zijn komst. Hij is er altijd als hij zich gastvrij ontvangen weet: dan komt hij voorbij en schenkt de eeuwigheid in het ogenblik ("l'infini dans l'instant" – Henri Bergson). Op die wijze brengt hij de tijd én

de intensiteit van het ware en echt geleefde leven, ja, die tijd van het deelnemen aan het Grote Leven, vrolijk en vrij springend van gunstig ogenblik naar ogenblik, waarvoor ook dame Fortuna zo mild-gevoelig is... Hij is de god van het creatieve leven, waarin de lééf-tijd in haar volheid geleefd wordt: knooppunten van goede momenten in het grote levenskleed, dat als kostbaarste weefsel dankzij deze knopen in een uniek patroon wordt geweven. Dit maakt het ware leven juist zo duurzaam: schenkt het zijn vervullende levens-duur. Dit is het weergaloze wonder van de duur, "la durée", zoals Bergson zo prachtig heeft beschreven. Dit creatieve leven wordt geleefd aan de overzijde van de Chronos-tijd, die door de mechanische ordening wel hoogst productief kan worden, vooral als het rendement efficiënt wordt opge-dreven onder die tijdsdruk. Dit is de bekende monotonie van de moderne versnelling op zovele terreinen.

En de leze(es) van dit boek zij hier reeds vooraf verwit-tigd: ook dit boek brengt geen rechtlijnig verhaal. Wees dus niet geërgerd, wél verwonderd! Het verhaal gaat wel vooruit, maar telkens weer met terugkeren in het voor-uitgaan: dus meer als een dansbeweging, waarbij in de tekst ook de stijlfiguur van de herhaling geregeld optreedt. Dit boek wil zijn boodschap uitdansen! Een vreugde-dans, die lust en liefde zó dankbaar viert, ook als een danser van het Woord: een erotische lief-de-dans in deze tijden ...zonder tijd.

Waarom wordt dit alles hier nu zo nadrukkelijk vermeld? Het antwoord is eenvoudig.

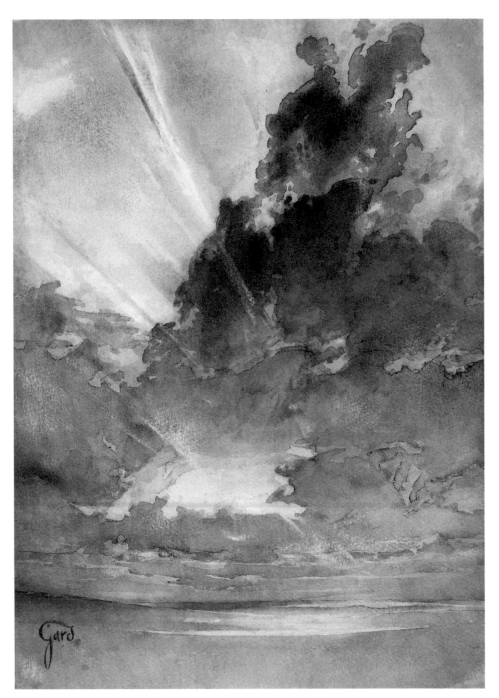

Gard Vanmechelen: de geboorte van kosmos en tijd…

Bij tijd en wijle

Tijd is geen snelweg
tussen de wieg en het graf,
maar ruimte om te parkeren
in de zon!

(Phil Bosmans: Je leeft maar één dag: vandaag.
Tielt, Lannoo, 1991)

Mij lijkt dus dat een groot levensprobleem van de moderne mens is: zijn omgang met de tijd, en dit vooral sinds het begin van het nieuwe millennium. De moderne psychische problemen en psychiatrische stoornissen, waarmee steeds meer mensen in moeilijkheden terecht komen, zijn dus letterlijk tijdsproblemen: problemen van deze tijd én problemen met de tijd. De moderne, zogenaamde "civilisatie-ziekten" (Desmond Morris) zijn ook de gevolgen van een niet goede omgang met de tijd: van zijn tijd niet te (kunnen of mogen) léven. Door juist niet te kunnen of mogen leven met die vervulling, die de leef-tijd als persoonlijke groei naar levensvoltooiing zou moeten brengen. En het kan zo treurig zijn: i.p.v. de ontwikkeling als menselijke persoon, die levenslang zal doorgaan, komt er zo dikwijls verschrompeling en verschraling, scheefgroei en misvorming, waardoor het bezielde en bezielende levenselan ("élan vital" – Henri Bergson) stagneert of afsterft. Het is dé ziekte van onze haastige tijd. Juist daarom wil ik hier nader op ingaan.

"Nader op ingaan" wordt hier best niet in minuten gemeten; en zal dus wel zolang duren totdat het erop ingaan zijn gang gegaan is! Het zijn bedenkingen en aanbevelingen van iemand, die reeds "met enige duur en met enige tijd geleefd heeft". En hierbij koester ik de hoop dat ook vele andere tijdgenoten in de toekomst met meer echte tijd hun lééf-tijd dankbaar en vervullend kunnen genieten. En dat zij ook met gevoelige aandacht de duur ervan behoeden. Vergeet hierbij niet: een tijdgenoot is toch iemand, die de tijd geniet!

Heeft deze hoop niet wat te veel pretentie?

Tachtig jaren is toch reeds "zó oud?"… En "oud is out"; alleszins in deze razend snelle tijd! Maar toch: "oudjes" – welke uniek lieflijke verwoording toch, nietwaar: dit onzijdig meervoud en verkleinwoord! – kan men niet eenvoudig opzij zetten of netjes opbergen, al dan niet hygiënisch gepamperd. Want zij hébben inderdaad nog iets te vertellen (ja, zelfs wanneer het tellen al minder lukt!). Waarom? Ook dit is onmiddellijk duidelijk. Want die "oudjes" hebben inderdaad hier op aarde reeds enige tijd doorgebracht, ook al lijkt dit bij sommigen misschien steeds meer op wat rond scharrelen. Maar toch. Zij kennen intussen het reilen en zeilen tussen de mensen en hebben dus nogal wat meegemaakt, een echte wereldoorlog inbegrepen. En vooral, zij hebben enige ervaring opgedaan, ja, levenservaring in het pogen om hier zo gelukkig mogelijk te leven. En ook wel enige ervaring in hoe je het best helemaal niet (meer) moet doen of uitproberen. Zonder omwegen: leven leert een mens een leven lang. En best dus met niet té veel omwegen. Iemand met ervaring, die al wat verder staat, kan hierbij een nuttig voorbeeld zijn, waarvan men echt veel kan leren. Welke vruchten men hierbij plukt, hangt zeker ook af van de boom, maar vooral van de kieskeurige plukker! Want bij zovelen lijkt leven eerder een leren met vallen en opstaan, zonder veel voorbeelden. Wellicht is het ook best véél tijd te hebben om te leren en zo weinig mogelijk tijd te verliezen met het vallen. Een coach met ervaring kan hier dus wel nuttig zijn.

Men moet het warm water niet meer uitvinden; en alleszins niet het ijskoud water nog willen veranderen in een stevige ijslaag, waar men dan toch door valt. En hoe meer ervaring, des te nuttiger; ...ook al heeft dit vele, vele jaren in beslag genomen. Oudere mensen zijn dus niet alleen maar "oudjes". Het zijn ook deskundige personen: deskundig betreffende het leven, én bovendien met praktijk-ervaring. Zij zijn ook allen gediplomeerd aan "the University of Life", een universiteit met wereldwijde vestigingen en waar de opleiding tientallen jaren duurt, noch afgezien van de "specialisaties", die men er nog bovenop kan verwerven in bepaalde gebieden, (en die uiteraard vitaal zijn voor een gelukt en gelukkig leven). Oudere mensen kunnen beschouwd worden als de deskundigen betreffende de belangrijke "levenszaken" (sic!), gezien de levensreis, die ze reeds gemaakt hebben. Een mensenleven heeft, net als de natuur hier, vier seizoenen. Elk seizoen strekt zich tegenwoordig wel uit over ongeveer 25 jaar. (Vergeet niet: het aantal honderdjarigen verdubbelt ongeveer elk jaar...). Welnu,

alle oudere mensen hebben reeds drie levensseizoenen meegemaakt. Dat hebben ze allen gemeen, hoe verschillend de omstandigheden, de aanpak en de "bereikte resultaten" voor het persoonlijke slagen in het leven als man of vrouw ook mogen geweest zijn. Allen hebben ze de lente van de kindertijd en de jeugd gekend – óók als ze nooit kind mochten zijn! – met de opdracht van dit eerste levensseizoen: het vinden en vormen van de eigen identiteit als man of vrouw, die men ook positief beaamt in het eigen lichaam, waarop men fier kan zijn. En die opdracht om de eigen identiteit met de man/vrouw rol te vinden, gelukt maar goed als er mentoren uit het volgende seizoen aanwezig zijn, die dit voorbeeldig en gelukkig voorleven. Normalerwijze zijn de beide ouders letterlijk en figuurlijk hiervoor het eerste ideaal. Vele kinderen slagen nu niet meer zo goed in die eerste opdracht van het lente-seizoen: één of beide ouders zijn niet voldoende stabiel beschikbaar, omdat zij "op de vlucht zijn" in het (over)werk of voor elkaar (in scheiding). In het volgende seizoen, het zomerseizoen, is de opdracht het leven vorm te geven met de intimiteit van een duurzame erotische partnerrelatie, gesteund door een stabiel sociaal-professioneel slagen. Dit gezins- en beroepsleven gelukt ook weer maar stevig en standvastig, als er weer mentoren uit het volgende seizoen omkaderen: de (groot)ouders uit het herfstseizoen (menopauze/andropauze als climacterium), die met wijsheid en verte-blik het paar steunend en stabiliserend bijstaan, vooral als er zich (groei)crisissen en aanpassingsproblemen voordoen. Ook die zomerse opdracht (intimiteit) lukt vele paren niet (met scheiding, chronische problemen), omdat de mentoren te veraf wonen/ leven of zelfs opzij geschoven werden zonder enig aanzien. En in het herfstseizoen – waar ook de vruchten van de vorige seizoenen worden geoogst! – komt de opdracht om een geïntegreerde persoon te worden: het vinden van een wijs evenwicht, waarbij ook talenten tot ontplooiing komen, die tot nog toe weinig of geen kansen kregen wegens (te) eenzijdige inzet voor het beroep (meestal de man) of voor het gezin (meestal de vrouw). Dan komt er ook tijd en ruimte voor inzet buiten het gezin en het beroep: voor humane waarden en sociaal-culturele projecten, … en met een leren afstand en afscheid nemen van wat voorheen persoonlijk zó belangrijk was. En deze opdracht van het herfstseizoen kan ook weer maar goed volbracht worden, als er weer mentoren uit het volgende seizoen, uit het winterseizoen, aanwezig zijn. Ook de opdracht van de herfst gelukken is voor velen niet eenvoudig, wanneer hun mentoren uit het maatschappelijke leven "afgevoerd" worden naar bejaardeninstellingen en hun wijze mentor-rol niet meer kunnen vervullen, ook omdat zij monddood zijn gemaakt als "oudjes". In het winterseizoen van het leven is er de grote opdracht alles in dit leven hier los te laten (vrienden, familie, partner, woning, gezondheid, verstand, …) en gelaten en sereen over dit leven dankbaar leren heen te zien. En dit zowel terugkijkend over de vorige seizoenen als vooruit kijkend over de grenzen van dit leven met zijn levenseinde (dood) heen. Letterlijk slecht ziende kijkt de mens nu met een transcendentale verte-blik over de dood heen om te schouwen in het eeuwige zijn, buiten deze tijd op aarde. En letterlijk doof (geworden) bekomt men een gevoelig oor voor transcendentale woorden en waarden. Dit is leven, niet met vertwijfeling of wanhoop, maar met een ultieme sereniteit en dankbaarheid, met een verwachten vol vertrouwen. Het is ook een vorm van helderziendheid, waarin alle dingen en ervaringen in dit leven hun juiste plaats in de grotere samenhang én de goede aanvaarding bekomen. Ook deze laatste opdracht van

het winterseizoen gelukken is niet meer eenvoudig omdat de moderne maatschappij ook de transcendentale, religieuze waarden heeft "opgeruimd" en de dood als onzinnig einde heeft "dood verklaard". Evenmin als men het seizoen van de kindertijd kan ontkennen kan men het seizoen van de ouderdom loochenen. En die ouderdom biedt juist het uitzicht op de bestemming van de levensreis.

Een boom zonder wortels kan niet meer groeien en vruchten dragen. Evenmin kan een boom zonder volgroeide takken nog vruchten laten rijpen midden weelderig gebladerte. In het leven van een mens kan men dus geen twee seizoenen (noch het prille begin, noch de voltooiing) afknippen. Dan blijft letterlijk maar een mens met een half leven over…

Als kind werd ik nog juist vóór de oorlog geboren (zomer 1937). De grote start kwam dus in een eerder schrale tijd: er was de armoede van de oorlog en zijn verschrikkingen, met nadien de schrale jaren van ontbering en tekort. Maar het werd ook een tijd met noeste en volgehouden arbeid, ook nodig voor de wederopbouw van onze verwoeste wereld tot de bekende welvaartsstaat. Het was een moed gevende tijd van samenwerken in onderlinge verbondenheid en solidariteit. En dit wonder – de verslagen Duitsers noemden het trots (en wat eenzijdig) "das Wirtschaftswunder" – is ook gelukt, niet alleen dankzij dit moedig samenwerken in grote solidariteit maar ook dank zij een spaarzaam, ascetisch leven. "Er was geen andere keuze", zo klonk het jarenlang en terecht. Maar het klonk nog na, ook nog als reeds vele levensmiddelen niet meer gerantsoeneerd waren. Meer dan een halve eeuw later klinkt dit alles ongelooflijk voor de nieuwe generaties, die nu -net als ik! – leven in een maatschappij

des overvloeds, ook met een overvloed aan keuzemoge-
lijkheden. Voor ongeveer alles moét men nu kiezen:
niet één maar vele soorten brood, koffie, waters, bieren,
wijnen, soepen, gerechten, kleren, schoenen, hoeden,
boeken, auto's, huizen, tuinen, partners, sporten, reizen,
luxe-goederen, etc … tot zelfs zijn begrafenis toe. Wie
zou niet gaan duizelen op zulke draaimolen en met
nostalgie soms terugdenken aan de tijd, toen het zo klaar
was als pompwater: "er valt hier niet te kiezen"… Ja, de
schaarste-maatschappij van weleer heeft zich, net als een
vlinder, in een oogwenk ontpopt, of juister "ontploft", tot
een maatschappij des overvloeds. We mogen hierbij niet
vergeten – vooral niet in de roes van de overvloed! – dat
in de evolutie van de mensensoort de moeizame "struggle
for Life" vooral een vindingrijk leren overleven was
doorheen lange tijden van schaarste. Zo heeft het
menselijke brein, doorheen een zeer lange evolutie, een
speciale vaardigheid ontwikkeld om met de stress door
schaarste om te gaan. En dit is dan ook nog eens overduidelijk gebleken na de tweede wereldoorlog. Maar
het menselijke brein heeft vanuit de evolutie nog geen
vaardigheid meegekregen om … met overvloed om te
gaan. Tegen deze totaal nieuwe stress is het brein evolutionair niet zo goed uitgerust. Want het komt in feite
ook neer op een overvloed, ja een overweldiging aan
prikkels, reële en virtuele, die het brein niet zomaar kan
verwerken. En uiteraard kan het die vaardigheid niet
zomaar in een halve eeuw verwerven en snel in dit brein
inbouwen. Dus bezwijkt het brein nogal eens bij deze
nieuwe opgaven, bv. in burn-out en depressie. Terecht is
de titel van een boek over depressie en burn-out: "Moe
van het kiezen".[1]

Bovendien staat het brein in deze tijd voor een paradoxale uitdaging. De overvloed (aan stimuli) blijft toenemen zodat het brein ook meer tijd voor verwerking
nodig heeft. Echter, alleen de tijd neemt niet deel aan
dit moderne proces van overvloed. Want ondanks alle
vooruitgang: de schaarste aan tijd blijft totaal onveran-
derd…: "zoals het was in het begin, nu en altijd en in
alle eeuwen der eeuwen, amen". Zo klinkt als een
bekende echo het antwoord. Aan de schaarste aan tijd
kan blijkbaar niet gemorreld worden. Het lijkt wel een
logge berg, die niet kan verplaatst worden, met welke
technische pogingen ook. In deze tijd wordt het dus voor
elke mens een bijzondere en tijdsgebonden opgave om
toch de tijd in eigen beheer te bekomen, en juist ook
met behulp van zijn "oud brein". En daarbij zal men zich
klaar bewust blijven dat het menselijke brein nog zó
weinig is uitgerust om de stress van overvloed te bemeesteren, ook al bleek het wel zeer vaardig om met de stress
door schaarste om te gaan. Dus: midden de overrompeling door de overvloed leren omgaan met de schaarste
aan tijd! Pas dan kan leeftijd ook als echt geleefde tijd
ervaren worden. Pas dan bereikt elke mens ook ten volle
zijn of haar leeftijd. Want reeds zolang geleden heeft
Oscar Wilde, schrijver en Britse dandy, niet zonder
verwondering vastgesteld: "Leven is het zeldzaamste
ding ter wereld; de meeste mensen bestaan gewoon".
Daarbij vond Oscar Wilde de invloed van de levensjaren
ook heel merkwaardig: "met de jaren wordt het lichaam
altijd maar ouder, terwijl met de jaren de ziel altijd maar
jonger wordt".

---

1   M. Desmet & R. Grommen: Moe van het moeten kiezen. Op zoek
naar een spiritualiteit van de zelfbeschikking. Tielt, Lannoo, 2013.

Arbeid en leeftijd – Werktijd en lééf-tijd?

"Arbeid. Wees voorzichtig. Kan je gezondheid en waardigheid ernstige schade toebrengen."

Door welk begenadigd toeval bekom ik juist op 1 mei 2017 en Dag van de Arbeid, deze zin toegezonden door Stefaan Hublou, deze kritisch-verwoede zinzoeker in deze chaotische tijd? Het lijkt wel een boodschap uit de hemel; mogelijks wel … In elk geval is ze verzonden vanuit een plek, die in de lage landen toch reeds wat dichter bij de hemel ligt. Want zijn woonplek is bij de abdij Keizersberg in Leuven,– dus inderdaad op een Brabantse berg, iets dichter bij de hemel!… – waar de wijsheid van Benedictus, die eerste grootse Europese geest, ingeademd werd en wordt met die inspirerende harmonie van zijn regel, zo rustig als de goede ademhaling: "Ora et labora". En was het ook bij toeval, dat 10 jaar geleden, in 2009, mijn boek: "Je werk je leven?" verscheen…[1]

Want de uitdrukking "arbeid adelt" schijnt niet meer altijd die edele inhoud van weleer te dragen. Evenmin als de zekerheid dat arbeid de waardigheid van elke mens

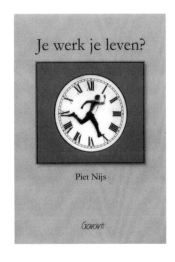

Je werk je leven?

Piet Nijs

Garant

verhoogt en de humane waarden van de mensengemeenschap vergroot. De vroegere beroepsziekten (stoflongen, loodvergiftiging,…) zijn goddank (bijna) verdwenen, ook dank zij degelijk medisch toezicht en voorschriften voor het arbeidsmilieu. Maar nu komen de nieuwe beroepsziekten eraan.

En het wordt een aanzwellende stoet, met elk jaar steeds talrijker deelnem(st)ers! Beroepsziekten, die de persoon en de gemeenschap treffen "tot in hun ziel". Het is inderdaad een steeds groeiende stoet: chronische spanningssyndromen met lichamelijke en geestelijke uitputting, burn-out (al dan niet met mobbing), depressie's (met suïcide-gevaar) chronisch vermoeidheidssyndromen ("chronic fatigue"), chronische pijnen, slaapstoornissen, medicatie-misbruik van pijnstillers en/of slaappillen, drugs en pepmiddelen, alcohol- nicotine- en andere verslavingen. En dan komen nog niet in beeld de verwoestingen, die – acuut of chronisch – worden aangericht in het persoonlijke, het relationeel- familiale (scheiding) en het sociale leven (isolement en vereenzaming). Als psychiater-psychotherapeut was ik diep getroffen door de confrontatie op het spreekuur met deze nieuwe stoet van

---

I   P. Nijs: Je werk je leven? Antwerpen-Apeldoorn, Garant, 2009.

beroepsziekten, die het lichtend gloren van het nieuwe millennium bij zovelen verduisteren. En ik ondernam, geïnspireerd door de moderne Duitse filosoof Wilhelm Schmid ("Mit sich selbst befreundet sein", Suhrkamp, Frankfurt, 2004) een bescheiden poging om een nieuwe visie op arbeid als werk, als levenswerk te ontwerpen. Een visie met een concreet werkmodel, dat niet meer ziek maakt of de gezondheid bedreigt, maar integendeel de levensvreugde en gezondheid blijvend vergroot door zelfverwerkelijking.

Werk is toch alles wat een mens doet, ja, álle bedrijvigheid die men verricht, om zich in een mooi leven gestalte te geven. En dat men dan kan beamen als mooi, met arbeidsvreugde en levenstevredenheid: "ja wij hebben mooi werk geleverd"… En dan komen er natuurlijk ook andere regionen van bedrijvigheid in het blikveld dan het beroepswerk, al dan niet goed verloond volgens de geleverde werkuren.

Mij lijkt dat de moderne arbeidstijd zich steeds verder heeft verwijderd van de ware leef-tijd van de mens. De ware leeftijd is toch die tijd, die een mens op aarde wordt geschonken om echt te léven. Op zijn levensweg moet een mens immers een "mens voor alle getijden" kunnen zijn, zoals Prof. Vansteenwegen in zijn laudatio bij mijn emeritaatsviering in 2002 zo prachtig beschreef. Van beslissend belang hierin is dus (weer) de visie op en de omgang met …de tijd, ook voor de mensen in deze moderne tijd …"zonder tijd".

In vroegere tijden was er toch de bijbelse waarheid – en de zekerheid! – dat alles zijn tijd had. Alles had, kreeg of nam zijn tijd, zoals de Prediker het in de bijbel zo

mooi verwoordde. Maar die gulle, goede en "oude" tijd is verzwonden. In onze maatschappij des overvloeds lijdt precies iedereen aan tijdsgebrek: niemand heeft nog (genoeg) tijd… Welke paradox! Als een godsgeschenk van de Goede Tijd, tijdens een gelukzalig bezoek aan de boekhandel van de abdij van Maria Laach in Duitsland, viel mij – bij het gulle en gunstige toeval van Kairos! – het boekje van Karl-Heinz Geißler in de hand: "Alles hat seine Zeit, nur ich habe keine".[2]

Dit boekje is een goede gids op de (om)wegen naar een nieuwe tijdscultuur… Deze gids toont wegen, die ook uitwegen zijn uit de moderne tijdsimpasse. En vooral: hij geeft bedachtzame aanzetten om met de moderne tijdsversnelling en alledaags hectische leef- en werkstijl om te gaan, zonder daarbij nog te vervallen in "het hijgen van de geschiedenis", die onze nieuwste geschiedenis kenmerkt (Mark Eyskens). Mijn aanbeveling is duidelijk: neem uw tijd, met vrije tijd, om bij en in dit kleinood te verwijlen… met vele tussentijden, … én met geregelde terugkeer. Door enthousiasme bezield kan ik niet nalaten enkele inzichten hier samen te vatten. Of zijn het eerder herontdekkingen van een ándere tijd, die in de moderne drukte vergeten is geraakt of bedolven onder de stofwolken, die het tweespan van de verstrooide haast en geërgerde gejaagdheid nalaat als twee op hol geslagen paarden? Arbeid adelt? In elk geval is het van oudsher zo geweest dat de adel niet arbeidt…

2   K.-H. Geißler: Alles hat seine Zeit, nur ich habe keine. München, Oekom Verlag, 2014.

Deze moderne tijd: "altijd" zonder tijd…

Want wat is er toch aan de hand met de tijd in deze tijd, waar precies niemand nog op tijd kan komen? Nochtans, tijd is voor de mens wat water is voor de vissen. Inderdaad: de tijd ís letterlijk het leven van een mens op deze aarde, want zijn leven kan niet zonder tijd. Iedereen heeft toch de tijd nodig om te leven! Een mens kan hier dus niet zijn zonder tijd, ook al is dit zijn een "Sein zum Tode" (Heidegger): er zijn op de weg van het leven om uiteindelijk … te sterven. Het is die tragisch-onverbiddelijke richting naar het einde van het doodgaan toe! Zelfs als kind-filosofen met de "waar-om-vragen" kenden we reeds de hersengymnastiek, die we met die merkwaardige tijd konden beoefenen. "Hoe komt het toch dat vandaag gisteren morgen was? En dat vandaag morgen gisteren zal zijn?" Van "vandaag" konden we zo vrolijk heen en weer hinkelen naar "morgen" over die drie wondere tijdstenen, ook met de vervoeging in de tijd van dit vreemde werkwoord "zijn". Dat werkwoordje "zijn", dat tussen de jonge tandjes zo sissend kon aflopen: zzzijnn…! Maar die tijdstenen lieten/laten zich niet zomaar verleggen! Want vanop de voorbije steen van "gisteren" was/is geen hinkelstap meer mogelijk: dus totaal vast voorbij, zonder een sprong terug! Dit was wel een zeer vroegtijdige ervaring – tot aan "de vier uitersten" van handen en voeten op de hinkelstenen! – dat er voor de tijd geen "replay-toets" voorhanden is. Én – tot nog toe (!) – ook nergens te vinden…

Dit alles is en blijft toch wel hoogst merkwaardig: met "die tijd toch". We hebben zelfs niet eens een zintuig om die tijd waar te nemen! We kunnen de tijd niet horen, ook al "komt hij aan op kousenvoeten" of "slaat het uurwerk wel luid op de kerktoren". We kunnen hem niet zien, ook al zien of horen we de wijzers op het uurwerk tikkend voortgaan. We kunnen hem niet ruiken, ook al herkent onze neus met walg direct overtijds voedsel of laat zich nostalgisch in roes brengen door vergane herfstbladeren tijdens een boswandeling. Evenmin kunnen we de tijd smaken, ook al proeven we zo lekker de belegen kaas of de gerijpte wijn, waarvan het boeket zich telkens weer in de roemer ontplooit … met de nodige tijd. Noch kunnen we de tijd voelen, ook al merken we altijd of we lichamelijk snel of langzaam bewegen of voelen we bv. direct de zachte huid van de boreling of de eeltige handdruk van de bejaarde boer. Ja, we kunnen precies de tijd alleen maar waarnemen in de sporen, die hij altijd ons nalaat…: dus nadat de tijd voorbij is, …voorbij gewandeld of voorbij geijld! In elk geval is het duidelijk: greep op de tijd krijgen we blijkbaar nooit: de tijd ontglipt al-tijd! Kunnen we de tijd wel écht ervaren? Ja, het lijkt soms wel te kunnen. Wanneer een mens bv. overhaastig en hectisch gejaagd een opdracht moet klaar krijgen, voelt hij de tijd razend snel voorbij gaan, seconde per seconde: … er is geen ophouden aan: een echte furie lijkt het wel!

En alles verloopt zó snel, dat het waarnemen van de tijd precies tegelijkertijd scherp én diffuus is: het lijkt wel even op de explosie van een orgasme… Daarentegen; veel, heel veel duidelijker kan men de tijd waarnemen als men veel tijd heeft; ja, te veel tijd, die men zelfs niet meer kan invullen en dan zomaar "eenvoudig" te traagzaam voorbij gaat. Een mens kan zich vervelen! "Het verlammende rendez-Vous met het pure voorbijgaan van de tijd noemen wij verveling", aldus Rüdiger Safranski.[1]

Safranski staat hier in de voetsporen van Schopenhauer, die nogal sombere filosoof, die er van overtuigd was dat verveling alleen kan opduiken wanneer er veel tijd, vooral (te) veel ledige tijd is. En ledige tijd is een tijd zonder opdrachten, zonder belevenissen. Als het "tapijt van de belevingen" (Safranski) wegvalt, kijkt een mens plots in de leegte van de tijd, waar letterlijk niets meer aanwezig is: kijkt men in de leegte, en blijft men achter zonder enig "boeiend" antwoord voor de altijd aanwezige nieuwsgierigheid, die altijd uit is op "wat nieuws". Of het kan ook de ondraaglijk geworden monotonie zijn van altijd hetzelfde: routine en starre gewoonten, die dan juist mislukken in het schenken van veilige vertrouwdheid en geborgenheid. Zo vermeldt Goethe een Engelsman, die zich had verhangen om zich niet meer dagelijks te moeten aan- en uitkleden: het was een dood-vervelende klus geworden; elke, elke dag opnieuw altijd, altijd hetzelfde! In de confrontatie met de lege tijd moet een mens bijna dwangmatig onder ogen zien dat de tijd zomaar voorbij gaat, … terwijl er niets

gebeurt. Terwijl seconde na seconde voorbij gaat, en zo maar voor altijd wegtikken: één na één op een vlakke, lineaire tijdslijn: altijd hetzelfde. Het antwoord hierop is verveling, die zo ondraaglijk kan worden dat alleen afkeer met walg overblijft. Sartre beschrijft dit dodelijk proces in zijn roman: "La nausée", een existentieel drama, dat in zelfmoord eindigt. In de verveling van de ledige tijd kan de mens immers op niets meer wachten of niets meer verwachten. Hij weet ook niet waarop hij nog kan wachten, zoals Samuel Beckett dit verlammend ten toneel voert in zijn toneelstuk: "Wachten op Godot". De mens kan de tijd, de lege tijd, blijkbaar niet aan. De tijd is dan zijn afgrond aan het niets: dit pure lege zijn zonder zin. Om dit te overleven is de mens "veroordeeld" om verstrooiing te vinden; om een tapijt van bezigheden en belevingen te weven. En dit tapijt verhult én beschermt tegen de lege tijd. En het beschermt ook tegen de innerlijke leegte in zichzelf, die voelbaar wordt in confrontatie met de lege tijd, die wegtikt met een echo van het lege heelal. Welke ondraaglijk verschrikkende verveling, deze ontmoeting met het niets in ruimte en tijd, …bij het louter ervaren van het wegtikken van de tijd. En dit tapijt van bezigheden mag ook niet te grote gaten vertonen of te dun geworden zijn om de confrontatie met de wegtikkende tijd voldoende te dempen. Er moet dus altijd weer gezorgd worden voor voldoende beleving, ontspanning, afleiding, verstrooiing, bezigheid: cultuur als strijd en strategie tegen de verveling… En er moet ook gezorgd worden voor afwisseling als strijd tegen de monotonie, die zich in de globaliserende wereld steeds meer uitbreidt o.a. door alles efficiënt gelijkvormig te maken: wonen, werken, ontspannen: alles voor iedereen gelijk… Het is een benauwende verveling met dreigend ik-verlies voor de moderne mens, die het "horror vacui" van weleer nu

ervaart in die eigenaardige confrontatie met een merkwaardige leegte in ruimte en tijd. Het gaat hier existentieel dus ook om een totaal andere visie dan de kijk op
arbeid van "dat langharig tuig uit '68", dat de overtuiging had dat arbeid uitgevonden was omdat men niet de
ganse dag zo maar kan vrijen!

Het is hier ook onmiddellijk duidelijk dat het voor de
moderne en welstellende mens niet meer alleen gaat om
genoeg te "hebben": om voldoende bezit. De moderne
confrontatie met de tijd in het puur voorbij gaan brengt
een nieuwe angst: de angst om niet meer genoeg belevenissen te verzamelen, ook als een veilig en zacht tapijt,
dat de schokken opvangt van de tijd, die zomaar wegtikt.
Heidegger, de grote filosoof van "Sein und Zeit", heeft
de moderne mens leren luisteren naar het "ruisen van
het zijn", dat alleen hoorbaar weerklinkt in de lege kink-
horen van de tijd. En pas vanuit de ervaring van die
oer-verveling kan de mens het ogenblik vinden om zelf
een stap in de tijd te zetten, als een tijd-wezen, dat zich
bevrijdt van en zich verwezenlijkt in de tijd. Hoeveel
moderne mensen gelukken deze hergeboorte bij "het

ruisen van het zijn"? En hoevelen lijden niet aan een
"metafysische tinnitus" (Safranski)? Door het gefluit
en gezoem van deze tinnitus of oorsuizen horen zij er
niet meer echt goed bij en vallen uit de samenhorigheid
van de mensheid in deze tijd.

Tegenover de lineaire tijd en de monotonie ervan in
zovele vormen is er ook nog een andere tijd. En deze
tijd heeft dimensies, ja, is drie-dimensionaal: met een
rugzak vol herinneringen en een ongekende schat aan
verwachtingen, en met die bijzondere charme van de
"eeuwige terugkeer", en vergezeld van die groet in diep
vertrouwen: "tot weerziens!". Wanneer de mens dus een
tijd-wezen is, zou hij wel goed moeten thuis komen
én thuis zijn in de tijd. Ja, er in zijn element zijn als in
zijn natuurlijke thuis: inderdaad; als een vis in het
water! Zo hoort het te zijn; of zo is het misschien (ooit)
geweest.

Want wat is de natuurlijke tijd?
    Het antwoord is echt eenvoudig, zó eenvoudig: de
natuurlijke tijd voor ons is de tijd van de natuur!

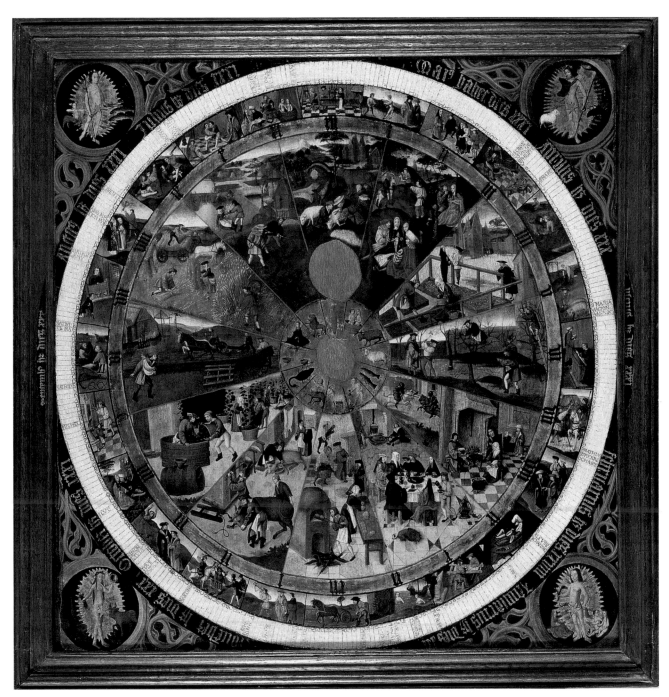

Tijd-kalender (ca. 1500). Leuven, Museum M.

Voort ijlende tijd of terugkeer-tijd?

De tijd van de natuur was en is nog altijd een cyclische tijd, met herhaling en terugkeer als grondbeweging, niet alleen van de seizoenen en de getijden. En dit geldt óók voor de mens, die behoort en blijft behoren tot deze natuur, ook nog als de moderne mens zich reeds op zovele domeinen ver van de natuur heeft verwijderd, (soms zelfs in de waan dat hij zich van de natuur kan losmaken of overstijgen). En die cyclische tijd is ook letterlijk een kosmische tijd: een tijd in beweging door de kosmische krachten van hemellichamen. De aarde draait om haar as en regelt zo het dag-nachtritme met (de duur) van het terugkerende daglicht. De maan draait rond de aarde en regelt de getijden van de zee, de maanden en de weken. De aarde draait rond de zon en regelt de seizoenen en de jaren, de wisselende lengte van de dagen en de nachten, de regen- of droogteseizoenen. Typisch is dus de terugkeer: het is een ritmische tijd, met een "eeuwig terugkerende kalender". En waarin de mens in vroegere tijden als een pelgrim naar de eeuwigheid onderweg was tijdens deze aardse tijd: een vaste tijd met vaste ritmen, ook al hadden zij wel enige "speling". En deze kosmische tijdskalender kreeg bovendien zijn terugkerende gestalte in de liturgische kalender: met de liturgische vieringen zowel in de dagelijkse gebedsvieringen als in de liturgische feesten. (In ongeveer alle godsdiensten op aarde worden de gebedstijden nog steeds verbonden met de zonnetijd). En het dagelijkse leven van de mens, die sterveling op aarde, verliep volgens deze goddelijke orde, met zowel de wekelijkse werkdagen als de zon- en feestdagen om te rusten en te vieren. Leven overdag was arbeiden, 's morgens begonnen met de opkomende zon (en het hanengekraai) of de klokken van het morgengebed; 's avonds beëindigd met de klokken van het avondgebed, om met de kippen slapen te gaan voor de nacht-rust. De kalender was ook geen datum-kalender maar een kalender van gebeurtenissen: religieuze vieringen of agrarische feesten. Tijdsdruk in de moderne betekenis, zoals wij die nu kennen, was onbestaande. Zo was de "methode", om met versnellen van het tempo haastig meer te produceren, onbestaande en zelfs onvoorstelbaar: "Alles had zijn tijd". Deze ritmische tijd was dus niét gewoon voortschrijdend, zoals de moderne tijd dit nu onverbiddelijk doet. Want ritme betekent ook in de beweging telkens weer (even) inhouden én terugkeren. En dit "inactief zijn" is geen verloren tijd; integendeel eerder een tijd van verwachten en hoopvol uitkijken of dromend plannen, én vooral van: feesten! Ritme heeft onderbrekingen en herhalingen: ritme is hét Gedicht van de Tijd. Misschien is het diepste heimwee het heimwee naar zulk verloren ritme, naar die eeuwige terugkeer: "alles gaat, alles keert terug; eeuwig rolt het rad van het zijn", zo liet Nietzsche zijn Zarathoustra spreken. Het was leven, of liever zwemmen als een vis in het stromen van de tijd op een golvend ritme, heen en weer: met die veiligheid van de eeuwige terugkeer, zo zeker als ebbe en vloed van de zee.

De kosmische (goddelijke) tijd, de natuurlijke-biologische tijd, de religieuze-sociale tijd: ze waren voor de mens én voor de mensheid in het ritme met elkaar verweven. En ook de mens, dit "goddelijk schepsel" in de natuur, werd geschapen naar en met dit ritmisch model. Hij leeft en bestaat maar gezond, indien hij ook dit ritme eerbiedigt, zodat hij natuurlijk kan leven. Hij kent niet alleen het weerkerende ritme van de nachtrust met die "natuurlijke opdracht" van een herstellende, goede slaap: "uit-slapen". De goede werking van het ganse organisme, dat zijn lichaam is, verloopt ritmisch: het ritme van de hartkloppingen, van de spijsvertering, de (psycho)fysiologie van de lusten …ja, alle neurohormonale functie's hebben en kennen hun ritme. En dit geldt niet alleen voor de maandelijkse cyclus van de vrouw! Dank zij die lange evolutie van het leven op aarde beschikt elke mens nu over een klok, een biologische klok, die op zonne-energie werkt (ook dank zij melatonine). Door het veranderend zonlicht doorheen de seizoenen zijn dus "onze uren" niet mathematisch gelijk lang. Meer zelfs, onze biologische klok loopt zelfs even achter op het technisch raderuurwerk van stipt 24 uren. Ook de ganse levensloop van de mens verloopt ritmisch doorheen vier seizoenen. In de lente van de kindertijd en de jeugd bouwt de mens zijn of haar (seksuele) identiteit op. In de zomer van de volwassenheid zullen intimiteit en het levenswerk van het beroep uitgebouwd worden. In de herfst van de middenleeftijd wordt de opdracht van een geïntegreerde persoonlijkheid verwezenlijkt, met het persoonlijke ontplooien van gebieden, die nog verwaarloosd waren door (te grote) eisen van het moederschap of van het beroep. En in het winterseizoen van de ouderdom zal bezonnen wijsheid met mildheid tot menselijke voltooiing komen, met een transcendentale verte-blik over alle generatie's heen: tot over de grenzen van leven en dood heen, vervuld van tedere hoop en bevrijd van wanhoop of vertwijfeling. Dit zijn de grote ritmen van het schone mensenleven, dat hunkert naar levensvervulling doorheen de tijd. En deze ritmen van een mensenleven voegen zich en hebben zich steeds gevoegd in de grote ritmen van natuur en kosmos. Deze harmonische invoeging van de mens in de kosmos was en is uiteraard heel logisch en evident, vermits de mens ook tot de natuur behoort.

Maar deze grote ritmen van natuur en leven, letterlijk eeuwenoud, werden onvoorzien getroffen door een gebeuren, dat als een "big bang" deze eeuwenoude ordening voor de mensheid heeft verstoord. Het bracht een radicaal nieuw "tijd-universum": tijd als raderwerk. En deze big bang klonk in het begin eerder onschuldig, vermits alles zich heeft afgespeeld binnen stille kloostermuren en onder de onschuldige vorm van een nederig klokkengeluid… "om de Heer van de schepping met lof en gezang beter – en op tijd! – te dienen": op tijd met vaste tijden…

De klok-tijd: uitvinding van een nieuwe tijd

Ergens tussen 1280 en 1320 deed een onbekende monnik in Noord Italië een uitvinding, die echter buiten de kloostermuren de moderne tijd, die er aankwam, een radicaal nieuwe beweging gaf: de klok-tijd. Het tijdstip van deze uitvinding was niet toevallig. Het was toch juist in de Renaissance, d.i. de periode, waarin de mens van de duistere middeleeuwen, zo vol donkere emoties, wilde herboren worden tot een mens met rede: met vernieuwde Grieks-Romeinse schoonheid, stralend in het licht van wetenschap en cultuur. En die herboren mens wilde ook de tijd kennen en meten, onafhankelijk van de gang van de natuur of van het grillige weer. En zo bouwde een onbekend gebleven monnik, ergens in een klooster bij Milaan, een toestel met een mechanisch raderwerk en met een klokje als wekker. Zodat de monniken niet meer te laat kwamen in de metten op de vroege ochtend (anders bijna altijd te laat, … gewekt door het kraaien van de haan bij het krieken van de dag). Met dit toestel verdeelde hij de dag in 24 gelijke delen (1 deel = 1 uur), in beweging gebracht door een raderwerk en voorzien van een wijzer met wijzerplaat ("om de tijd te zien") en van klokjes ("om de tijd te horen"), om op "vast-bepaalde uren" de monniken niet alleen 's morgens te wekken maar ook overdag te verwittigen voor vastgelegde en steeds terugkerende gebedsstonden. Na de uitvinding van het wiel was deze uitvinding van "de tijd op (rader)wieltjes" voor de mensheid tenminste even ingrijpend. De tijd werd nu immers hoorbaar en zichtbaar. De kosmische tijd (het "zonne-uur" met zijn vage schaduwen), steeds door kosmische krachten geregeld, werd nu een mechanische tijd, een heldere tijd, door mechanisch-technische krachten klaar geregeld, én – dit was wel radicaal nieuw! – die men technisch kon manipuleren én controleren . De kosmische tijd met zijn nooit gelijke ritmen werd vervangen door een tijd, die voortaan in abstract gelijk verdeelde deeltjes altijd en alleen maar voortschrijdt (of mechanisch voorttikt én wegtikt…). En vooral; de machtigen der aarde (vorsten, geestelijke leiders, steden en stadsstaten) eigenden zich snel, ja razendsnel, "het uur-werk" toe. Zij plaatsten het op grootse klokkentorens, beiaarden, praaltorens,… om onderdanen met een nieuwe macht te besturen. En op te leggen wanneer wat te doen of te laten was: markten binnen de stadsmuren, arbeiden op het veld, terug de stad tijdig binnenkomen (vóór het sluiten van de poorten). Had men geen acht gegeven op de klokken, stond men voor de gesloten stadspoort, dan mocht/moest de arme stakker buiten overnachten, al dan niet onder een brug: de "clochards" (cfr.: les cloches!) waren geboren!… En zo verbreidde zich ook de "Torschlusspanik" (d.i. de panische angst van de laatkomers: buitengesloten te zijn omdat de stadspoort al gesloten was én men uitgesloten bleef van het stadsleven). Het werd later, in overdrachtelijke zin, ook hét woord voor de typische paniek van de moderne mens, bij de angst-ervaring dat hij of zij haastig voorbij geleefd heeft aan kansen van een (vruchtbare) levensfase, die nu onherroepelijk voorbij is: ik hoor er niet meer bij… Want in die onverbiddelijk voortschrijdende tijd is er geen terugkeer mogelijk. Terugkeer was immers alleen het voorrecht van die oude, ritmische tijd!

De impact van deze "uitvinding" van deze merkwaardige uurwerk-klok door deze onbekend gebleven monnik was onverwacht en onvoorstelbaar groot (In de moderne tijd zou de monnik nu voor zijn uitvinding tenminste de Nobelprijs bekomen…). En de impact van die uitvinding was vooral zo groot buiten de religieuze wereld van het klooster! De uitvinding ter verbetering van het gebedsleven werd in de profane wereld een onverwacht machtsinstrument met ver strekkende gevolgen, zo bleek al spoedig.

De bijbelse wijsheid: "Alles heeft zijn tijd" werd door de wereldse machthebbers nu veranderd in: "alles gehoorzaamt voortaan míjn tijd, voor iedereen zichtbaar bepaald door het uur-werk op mijn imposante toren". (Trouwens, ook religieuze machthebbers deden snel vlijtig hieraan mee…). Terecht noemt Geißler dit gebeuren een secularisering van de tijd: de goddelijke tijd – met zijn almachtige eeuwige terugkeer! – werd vervangen door een mechanische tijdsordening met de macht van het werelds imperialisme. Het uurwerk-imperialisme was begonnen als een totaal nieuwe tijd-monopolie! En hierbij stierf – helaas! – het ritmische tijdgevoel, waarmee de mens en de mensheid waren geboren. Én op aarde hun tijd leefden …

Het was de dood van een essentieel kenmerk van het tijdsgevoel en vooral van het tijd-beleven van de mens. Het was immers de dood van de "natuurlijke tijd", die toch de tijd van de natuur was en ook zal blijven, alleszins voor de mens met zijn of haar lichaam, dat ook ritmisch leeft… Alles wat leeft, leeft immers in een symfonie van ritmen, zo benadrukt Geißler prachtig. Leven is bewegen en leven blijft léven bij de gratie van dit grootse, mooie Ritme.

En alles wat leeft kan en zal door het uurwerk ook dodelijk, d.i. ten dode, vastgelegd worden in een strikt mechanische regeling, die blind abstract verloopt en af-loopt… Dit "mechanisch geregeld voortschrijden" is en wordt voortaan dus de doodsrichting van het leven. Met die nieuwe tijd, die alleen maar kon vooruitgaan, kwam ook de vooruitgangsideologie: in een afgemeten tijd meer en sneller produceren. Ja, zelfs met de nieuwe bekoring: waarom niet in nóg kortere tijd nog meer presteren of produceren?[1]

---

1   Zie uitvoerig: Ton Lemaire: De val van Prometheus. Over de keerzijden van de vooruitgang. Amsterdam, Ambo, 2010.

Tijd als tempo

Door de bekoring van die productie-drang werd de tijd veranderd in tempo. Net als de dampmachine het begin werd van het mechanische productie-proces, werd het uur-werk het begin van de productie-arbeid aan de lopende band, en dit in een steeds meer opgedreven tempo. Versnelling en rendement waren vanzelfsprekend de logische gevolgen.

De tijd had zijn goddelijk-religieuze dimensie verloren en werd "geseculariseerd" tot een werk- en zelfs een geld-instrument: "time is money". Concurrentie en effectiviteit werden nieuwe, vanzelfsprekende richtingwijzers voor de vooruitgangsideologie, die bovendien nog werd aanzien als dé heilsboodschap van een nieuwe godsdienst … én aanbeden. En de moderne maatschappij, die meer en meer areligieus werd, koesterde steeds meer een bijna religieus geloof in de vooruitgang. I.p.v. op God en/of de goddelijk-kosmische orde vertrouwde men steeds meer op technische apparaten, op meetapparaten. Meten is weten. En weten is macht. En zo koesterde men ook de illusie dat men nu ook de tijd in zijn greep had door de uurwerk-tijd: de mens, die toch geen zintuig voor de tijd heeft, kon de tijd nu kennen en meten door het uurwerk! En, zoals reeds geschreven: meten is weten. En weten is daarenboven ook macht, zo klinkt triomfantelijk de nieuwe, hoogmoedige overtuiging van de mens. Het uurwerk werd een instrument voor een nieuwe ordening. En vooral;

de grootse binding met "de natuur en de hemellichamen" werd voorgoed verbroken. Het daglicht bracht met zijn vaste regelmaat niet meer zicht op de wereld; voortaan zal de kennis nu komen van de "Verlichting", als een nieuwe stralende morgen voor de mensheid. De middeleeuwse duisternis van geloof en bijgeloof zal vanaf dan voor altijd verdwijnen…, tenminste zo was de illusie. Men kan dus zonder overdrijving bevestigen dat het uurwerk hét meetinstrument werd van de vooruitgang. En die hoog-geprezen vooruitgang had alleen maar toekomst onder de dictatuur van het uurwerk. Het oude, ambachtelijke ideaal, voordien zo strikt en keurig door de gilden bewaakt, om "goed werk te leveren", werd afgelost door een snelheidsideaal, om zoveel mogelijk producten binnen één tijdseenheid te produceren. En de oude fierheid over het geleverde werkstuk, letterlijk "een uniek meesterwerkstuk", werd afgelost door de trots over het bereikte aantal "stukken", allen gelijk.

Vanaf ca. 1500 kregen de (stads- en kerk)uurwerken twee wijzers (één voor de uren én één voor de minuten). Dit "toestel om nauwkeuriger de tijd vast-te-stellen", was uiteraard zeer verschillend van het stenen zonne-uur met zijn verschuivende schaduw. Afspraken konden nu stipt – "op de minuut" – gemaakt worden. Zo was ook de moderne tijdsplanning geboren en, onlosmakelijk ermee verbonden, het opkomende "stiptheidsideaal".

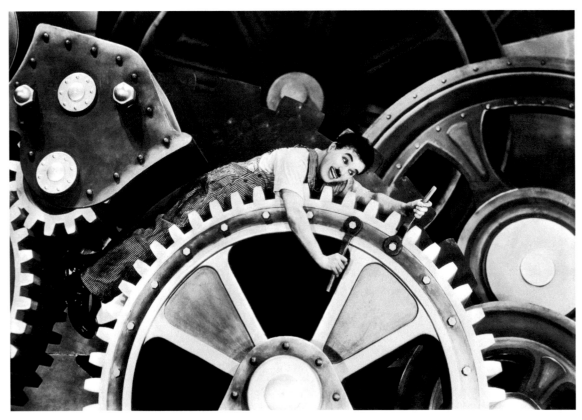

Modern Times (Charlie Chaplin).

Vanaf de 17de eeuw kwam er nog de seconden-wijzer bij, ... en het gevoel van de wegtikkende, ja wegsnellende tijd werd met deze chrono-meter óók nog voor het blote oog zichtbaar gemaakt! In de tweede helft van de 19de eeuw kwam er in de fabrieken dan de voltooiing van de prikklok of juister de controle-klok, die de dictatuur van het alles regelende uurwerk bezegelde. Openings- en sluitingstijden van nagenoeg alle instellingen, bedrijven, winkels, ... werden voortaan zo (= met wijzerplaat) aangekondigd. Openbare reistijden (treinen, trams, vliegtuigen, schepen, ...) en reisplannen verliepen voortaan stipt geordend: door deze moderne chrono-meter vast-gelegd. De moderne mens werd een uurwerk-mens. Hij leefde, werkte, ontspande ... steeds met een sluikse blik op het uurwerk – én met de terugkerende vraag! –: "hoe laat is het nu?" En daarbij ook nog steeds meer: "hoeveel te laat ben ik al?" In de Franse taal – met leven als God in Frankrijk!... – wordt nog steeds gevraagd: "quelle heure est-il?" Daarentegen klinkt de vraag in het Nederlands: "hoe laat is het?". Impliciet gaat men ervan uit dat men al (mogelijks) té laat is. Dus met ... schuldig plichtsverzuim, waarbij niet alleen de wijs-vinger van Luther vermanend kan opduiken.

Dictatuur van de uurwerk-tijd

Elke morgen is bij het ontwaken de eerste blik van deze uurwerk-mens… op het uurwerk, als men tenminste al niet ("weer zo vroeg!") gewekt werd door de wekker. Géén tijd meer om bij het ochtendgloren nog verwonderd te ontwaken met een eerste, dankbare blik op de nog sluimerende geliefde, dit goddelijk geschenk bij elke nieuwe morgen… Dit verwonderd ontwaken is en blijft immers het echte ontwaken bij elke nieuwe morgen met zijn zachte klaarte, die uitnodigt om blij de nieuwe dag te begroeten. Zong Marco Borsato niet: "Zij … zij is de zon en de maan voor mij…zij heeft het beste van allebei…". Inderdaad, zij: die twee hemellichamen, die met vaste regelmaat licht en donker aan mijn leven schenken, zowel het zonnigste geluk als de zachte klaarte van het maanzieke heimwee … Er zijn weinig geliefden, die protesteren dat de eerste blik elke dag eerst naar het uurwerk gaat, terwijl zij meestal wel heftig reageren als nadien op straat even wordt omgekeken – ook zonder struikelen! – naar één of andere elegante vrouw of man. In het tijdperk van deze nieuwe meetmethoden van de tijd wordt de moderne mens vanaf nu doorheen de ganse dag gebonden aan het uurwerk, dé nieuwe regelaar van het moderne leven. (Terecht werden sommige modellen van uurwerken ook "régulateurs" genoemd: zij regelen alles!). De moderne mens is geen veroordeelde met een enkelband in voorlopige vrijheid of hechtenis; wél is hij, min of meer vrijwillig, een gevangene – "uit eigen keuze"! – met een armband: een armband-uur, die ook polshorloge wordt genoemd, d.i. de tijd aan de pols of is het de pols aan de tijd? … Zo werd en wordt de moderne mens opgevoed tot gehoorzaamheid aan het uurwerk: een uurwerk-slaaf, met stiptheid als dé nieuwe deugd. Reeds vanaf de prille kindertijd zijn er de "vaste voedingstijden" i.p.v. (borst)voeding als aangepast antwoord op het altijd uniek eigen honger-"ritme" van het kind. Daarna komen de vastliggende schooluren, met nadien de stipte werkuren, … en dit alles tot op hoge leeftijd …en best ook zonder tijdverlies. Niet alles heeft (nog) zijn tijd, Neen, alles heeft zijn datum, óók zijn vervaldatum (trouwens vastgelegd bij het … óók vermelde verpakkingsuur!). En niets doen is nutteloos tijdverlies geworden: het bekoorlijke en gevaarlijke oorkussen van de duivel! En: stiptheid wordt dé hoogst-moderne deugd, …waarbij – merkwaardig genoeg! – steeds minder mensen erin slagen om nog "op tijd te zijn". De moderne mens heeft geen tijd meer; wél problemen met de tijd, of liever: vooral met die vast-geregelde tijd volgens de wijzers van het uurwerk. Deze vast verlopende en "wegtikkende" tijd geeft wel een zeker gevoel van veilige zekerheid – "alles strikt geregeld" – maar ook van haast en van vergankelijkheid: "de tijd loopt snel; gebruik hem wel". En toch wordt die "veilige zekerheid" ook geregeld vervloekt, want het blijkt voor zovelen telkens weer een meedogenloze

gevangenis te zijn met dan nog een uitputtende tredmolen, waaruit niemand zich nog echt kan bevrijden.
"Modern times" van Charlie Chaplin is hiervan een
uniek en onvergetelijk (grappig) voorbeeld, ...en dat de
tijd trotseert...

Maar zoals reeds werd vermeld: de mens is geen mechanische chronometer en evenmin een "staan"-klok. Hij is
wel een wezen van vlees en bloed, altijd in beweging
met zijn of haar eigen biologische klok, en – niet te vergeten! – ...zelfs "opwindbaar" door zoveel factoren...
Zijn wekker loopt niet af. Hij heeft geen klokkenspel,
wel een symfonie van gevoelig wisselende ritmen. Deze
ritmen laten zich niet zonder schade vastzetten in een
strak verlopend mechanisch tijdschema, noch kan men
ze naar willekeur wijzigen. Een mens is geen wijzerplaat,
waar men naar believen de wijzers kan verplaatsen,
vooruit of achteruit! De vroegere kalenders gaven ook
wel de tijd aan; maar wel een tijd met tijd-"ruimten" en
met een "vloeiende" tijd van overgangen (seizoenen,
perioden,... met terugkerende opdrachten, bv. zaaien,
oogsten). Het museum M in Leuven bezit en toont een
unieke torengrote wijzer-plaat in prachtige kleuren
en taferelen, die de voortschrijdende uurwerktijd in
harmonie brengt met de ritmisch-kosmische tijd van de
hemellichamen, van de seizoenen én hun weerkerende
opdrachten voor mens en samenleving. Daarentegen, de
moderne tijdskalender geeft een strikt, strak en abstract
verdeeld tijdschema aan; een schema, dat steeds en
alleen maar weg-brokkelt. In de vroegere kalenders
geschiedden gebeurtenissen, die in liederen en verhalen
werden bezongen en verteld; in de moderne kalenders
worden producties en prestatie's verricht, die mathematisch afgewogen worden: geteld. En bovendien is er alom
de egoïstische reactie: "vergeet niet dat mijn tijd hier

ook telt, want hij is beperkt." Zo werd de goddelijke
tijd van weleer, waarvoor men opkeek naar de hemel-
(lichamen), letterlijk naar de aarde gehaald als een
handels- en arbeidstijd, met de blik – voortaan horizon-
taal! – op de wijzer-klok gericht . De "theologische tijd
werd een technologische tijd" (Geißler). Welke vernau-
wing van de zin van de tijd, die voordien voor de mensheid altijd weer een zo mysterieuze zin – en richting! –
had en waarover filosofen zich eeuwenlang eerbiedig
zoekend bogen: tijd en zijn (Martin Heidegger)!

Tijd werd dus herleid tot werk-tijd en afgemeten als uur-werk-tijd.

Tijd werd vanaf nu letterlijk berekend, verhandeld,
verkocht... Zo werd tijd zelfs hét geldinstrument bij
uitstek: een universeel betaalmiddel over alle grenzen
van de wereldtalen en – munten heen. En een scherpzinnig gevoel voor "timing" werd dan ook onmisbaar in
een maatschappij, gericht op prestatie, productie en
concurrentie. En dit alles volgens het motto: "maximum
productie binnen een minimum aan tijd". De succesrijke
ondernemer had precies een extra zintuig om het juist
ogenblik ("the right moment") te vatten. Hij zag dus
niet alleen "het gat in de markt" maar sprong ook
gewiekst in het "gat in de tijd", omdat hij als schrander
ondernemer het juiste ogenblik zag aankomen. De tijd
werd een voornaam rechter, die dikwijls het laatste
woord had én heeft, bij het vaststellen van records van
welke aard ook. Ook de dictatuur van de efficiëntie was
begonnen. De effectiviteit gaat hoogtij vieren, (terwijl
de affectiviteit steeds verder wegkwijnt). Alles wat niet
geteld kan worden telt niet mee. Er rest nog alleen tijd
om te tellen; niet meer om te vertellen... Alsof elke
mens vanaf nu met een telraam onderweg is. Het levens-
boek is géén vertelboek meer! En dit telraam is ook een

scherm: als een scherm, dat hem afschermt van mens en maatschappij. Met dit telraam in de hand ziet die mens nu bv. de vijftigjarige vrouw niet meer in haar werkelijke gestalte. Zij blijft achter de "vijf bolletjes-rijen van tien" aan dit telraam onzichtbaar als die unieke vrouw, die doorheen vijf levensechte en mooie levensdecaden opgewarmd is tot milde en warme vrouw vol mede-menselijkheid, en waartegen de koel-efficiënte levens-stijl van dertigers zo schril en "cool" kan afsteken. Haar wijsheid is hier nog van weinig tel. En als er alleen nog geteld wordt, is men op een bepaald moment ook uitgeteld… Die macht van het getal beslist dan ook mee bv. om een leven voltooid te noemen en te beëindigen, zelfs actief te beëindigen. De mens wordt uitgeteld zoals een knock out verslagen bokser in de ring van het leven…

In deze nieuwe tijdsrekening kunnen steeds meer men-sen nooit nog echt beginnen te leven met de nodige tijd, d.i. met vrije tijd, met die goddelijke tijd, die bij momenten door Kairos zo gul wordt geschonken. En de tijd – "tempus" in het latijn – is dus tot tempo geworden: een jachtige tijd, met jacht op de tijd, ook al wist men vanouds: "haast en spoed is zelden goed". Dus moest worden gezocht naar (technische) methoden voor een betere spoed en dit met grote haast, want "de tijd dringt", steeds meer en steeds onophoudelijker, ja zelfs mee-dogenloos. Bovendien; er is precies geen ontkomen aan, evenmin als men kan ontkomen aan het verouderen…

Er werden en worden miljoenen dollars wereldwijd besteed aan de strijd tegen de veroudering van ons lichaam, ook al weet iedereen dat noch plastische chirurgie, noch hormonen, noch dieet ("ontslakken"), "zuiverende" drankjes of uitgekiende oefenprogramma's de veroudering tegenhouden of de "tijd stilzetten". Zij bieden hoogstens wel gewiekst een vermomming, net zoals een pruik de kaalheid verbergt bij een heer, die ze elke morgen wel opnieuw in de spiegel onder ogen krijgt. Wie is er nu nog fier en blij dat hij of zij weer een jaar ouder is geworden? Niet alleen vrouwen hebben het daar soms moeilijk mee, als ze merken dat ze ronder worden bij een "ronde verjaardag". Niet iedereen ver-heugt zich – zonder gemende gevoelens – over het geluk dat men weer een jaar langer de levensvreugde op aarde mocht genieten: en dit zonder haast? De mens van deze tijd verbergt of verdoezelt zijn of haar leeftijd en komt er zó zelden bevestigend mee naar buiten als het prachtigste geschenk van het Leven … Ja, wie is er zelfs nog fier als een overwinnaar: "weer een jaar gewonnen!" Ooit toonde een wat vermoeide professor in de gynaecologie aan jonge dokters in opleiding in de klinische les een verschrompelde vulva, die hij omwille van kanker had moeten verwijderen bij een oudere dame, met de droevige woorden: "sic transit gloria mundi: zo vergaat de glorie van de wereld…". Voor sommigen, die zich toen nog wereldveroveraars van een nieuwe toekomst waanden, wel even schrikken!

Laat ons geen vooruitgang noemen
waar een ander aan ten onder gaat.
Laat ons geen groei noemen
waar een ander minder van wordt.
Laat ons geen wijsheid noemen
wat een ander het recht ontneemt zichzelf te zijn
Laat ons geen gemeenschap noemen
waar de minste niet de meeste aandacht krijgt.
Laat ons zelf de verandering zijn,
die we in de wereld willen zien.

Mahamatmus Gandhi

"Het hijgen van de geschiedenis"*

Onopvallend. als een sluipende epidemie, heeft de gejaagdheid haar intrede gedaan in de moderne samenleving: alles moet sneller, want alles kan (nog) sneller! Het werd een wervelend tempo door die versnelling, met zelfs "een versnelling van de versnelling", waarbij ook het "hijgen van de geschiedenis" (Mark Eyskens) kon beginnen: steeds kortademiger…

Tijd is geld.

Maar er blijft voor die tijd wel een kapitaal (!) onderscheid met geld: geld kan men vermeerderen; (levens) tijd niet! En er is ook nog een kapitaal onderscheid bij het uitgeven: als men geld uitgeeft, kent men meestal wel (ongeveer) het beschikbaar bedrag aan geld; als men tijd aan icts of iemand besteedt, kent men nooit de voorraad levenstijd, die nog beschikbaar blijft! Een tijd-machine kon – tenminste tot op heden! – niet gebouwd worden, ondanks zovele fanatieke pogingen. Evenmin lukte de bouw van een machine om "terug te keren in de ("vervlogen") tijd: "die mooie tijd van toen"… (die men wel kan bezingen of verhalen, al dan niet bekoord door de retro-mode).

En toch zijn er zovele modellen van tijdsmanagement, die de moderne mens in tijdsnood telkens weer meer tijd, ja vooral meer vrije tijd, beloven, ja, zelfs meesterschap over zíjn tijd! Toch hebben ze allen één resultaat gemeen: het gevoel van kostbare tijd, ja, van tekort aan tijd, blijft voortléven, door alle tijdsberekeningen heen… Tijd sparen blijft een zeer lastige spaaractie! Het lijkt telkens weer op een loze belofte. De moderne mens laat zich niet meer bevelen door keizer, koning of kardinaal. Hij is wel nog steeds een slaaf, ja zelfs een gevangene, geketend aan een tijdsmachine, van (pols) horloge tot smartphone, die zijn gaan en staan bepalen… letterlijk tot op de minuut. Blijft er dan nog een andere uitweg over dan te versnellen, nu allen meer en meer zijn "bezeten door de tijd": in hoger tempo arbeiden en hectischer leven? Het lijkt wel op een vlucht naar voor… in de tijd: maar helaas: in feite is en blijft men de tijd achterna jagen, tevergeefs achterna…

De duivels uit "de goede, oude tijd" zijn goddank verdreven. Maar nu zijn de snelheidsduivels op aarde geland en zij zullen voortaan de wegen van het menselijk verkeer onveilig maken: zij komen er aan, in roes door de hoogste snelheid en dit met een gedragsstijl, die eigen is aan de verslaafde. Het "nieuwe paradijs van weelde in luxe" is slechts met de hoogste snelheid en met snelle wagens te bereiken. Ja, het is dé beloning voor de eersten onder de paradijs/prijswinnaars. Al de tragen of de langzamen blijven achter als… de verliezers:

* (Mark Eyskens)

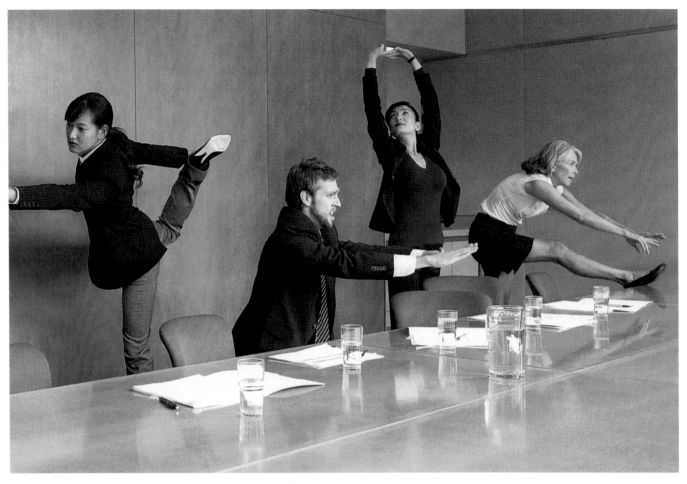

Creatieve werkpauze…
Kluwer: Evenement Ergonomie (8 november 2007).

"de losers" op sociaal-professioneel vlak, die de succes-boot – een speedboot! – gemist hebben, zoals Dirk De Wachter dit scherp en schrijnend heeft beschreven…

Het ontbrak hen immers aan "de turbo van het tempo". Immers, alleen zulke turbo kan het leven boeiend, dyna-misch en succesrijk maken. Dit nieuwe paradijs belooft en brengt wel weelde en ongeziene welstand aan de moderne mensheid, die uit een voorgeschiedenis van schaarste komt en zich, net als een uitgehongerde, laat verleiden door het beeld van een overvloedige dis … En op het eerste zicht van ver lijkt deze dis zelfs "een oceaan aan keuze-mogelijkheden" (Geißer): met een chaotisch overaanbod, waarin men "razend" kan rond-woelen zoals op de jaarlijkse koopjes-dagen, die zich precies ook steeds sneller opvolgen. Elke koopjes-dag sluit af met het beeld van een plundering … Maar iedereen weet: elke versnelling, die aan geld wordt gekoppeld, kent geen grenzen; ja, poogt zelfs voortdurend de grenzen te verleggen naar nóg meer (geld-gewin). Er is hier geen terugkoppeling naar het goede, gezonde midden zoals dit in de natuur voor alle leven en alle levende wezens steeds wél het geval is. En wel juist door de terugkoppeling met rust en ritme wordt het evenwicht hersteld! Door die levenswijze van "tempo, tempo, … steeds meer tempo" kwam de moderne mens dus ook terecht in een leven, dat steeds verder verwijderd was van zijn eigen natuurlijke ritmen. Ja, deze mens onder de dictatuur van de uurwerk-discipline, kwam hierdoor in botsing met zijn levens-ritmen, die zijn gezondheid naar lichaam én ziel waarborgen.

En hoe bekoorlijk-verleidelijk is niet die zin: "a devil in transport!", die we kunnen lezen – staande in de file! – op de vele blauwgele trucks van de Vlaamse "supertrans-porteur", waarmee hij (super)snel en efficiënt de Europese wegen doorkruist…, tenminste zo is de belofte, terwijl hij naast mij stilstaat.

Met dit alles verloor de moderne mens ook wel zijn gelatenheid én zijn geduld. "Onmiddellijk en dadelijke wensvervulling, zonder uitstel" is het moderne, eisend-ongeduldige parool. Zijn tijd nemen – "eerst er eens over slapen vooraleer te beslissen" – is nu achterlijk tijd-verlies geworden. "Uw bestelling wordt nog vandaag bij U thuis geleverd", aldus de besliste belofte, bekoorlijk als een moderne amazone… En gevestigde grootwaren-huizen, met lange – én trage! – tradities, wankelen als oude reuzen op lemen voeten. Zij kunnen immers niet "bliksem-snel" de ongeduldige vraag beantwoorden van cliënten, die ook geen tijd meer kunnen verliezen aan

de kassa's … Het moderne tijdperk is door de in-werking van het uurwerk een NU-tijdperk geworden. Het is de cultuur, of liever: de on-cultuur van het NU-Tijdperk, zoals de Amerikaanse computerwetenschapper David Gelernter het noemt. (inderdaad, Gelernter is zijn naam: "hij is geleerd" … ; nomen est omen! …) En de zogenaamde volwassenen met hun grote technische intelligentie leven én regeren onder het regime van de onmiddellijke (lust)bevrediging, precies als pasgeboren baby's, die ook nog niet aangepast zijn aan de tijd op aarde … Leven op aarde is een kunst, die altijd ook de vaardigheid vraagt om met vertrouwen in en doorheen de tijd te wandelen, en dit steeds in wisselend tempo volgens onze levensritmen. En dan nog wel juist met kunnen uitstellen van directe voldoening van behoeftes en verlangens, hoe groot ze ook mogen zijn.

Welke levenskunst én welke levensschool om zich deze kunst eigen te maken!

Intussen blijft het wel een duivelse drukte, overal en altijd… Want de "goddelijke tijd" uit die vóór-moderne tijd, toen ooit nog "alles zijn tijd had", lijkt nu wel definitief voorbij. De ervaring van tijd was vooral een ervaren van duur, van een tijd, die zijn tijd neemt, die aan-duurde, … om dan na enige tijd toch weer terug te keren. En waarbij alles (schijnbaar) bleef bij het oude: "niets nieuws onder de zon". Toen kon noch moest men (trachten) tijd (te) winnen.

Evenmin als er toen bij de mensen, die in die goddelijke tijd ook geroepen waren om godvruchtig te leven, ook behoefte was om persoonlijk geld te winnen… En nieuwsgierigheid, d.i. verlangen naar iets nieuws, was zelfs zonde!

Het nieuwe, als het kwam, kwam immers als een wonder door goddelijke beschikking: als mirakel, al dan niet dank zij gebeden in een bedevaartsoord. De gelovige mens van die tijd was geborgen in de goddelijke voorzienigheid, ook al was hij weerloos uitgeleverd aan natuurrampen, die hij als levenslot of noodlot gelaten onderging. Maar in de moderne tijd is nu aan de macht gekomen, in vele vormen en variatie's, een totaal ándere tijd: de uurwerk-tijd, die met vaste en onverstoorbare regelmaat slaat én toeslaat. En dit met de slagkracht van al-machtige "wijzers", die de richting van het leven van de moderne mens vastleggen. En waar de levensloop van elke mens, niet alleen ongemerkt, steeds meer werd en wordt geprogrammeerd in het teken van gewin; én met jacht op het nieuwe. Nieuwsgierigheid is geen zonde meer, maar een hooggeprezen vaardigheid voor de onmisbare vooruitgang. Het nieuwe is precies altijd beter, altijd te verkiezen boven het oude, dat als oud-modisch of beschimmelde koek wordt afgewezen. "Met zijn tijd mee zijn" vergt een permanent gericht zijn op het nieuwe, niet alleen in de mode-kleren. Degelijk leven verschuift zo ongemerkt naar modieus leven, en dit op alle terreinen. Uiteraard heeft een consumptie-maatschappij er alle belang bij om deze "verslaving aan het nieuwe" met verborgen verleiders aan te wakkeren. Koopcijfers en productiecijfers vormen een stevig paar voor steeds meer geldgewin binnen een beperkte tijd. Het duurzame als dé gewaardeerde kwaliteit van weleer werd en wordt nu afgelost door het nieuwe; en dan wel nog het nieuwe, waarmee men kan verrassen. Deze strategie van het verrassen breidde zich uit in alle lagen van de moderne maatschappij als een nieuwe strategie, die de onstuitbare vooruitgang bewijst, zowel op persoonlijk als op maatschappelijk vlak. "Uw buur,

uw collega's, uw vrienden… zullen verrast verschieten, wanneer ze U met dit unieke zien", zo klinkt de verleidelijke toverzin in de reclame-wereld. Of nog sterker overtuigend: "met zulke verrassing – een snelle wagen van uw dromen! – verover je de droompartner voor het leven!"… Is dit ook een merkwaardige variante, door de reclame-boys ontworpen, van letterlijk "blind getrouwd"? Want in deze tijd, "waar alles kan", heeft blijkbaar ook de naïviteit geen grenzen meer.

En waar is en mag nog de kunst van het tijdverliezen haar tijd nemen in dit tijdperk van de tijd-discipline met het strakke tijdsmanagement? Tijd verliezen is en blijft dan die "bejaarde"(!) levenskunst met de ongekende "rijkdom van het nutteloze" (Bauer). De rijkdom van het nutteloze is een rijkdom, die overal steeds schaarser lijkt te worden. En hoe moeilijk wordt het om een "leven in balans" (van der Geld) te leiden én in balans te houden in een maatschappij, waar de aandacht – onder tijdsdruk – eenzijdig gaat naar economische balansen

Terloops; dit boek verhaalt én herhaalt – met de speels stijlfiguur van de herhaling! – de impact van het uurwerk en het uur-werken als een breuk met de goddelijke, ritmische tijd van weleer, die toch nog altijd de gezondheid van lichaam en ziel bij de mens blijft waarborgen, óók nu nog. Welke lezer(es) voelde reeds niet hier of daar wat irritatie, omdat de lectuur van het verhaal door (weer!) een herhaling té traag vordert: "kan het echt niet wat sneller? kom nu toch eens eindelijk "to the point"!" O.K. vooruit dan in deze nieuwe eeuw van het nieuwe millennium, … maar toch liefst niet gefixeerd op één punt!

De nieuwe tijd: digitale tijd, … virtuele tijd

In het begin van deze nieuwe eeuw is er toch iets merkwaardigs gebeurd: het uurwerk, dat ruim vijfhonderd jaren onverstoorbaar tikte, is … stilgevallen in het digitale tijdperk! Ook al luiden er nog wel geregeld plechtstatige klokken: soms bij blijde gebeurtenissen, meestal bij sterfgevallen. Het tijdperk van het uurwerk lijkt voorbij en horloges worden steeds meer …dure en zeldzame verzamelobjecten – ook met een geschiedenis! – of dure "sierstukken", net als kostbare juwelen. Want de hoorbaar (weg)tikkende tijd is een onhoorbaar (weg) vloeiende tijd geworden. Welke aardverschuiving in de beleving! De tijd heeft zich wereldwijd teruggetrokken in de virtuele wereld van internet: www: een "world wide web". Het is de klankloze "wouw!" van www…, die zich geluidloos verspreidt en verbreidt als een web, dat de ganse aarde inpakt: een spinnenweb. En het armbanduurwerk is vervangen door een g.s.m. – een "handy" aan de hand – of een smartphone in de hand (bij velen inderdaad bijna steeds… in de hand en zó handig). Dit bracht bovendien een totaal nieuwe, eigenaardige en "handige" omgang met de tijd. Voordien werd in de rechtlijnige tijd het één na het andere afgehandeld: "in volgorde", die een ordening was, vastgelegd in de tijd en in een aangepast tempo (d.i. hopelijk in een steeds sneller tempo). Zo kreeg alles zijn plaats "op de horizon-lijn van de tijd": zo bekwam alles ook zijn juiste plaats in de tijd, ook al werd het steeds maar sneller en alles dichter op elkaar. Nochtans, dit traditionele en "eeuwenoude" uurwerk werd afgelegd bij de plotse sprong naar het internet. En vooral: deze nieuwe, virtuele werkelijkheid bracht ook een nieuwe wereld van gelijktijdigheid. Het was de geboorte van de simultant (Geißler), d.i. de persoon, die verschillende taken tegelijkertijd uitvoert, dank zij de modernste electronische apparaten. Tijd winnen tracht men nu niet meer alleen door te versnellen bij het uitvoeren van de stoet opdrachten, maar nu ook door vele taken tegelijkertijd uit te voeren… En men kan zelfs, ook dank zij deze apparaten, tegelijkertijd op verschillende plaatsen virtueel aanwezig "zijn". En dit lijkt een ongekende tijdswinst op te leveren. Ja, zelfs met het triomfantelijke gevoel uit te kunnen breken uit de begrenzingen van ruimte en tijd! En met de illusie van eindelijk bevrijd te zijn van de tijd, die meedogenloze meesteres, die zelfs beslist over leven en dood. Bij de maaltijd of een feestmaal bv. houdt men meer de smartphone in de hand dan het mooie eetgerief… En men kijkt meer naar "zijn scherm" dan naar de disgenoten. Keuvelen wordt onmogelijk met de afwezig aanwezige disgeno(o)t(e)n… De simultant is hier ook een simulant: hij veinst aandachtige aanwezigheid op het feestmaal, terwijl hij elders (virtueel) actief is… Klanten worden ook in het restaurant gelokt, niet met de spijskaart maar met de mededeling: "WiFi beschikbaar". Voor de moderne mens bracht dit alles wel een nieuw enthousiasme: men kan meerdere dingen tegelijkertijd doen of meerdere ervaringen tegelijkertijd beleven. Dit "alles tegelijkertijd" vraagt wel van deze hyperactieve mens letterlijk een wakkere, verstrooide aandacht zonder verpozen, ja een versneld verspringende aandacht, met de overtuiging permanent beschikbaar te moeten zijn om er bij te zijn, om er bij te blijven: permanent "on line". Flexibiliteit wordt het levensideaal van deze apparaten-mens, over alle tijdsgrenzen heen. Dag en nacht wordt hij of zij vergezeld van apparaten, die zich melden met signalen overal en altijd. Aldus is hij of zij ook altijd "verbonden" – technisch verbonden! – met alles en overal in de wereld. Zich voor langere tijd vastleggen – ook in een welbepaalde rol of opdracht – is hier dan ook uit den boze. Want open staan voor het onvoorziene is toch hét bewijs van levendigheid, vitaliteit en veelzijdigheid. Dit leidt tot een levensstijl, die veel weg heeft van een kameleon: op "een zelfbepaling en een zichzelf vastleggen in het onbepaalde" (Niklas Luhmann). Tot welke paradox heeft dit alles geleid! Dit alles vervaagt allereerst het onderscheid tussen werktijd en zogenaamd vrije tijd, tussen dag en nacht, tussen week- en zondag. Hoe kan het anders dan dat een gevoel ontstaat van bestendig onderweg te zijn, letterlijk doelloos onderweg te zijn: overal "on demand" en voor alles in "stand by". Is dit alles niet vastgelegd in het luxe-clichébeeld van de VIP-lounge, waar de succesvolle ceo "zich thuis zal voelen", terwijl hij in deze anonieme ruimte, eenzaam en alleen, met koele vingers de toetsen streelt van het "snelste internet-apparaat". Hier is echter geen ruimte voor het strelen van het lieflijk lijf van de geliefde, waarvoor ook …géén tijd is, ja, geen tijd is … geprogrammeerd. Hij of zij behoort hier immers tot de "24/7-maatschappij": die nieuwe maatschappij, waarin de "medewerk(st)ers 24 uren per dag en 7 dagen op 7 beschikbaar zijn", dus permanent … "on line". Als een trouwe hond blijven zij dus steeds aan de lijn, of juister, houden zij zichzelf aan de lijn, die voor hen dé levenslijn is geworden… Zelfs de vrolijke vrijheidsdrang zoals bij een eenvoudige hond, om eens hard weg te hollen, is langzaam afgestorven…

Zich "thuis voelen" in de onwerkelijke ruimte van een VIP-lounge, of, misschien juister, even een halte houden in die vertrouwde anonimiteit, …is de "oase van rust en verkwikking" voor deze zwerver, deze dakloze van de technische luxe… De "homo viator" van weleer wist zich met spirituele zekerheid in de tijd op aarde onderweg naar de goede en goddelijke eeuwigheid; al dan niet maakte hij nog een omweg langs Compostela. In de tijd van nu is hij afgelost door een zwerver, die met verbrokkelde levensopdrachten gelijktijdig én verstrooid ronddoolt. Nergens op aarde is hij nog echt thuis. Zijn nest ligt immers totaal onbereikbaar: "ergens" in het internet; dus in die virtuele werkelijkheid, die géén ruimte en geen tijd kent. Zijn nest ligt dus… nergens. Ja, hij kent beter "de virtuele wegen" in internet dan de wegen of straten in eigen stad of dorp, waar wel nog zijn legaal adres is. (Het electronische adres is meestal wel het enige en altijd terug te vinden adres). Deze modernste nomade is thuisloos en …op weg in een wereld zonder weg! En ook zonder richting – "le sens!" – is hij, vroeg of laat, misschien ook op weg zonder zin: zonder bezielende levenszin. En die altijd vrij fluctuerende aandacht voor "alles, wat binnenkomt op zijn scherm" draait permanent als een radar, die rusteloos zoekend de horizon "afdraait". Wie zou op den duur niet gaan doordraaien? Deze oppervlakkige en permanente aandacht belet echter vooral een werkelijk intens-persoonlijke waarneming en beleving, die aangrijpen en tot in de ziel beroeren… of in stilte doen stilstaan. Ontspanning of "relaxen" zoekt deze moderne "multitasker", steeds overbezet door zijn multitasking bedrijvigheid, dan meestal nog wel in het "tijdverdrijf" van opwindende (wedstrijd)activiteiten… in een multimedia-maatschappij.

Het hoeft ons dus niet te verwonderen dat op het spreekuur van psychiater of psychotherapeut advies en behandeling gezocht worden voor aandachtsstoornissen bij deze mensen, blootgesteld aan zulke overflow, ja aan een overweldiging door prikkels, zowel bij jong als oud. En dit is al dan niet verwikkeld met nieuwe vormen van onrust (hyperactiviteit, slaapstoornissen, angstig-prikkelbare gejaagdheid met uitputting of burn-out,…). De zenuwbanen van het menselijke brein kunnen maar een beperkte hoeveelheid informatie per tijdseenheid verwerken. Bovendien is vaste en geregelde recuperatie-tijd – niet alleen regelmatige en voldoende slaap! – onmisbaar voor hun goede (ver)werking. Tegen een bestendige overvloed aan prikkelinformatie is het menselijke brein niet bestand. Het menselijke brein is en blijft een prachtig wonder van de evolutie. Vóór ruim honderd duizend jaren rijpte dit brein in zonnig-warme oorden, binnen en buiten de wijdse savanna's van Afrika. En het schonk de mensheid een weergaloos denkvermogen, dat dus reeds duizenden jaren goed meegaat. Ook om steeds weer schrandere aanpassingen te vinden, die de natuur met haar grillen vraagt van de mens. (Wel is het óók zo dat die natuur vooral grillig reageert met zogenaamde "natuurrampen", wanneer het menselijke brein zelf met zijn "uitvindingen of experimenten deze natuur kwelt of uitbuit!"). Maar de evolutie heeft het menselijke brein tot op heden (nog) niet ontwikkeld tot een brein met capaciteiten voor multitasking. Dit is en blijft een "denkoefening", die het brein, dat hiervoor niét is uitgerust, niet aankan én dus blijft overbelasten. Het menselijke brein heeft nog geen

goede samenwerking gevonden met die nieuwe "extra-corporale hersenen": met die apparaten, die met de snelheid van het licht hun informatie sturen én besturen. Niet alleen bij het schaken werd en wordt de allerbeste mens-schaker ter wereld dus nog schaakmat gezet door "blue sky", die schaak-computer met artificiële intelligentie, die ruim … één miljoen zetten per seconde artificieel kan bedenken en berekenen, ook in hun gevolgen. Het is begrijpelijk dat het menselijke brein, hoe geniaal soms ook, deze nieuwe, buiten-zinnelijke opdracht (nog) niet aankan en bijtijds zal crashen. Een toenemend aantal multitaskers verliest hierbij inderdaad hun zinnen in mindere of meerdere mate of gaan zich uitzinnig gedragen, soms zelfs dodelijk onzinnig of regelrecht waanzinnig … Zulke "inslag" aan informatie, die de mensheid nu overspoelt en overrompelt, lijkt toch wat op de inslag van een reusachtige meteoor. En het is een totaal nieuwe soort meteoor, want hij is virtueel van samenstelling … En meteoren kunnen veel leven op aarde verwoesten, zoals de geschiedenis van het leven op aarde reeds heeft bevestigd, niet alleen bij de dinosauriërs.

Bovendien, in deze verbrokkelde samenleving verdort hierdoor ook het vitale weefsel van de echte verbondenheid: er leven ook steeds meer mensen met een verbrokkelde identiteit. Hun persoon wordt immers ononderbroken "gebombardeerd" door een overvloed aan prikkels, die nietsontziend en tactloos overvallen, als een stroom van indrukken, die ook agressief en brutaal de psychè overrompelen én beschadigen: met "barsten in de ziel"… Zo kan die moderne multitasker ook een mens worden met een multipele persoonlijkheid, die met argwaan en schuw elk dieper contact zal vermijden of ontwijken en die zich steeds meer isoleert uit het werkelijk samenleven met anderen.

Emancipatie

in hoge kooien
van steen en staal
wonen mensen.
de met rimpels
getatoeëerde mannetjes
verdwijnen 's morgens
kortademig naar computers.
de vrouwtjes
zitten met gladde gezichten
achter de ramen
en heel soms
huilt er een kind
of een hond.
één maar,
langzaam
sterven ze uit.
de mannetjes
aan vaatziekten.
de vrouwtjes
aan baarmoederkanker,
even overbodig
geworden
als blindedarm of
amandelen.
buiten gebruik gesteld
door 21 roze pilletjes
per maand.

Avenue, februari 1970

Nieuwe werk-tijd: virtuele leef-stijl…

Wat leert ons een realistisch tijds-bilan van deze allernieuwste leef- en werkstijl? De ervaring bevestigt dat bijna altijd de verhoopte tijdswinst dank zij de gelijktijdigheid niet of nagenoeg nergens wordt bereikt. Wel is er een winst aan stress, met een overdadige oogst aan stress-symptomen. En steeds meer leidt dit bij een toenemend aantal mensen tot lichamelijke en psychische uitputting, met een scheurende honger in de buik om "nog eens iets echt gewoons in het leven te mogen proeven". Behoort dit tot de hongersnood van de ultieme welstand van de hyper-technische beschaving? Is dit het hongerloon van de super-werker in de virtuele wereld? Wie zal niet onder dit regime bezwijken? Kan men nog echt ontsnappen uit de drukte van de multimedia-wereld met zijn multitasking eisen? Kan men zonder angst "de altijddurende bijstand", die "on line" noemt, opzeggen? Hoe kan een mens nu nog gewoon eenvoudig bij zichzelf zijn en rustig leven leven met de zijnen, niet meer versnipperd en rondspringend in een hectisch, planloos leven, dat steeds sneller voortjaagt? Het lijkt echt niet zo simpel, ook al proberen er steeds meer te ontsnappen aan deze "vrijwillige" inbeslagname. "Ik hou niet van het idee altijd beschikbaar te moeten zijn, toch zit ik constant mijn mail en social media te checken", zo antwoordt Mark Borgions, illustrator en animator, eerlijk op de vraag: "Van welke gewoonte zou u graag af willen?" (DS weekblad,332, 27 Jan. 2018). Hij kampt alleszins niet alleen tegen deze bekoring! Op straten en pleinen, treinen en bussen, … zijn zovele mensen in trosjes naast elkaar onderweg, met alle aandacht geconcentreerd kijkend op "het magisch schermpje" of gesticulerend in gesprek langs de iPhone (en die nu zelfs ook bij de "vreemde", zo mooi gesluierde moslima-dame, elegant vaststeekt tussen oor en sluier: de handen elegant vrij …). Hoe kan men aan dit veelarmig monster ontsnappen? De wellness-wereld biedt wel reeds hier en daar een oplossing aan, uiteraard naar zijn maatstaven. Zo kan men een exclusief relax-hotel opzoeken: een "no connection"-hotel, d.i. een hotel met een (nog) wat ongewone en wel bijzondere luxe. Want bij het inchecken aan de balie kan de "permanent-on-line-persoon" zijn of haar iPad en andere kwel-apparaten – uiteraard mits flinke extra-betaling! – … ter bewaring in een safe (!) …afgeven, zodat de multitasker "verlost" terecht kan in een oase, omgeven met een "stilte-muur", waarin de helse apparaten-wereld (even) niet meer kan binnendringen. "Nood breekt wetten", zo beveelt het spreekwoord. En inderdaad; in uiterste nood kan ook een halve oplossing wat helpen, tenminste een tijd lang. En de verpozing in stilte, die de anders "permanent-on-line-persoon" hierdoor bekomt, kan hem of haar in deze ongehoorde stilte op weg zetten om te leren luisteren naar zichzelf, niet meer verstrooid of permanent afgeleid. Want permanent on line is ook permanent verstrooid, ook onder de elegante vermomming van permanente concentratie!

Of blijft dit hotelbezoek alleen maar een vlucht; een ontsnappen, dat met vaste regelmaat moet, om het helse leven zolang als mogelijk vol te houden?

Een echte en duurzame oplossing is wel van een andere aard. "Kan dit nog wel?" Misschien is de twijfel of het scepticisme vooral groot bij hen, die intussen bijna helemaal uitgeput zijn neergezegen. En dan ook niet meer beschikken over wakkere energie om stelling te nemen, en om ook standvastig "tegen de stroom in te gaan". En vanuit die verzwakte positie zien zij de oplossing, als die er al zou zijn, dan ook als een aartsmoeilijke opdracht: nóg een taak erbij… En toch is de oplossing misschien helemaal niét zo moeilijk. Ze is zelfs vrij eenvoudig, ook al vraagt zij wel enige inspanning, ja een volgehouden inspanning en een volgehouden waakzaamheid, alleszins in het begin.

De oplossing: een andere omgang met de tijd

De oplossing?

Een mens kan toch alleen maar leven… in de tijd, waarin hij of zij zich thuis kan voelen zoals een vis in het water. Maar is de tijd, waarin hij of zij zich nu bevindt wel de echte, goede tijd? Zich goed in zijn element voelen in de tijd, net als een vis in zuiver water, niét in troebel water… Maar is dit wel het geschikte water, dat hem past voor groei en ontwikkeling? Of is deze techno-tijd als een aquarium, gevuld met water, dat kunstmatig op peil wordt gehouden zodat de vissen er kunnen leven en bewegen. En die vissen weten niet meer dat ze oorspronkelijk komen uit én thuishoren in de wijde zeeën van de oceaan! Dus moet er, als een echte bevrijding, een uitweg komen uit het enge aquarium, zodat zij vrij uit kunnen leven in de oceaan. Er is dus nog een gans andere tijd dan de nieuwe "aquarium-tijd", waarin men virtueel gevangen leeft als in een net: het internet. Inderdaad een gans andere tijd, net zoals de oceaan niet zo maar een vergroot aquarium is. Want het water is er van een gans andere kwaliteit, ook al is het precies even nat: het is leven brengend water.

En de oplossing dan?

De oplossing ligt in een andere omgang met de tijd: de tijd zelf in eigen beheer nemen, ook al blijft die tijd altijd even beperkt. Elke burger van onze maatschappij in deze geglobaliseerde wereld moet én kan een nieuwe en vooral persoonlijke omgang met de tijd vinden. Hiervoor zal hij of zij duidelijk nogal wat afstand moeten nemen van de geplogenheden en gewoonten, die in deze tijd overheersen. Hij of zij zal dus wel een persoonlijk eigen levensstijl moeten ontwikkelen, waarin anders met de tijd wordt omgegaan én waarin de tijd dan ook anders wordt beleefd. Het zal een thuiskomen worden in de strikt eigen lééf-tijd, d.i. in die tijd, waarin een mens ten volle staat en echt bestaat; een tijd, die ten volle wordt geleefd. Het gaat dus om die tijd, waar juist in de tijdsbeleving de zelf-ontplooiing van een mens zich voltooit: tijdservaring als zelf-wording in de wereld met anderen. De moderne mens is sedert ruim een halve eeuw en dank zij de medisch-technische vooruitgang, in grote mate onafhankelijk – schijnbaar onafhankelijk! – geworden van bv. zijn innerlijk-biologische natuur. De hormonen zijn hiervan een overtuigend en "alledaags" voorbeeld, zowel met de hormonale pil ("dé pil") als met de behandeling van de menopauze. En er mag niet worden vergeten dat bv. "de pil" niet alleen veilige en betrouwbare anticonceptie bracht. Zij heeft vooral ook bijgedragen tot de emancipatie van de vrouw. Ook tegenover de uiterlijke natuur heeft de moderne mens een grote onafhankelijkheid en beweeglijkheid bereikt, ook weer dank zij de wetenschappelijk-technische vooruitgang. Overtuigende voorbeelden hiervan zijn er in grote getale. Zo is er de moderne woon- en

Op school stonden ze…

Op school stonden ze op het bord geschreven,
het werkwoord hebben en het werkwoord zijn;
hiermee was tijd, was eeuwigheid gegeven,
de ene werkelijkheid, de andere schijn.

Hebben is niets. Is oorlog. Is niet leven.
Is van de wereld en haar goden zijn.
Zijn is, boven die dingen uitgeheven,
vervuld worden van goddelijke pijn.

Hebben is hard. Is lichaam. Is twee borsten.
Is naar de aarde hongeren en dorsten.
Is enkel zinnen, enkel botte plicht.

Zijn is de ziel, is luisteren, is wijken,
is kind worden en naar de sterren kijken,
en daarheen langzaam worden opgelicht.

Edward Hoornik

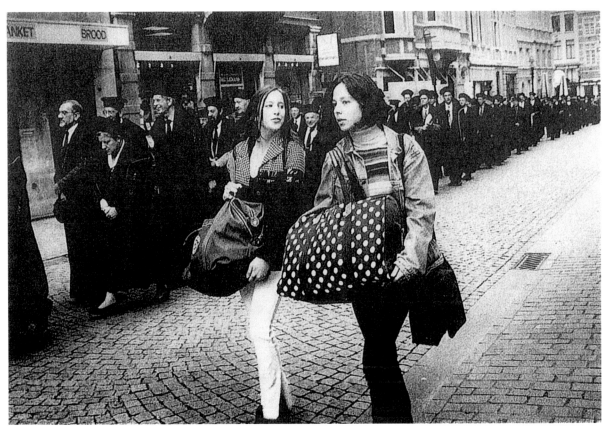

Oud en nieuw …
de gratie van de levensseizoenen …

De escapade der seizoenen

Ik hield van je
In een storm van sappen
Ik hou van je
Onder het lommer van de jaren

Ik hield van je
In de tuinen van de dageraad
Ik hou van je
Bij de neergang van de dagen

Ik hield van je
In zonnige ongeduldigheid
Ik hou van je
In de zachtheid van de avond

Ik hield van je
In de bliksem van het woord
Ik hou van je
In de inham van de spraak

Ik hield van je
In de bevliegingen van de lente
Ik hou van je
In de escapade der seizoenen

Ik hield van je
In het binnenste van het leven
Ik hou van je
Bij de poorten van de tijd.

Andrée Chedid

Recept voor het jaar...

Neem twaalf maanden, verwijder elk spoor van bitterheid, gierigheid, hoogdravend-
heid en angst. Verdeel elke maand in dertig of eenendertig delen, zodat de voorraad
reikt voor een gans jaar. Elke dag wordt met een deel arbeid en met twee delen
opgewektheid en humor toebereid. Men voege nog drie eetlepels optimisme,
een koffielepel verdraagzaamheid, een korreltje ironie en een snuifje takt toe.
 Dan wordt het geheel rijkelijk met liefde overgoten. Versier het klaargemaakte gerecht
met een boeketje van kleine attenties en dien het elke dag op met blijmoedigheid
vergezeld van een goede, verkwikkende tas thee ...

Catharina Elisabeth Goethe

landschapsarchitectuur, de snelle en veilige vervoers-
middelen met ongekende reismogelijkheden, de (bio)
voedingsindustrie, de gezondheidszorg, …om maar
enkele te vernoemen. Maar paralel aan deze vooruitgang
luistert de moderne mens steeds minder naar de innerlijke boodschappen van het eigen lichaam of naar de
uiterlijke boodschappen van de levende natuur. Wel
luistert en kijkt hij steeds meer naar signalen en boodschappen van een stoet elektronische apparaten, die
hij of zij met zich meesleept: dag in, nacht uit… En dit
alles met een ongekende, nieuwe afhankelijkheid tot
gevolg. Deze afhankelijkheid leidde immers ook tot
een nieuwe slavernij in deze e-tijd, waarin "de echte tijd
om te leven" uit het oog werd verloren.

"Neem uw tijd om dit verhaal te volgen: en met vrije
tijd", zo klonk de uitnodiging op Driekoningendag,
6 januari 1976 bij het verschijnen van het boek: "De
eenzame Samenspelers". "De mensen hebben in deze tijd
géén Leven, beweren sommigen… De mensen, die nu
leven, hebben geen tijd, beweren sommigen. Zij leven
alleen met afgemeten tijd…"[1] Driekoningen, het feest
van de drie wijzen uit het oosten, is toch ook het
feest van Epiphania: dit feest, waarin het goddelijk licht
binnenvalt en de mensenwereld verlicht.

Had de profeet niet, reeds jaren voordien, de woorden
geschreven en meegegeven: "En is ook niet de tijd evenals de liefde ongedeeld en zonder gang? Maar als u in
uw denken de tijd in seizoenen meten moet, laat dan
ieder seizoen alle anderen omsluiten. En laat het heden
het verleden vol herinneringen omhelzen en de toekomst vol verlangen"[2].

"Anders wordt die tijd de minnares van de dood",
zo werd toen ook gewaarschuwd. "Want het leven
hééft geen handboek, geen programma- of werkboek.
Het leven is een speelboek. Een speelboek in de ware,
verheven zin van het woord, waarin ook de mens van
nu als "homo ludens" (Huizinga) de diepste roerselen
van zijn bestaan thematiseert". En de uitnodiging van
1976 mag hier, zelfs ruim 40 jaren later, nu nog altijd
herhaald worden:

"Laten wij dan de golfslag van de natuur opnieuw beluisteren, thuiskomen in dit haast onhoorbaar ritme van de
natuur: het geritsel van het zich openen en sluiten,
de zucht van de ademhaling. Dit is terugkeer en inkeer
naar de oude bronnen van genot en de diepste wortels
van cultuur. Laten wij dan samen dit leven genieten…"
Dit is toch het verrukkelijke genieten, met alle zinnen
van het lichaam open, zo intens bewust van de woorden
van de profeet: "En uw lichaam is de harp van uw ziel.
Aan u ligt het of u er zoete muziek of verwarde klanken
aan zult ontlokken". En deze uitnodiging van 1976 is,
doorheen deze steeds haastiger tijd, alleen maar langzaam blijven groeien, ook nog in de éénentwintigste
eeuw: en dat dan nog wel zonder haast maar met rustige
beslistheid! Het blijft de uitnodiging om het geschenk
van dit leven, met vreugde en dankbaarheid hartstochtelijk te genieten en te vieren: met de klanken van
dans en muziek… En dus niet met of tussen de piepende

1   Piet Nijs: De eenzame Samenspelers, (3 vol.), Kapellen, DNB, 1976.   2   Kahlil Gibran: De Profeet, Wassenaar, Servire, 1975(18).

signalen van e-apparaten, die verklikken dat de tijd haar verstrooide slaaf weer opeist. Ja, het leven is te dansen! Zei Nietzsche niet dat hij alleen kon geloven in een god, die kan dansen? In deze "goddeloze tijden" blijft het echte leven wél nog goddelijk, tenminste voor allen, die de tijd vinden om zich ervoor open ten stellen. Dit leven ís dansen. "Dansen tussen mogelijkheden en werkelijkheden", zo beschrijft Gerbert Bakx dit alles prachtig en glashelder[3]. En hij noemt dit terecht "de strategie van het goede", op weg naar evenwicht in deze tijd: vanuit de gevangenschap van het moderne "realisme", waarin alles geregeld wordt en vastligt, op weg naar een speelse vrijheid, die leidt tot enthousiasme en passie en juist géén leegte meer nalaat voor existentiële teleurstelling. Reeds voor meer dan honderd jaar kwam Mark Twain tot het inzicht: "Het geheim van het geluk is niet het aantal verjaardagen te tellen maar wel de hoogtepunten in het leven".

Om gelukkiger te leven kan de moderne mens ook veel leren van hen, die gaan sterven. Mensen, die in de palliatieve hulpverlening, mensen bijstaan, die gaan sterven, hebben ook aandachtig geluisterd naar hun boodschap voor de levenden, die zij gaan verlaten. En zij hebben ook gehoord wat deze mensen vooral betreuren op het einde van hun leven. Het is een ontroerend mooi gebied, wel met 5 (vijf!) treurwilgen:

– Ik betreur dat ik zo veel en zo lang heb gewerkt.
– Had ik maar meer tijd aan mijn gezin en familie geschonken.
– Had ik maar meer mijn eigen wensen en dromen waar gemaakt.
– Had ik maar meer tijd met mijn vrienden doorgebracht, want hen mis ik nu het meest.
– Had ik maar meer vrije tijd genomen.

"Een succesrijke carrière is een schitterend juweel, maar men kan er zich niet aan verwarmen in een koude nacht." Zo klinkt een prachtige levenswijsheid. Is dit de academische uitspraak van een modern filosoof of van groot arbeidspsycholoog? Neen, het is wel de nuchtere bevinding van een moderne dame, met niet zovele levensjaren aan "the University of Life" en ook filmster met korte en intense uitstraling: Marilyn Monroe.

---

3 Gerbert Bakx: Dansen tussen mogelijkheden en werkelijkheden. De strategie van het goede. Leuven, Akademie voor Levenskunst, 2014.

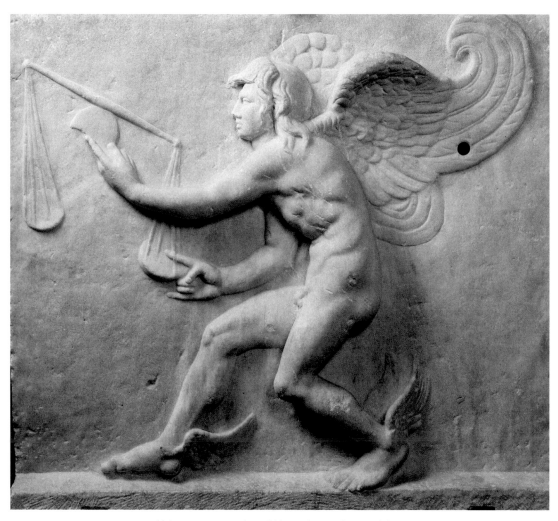

Kairos: … een gevleugeld leven in goed evenwicht.

Chronos en Kairos

Hoe kan een mens in deze tijd nu anders omgaan met de tijd en zijn tijd zo leven dat hij echt in zijn leeftijd ís? En dus in zijn actueel bestaan voort-durend en helemaal samenvalt met zijn lééf-tijd? Het is goed hiervoor even te rade te gaan bij de oude Grieken. En nog even extra te verduidelijken wat hier reeds kort werd beschreven. Wat de tijd betreft, maken de Grieken inderdaad een belang-rijk onderscheid. Zij kennen de tijd als Chronos, d.i. de tijd, die altijd rechtlijnig voortschrijdt in één richting: van verleden naar toekomst. Chronos is dus de tijd, waarin gebeurtenissen zich opvolgen en, de ene na de andere, de afgemeten vaste plaats bekomt op deze hori-zontale "tijdslijn", die eeuwig doorloopt als in een eeuwig stromend nu. Het is de Grote Tijd van feiten en gebeur-tenissen, die komen en gaan en na elkaar plaats nemen in de grote ruimte van deze logge tijd. Chronos is bij de Grieken dus een onverstoorbare en onverbiddelijke god, die meedogenloos zijn gang gaat én voortgaat, wat er ook mag gebeuren. Hij laat alles geschieden zodat het geschie-denis wordt: alles op zijn rij vast gestold in de tijd. Chro-nos is dus dezelfde tijd, die nu in onze maatschappij wel zo is gaan voort ijlen: die voortijlende tijd, die nu ook met de modernste apparatuur in zijn voortgang kan gemeten worden. Bovendien wordt deze tijd ook zicht-baar en hoorbaar gemaakt met zovele signalen, die de moderne mens, dag in dag uit, steeds weer wekken of waarschuwen én oproepen als multitasker. Het zijn de vele gedaanten van de chrono-meter, die altijd achter de moderne, gejaagde mens aanzit, of juister: aantikt.

De Grieken noemen de tijd ook Kairos. Kairos is óók de tijd, maar wel in een gans andere gedaante.[1] Het is de tijd van het ogenblik: van het gulle, goede, gunstige ogenblik. Het is dus de tijd, die bijna onvoorzien en ver-rassend invalt als het geschikte ogenblik: het gunstige ogenblik, dat trouwens ongemerkt voorbij flitst, tenzij men zich er ontvankelijk voor open stelt. En dit voorbij flitsend ogenblik kan niét worden vastgehouden of vast-gelegd. Daarom kon bij de Grieken de god Kairos ook niet worden tegengehouden als hij toch onvoorzien op bezoek binnenvalt: als god van het moment kan hij niet blijven. In de afbeeldingen van Kairos, wiens voeten ook gevleugeld zijn, heeft hij (meestal) slechts één haarlok (naar voor!), die altijd ontsnapt, ook aan elke "grijpgrage hand", die hem wil vasthouden. In tegenstel-ling met de onverbiddelijke Chronos is Kairos voor de mens wel een gulle god. Immers hij alleen schenkt aan de mens, tenminste aan de ontvankelijke mens, de echte tijd om te léven, om zijn levensdroom aan te vatten en te verwezenlijken. Als gevleugelde god ontsnapt Kairos

---

1   Zie uitvoerig: Barbara Baert: Kairos or Occasion as Paradigma in the Visual Medium. Leuven, Peeters Press, 2018.

wel aan alle grijpgrage, bezitterige handen maar schenkt telkens weer, als god van het creatieve, de tijd om bevlogen te leven. En een "hemelse vlucht" in zulke bevlogen tijd is maar mogelijk als men zorgt voor evenwicht in zijn leven. Daarom draagt Kairos ook steeds een weegschaal bij zich.

Terecht schrijft Kris Gelaude als een échte vernieuwende nieuw-jaar-wens voor 2018:
"Omarm het nieuwe jaar.
Het komt met het geschenk van tijd.
Om het beste ervan te delen.
Om het risico te nemen van verandering.
Om geluk te vinden in wat op je weg komt.
Om met gratie te zijn wie je bent". (www.muurkranten.be).

Het bezoek van Kairos schenkt dus telkens aan elke mens, die er zich ontvankelijk voor openstelt, een bekering, ja zelfs een openbaring: van "geleefd worden" naar "werkelijk actief léven": naar een scheppend bestaan. Het bekrompen telraam van de Chronos-tijd breekt open voor een wijdse ervaring van het volle, gevleugelde leven. Het Kairos-moment schenkt dus de kracht om zijn leven te veranderen, vooral als het vastgeroest is geraakt of vastzit in de "wolfsklemmen" van deze tijd: egoïsme en hebzucht. Het schenkt het begenadigd moment, waarin de flow-ervaring ruimte bekomt, zoals Mihaly Csikszentmihalyi deze heeft beschreven als hét geheim van gelukkig leven.[2]

En wat is flow?
Flow is bv. de ervaring van de bergbeklimmer, die na zwoegen en zweten bij het klimmen hijgend plots boven de open plek bereikt: uitzicht en vergezicht. Alles is hier zo plots één en al in harmonie … berg en dal, hemel en aarde. Het schenkt een elementair gevoel van verbonden zijn met de ganse kosmos, lichaam en ziel in evenwicht, bijna als een boven-zinnelijk geschenk van de milde, goede Tijd. Het is inderdaad een unieke, adembenemende ervaring; nu echter zonder hijgen, maar wel met diep ademhalen: met diepe inspiratie… én met diepe rust, die rust van "l'infini de l'instant", van de eeuwigheid in het nu-moment … Het is het geschenk van een ervaren met hoge intensiteit van (be)leven, met al-verbondenheid, met zelfvergetelheid. "Dit blijft toch niet duren", zal de cynicus, die laag bij de grond is gebleven, hier wel antwoorden. "En dus is het niet echt waar …" zo luidt het vernietigend besluit. Inderdaad, als pessimist zonder enthousiasme kan hij dit niet vatten en blijft dit een onbegrijpelijke en onbestaande ervaring, die niet van deze grauwe wereld is, (en er trouwens ook niet zijn thuis heeft!). Want: "dromen zijn bedrog en het leven is geen sprookje". Maar hier is het antwoord van de Franse taal zó wijs, zó mooi… De Franse taal noemt geluk toch: *le bonheur*.

Neem dus aan, blij, dankbaar en gelaten, dat geluk …"een goed uur" duurt: une bonne heure! En prijs u dankbaar en tevreden – zonder kniezen! – gelukkig, ja ten volle gelukkig, want het is "un état de plénitude" (Larousse), die inderdaad één uur mag duren … en neem dus aan, één en al ontvankelijk in de goddelijke positie van Kairos. En ga er in op: "à la bonne heure!" Welke wonder weelderige wonne! (Wonne is helaas ook een woord, dat uit de huidige spreektaal quasi is verdwenen. Men is nu wel nog met verstomming "(neer)geslagen", niet meer door wonne opgetild…).

---

2   M. Csikszentmihalyi: FLOW. The Psychology of Optimal Experience. New York, Harper & Row, 1990.

En laat ons niet vergeten: een sleutelwoord hierin is ook gelatenheid. Gelatenheid niet met de negatieve bijklank van fatalisme; wel integendeel; gelatenheid met de positieve, oorspronkelijke betekenis van: zélf vrij gelaten en ongestoord de dingen kunnen laten zijn, vanuit een welwillende en niet te kritisch (ver)-oordelende ingesteldheid ... Reeds eeuwen geleden zei René Descartes: "Il faut changer ses désirs plutôt que l'ordre du monde". Wellicht zou deze uitspraak best op een groot bord prijken voor de moderne Chronos-tijd, die dictator, die met zijn ordening door de agenda-drift zo moeilijk mens en dingen ongemoeid kan laten.

Kairos schenkt dus bezieling, zoals Joke Hermsen inspirerend beschrijft: een bezieling, "die ervoor zorgt dat ... ons leven een dynamische wending neemt".[3] En zij haalt Henri Bergson aan: "Het gaat erom de ziel van het leven zelf te voelen kloppen en de onverwachte bewegingen te volgen van het zelf dat zich laat leven". En de ziel noemde Bergson ook de motor van het levensprincipe, van "het élan vital". "Inspiratie is zinnenprikkelend, voorwaarde voor de opwelling van enthousiasme, dat ons tot nieuwe initiatieven weet aan te sporen", zo vervolgt zij, en zo "... worden op het moment van inspiratie lichaam en geest gezamenlijk in een bezield verband bijeengebracht".

En Joke Hermsen benadrukt ook dat we deze inspiratie kunnen ervaren met onze intuïtie en niet zozeer met onze rationele vermogens. En vergeten wij ook niet dat het woord "enthousiasme" teruggaat op het Griekse woord: "en theous" d.i "in het goddelijke" staan. Het

Kairos-moment is dus dit krachtige moment, waarin het goddelijke ons (terug) toevalt en waarin wij in het goddelijke beschik terugvallen, ja erin kunnen gaan staan ... En dit plotse contact met de goddelijke (levens)kracht schenkt ons die creatieve impuls om actief ons leven verder zijn echte gestalte te geven. Zodat we met vitale elan ons leven léven: in een intens beleefd bestaan, dat zijn gang gaat en zijn duur neemt als dé ware leeftijd.

Het Kairos-moment is dus een tussen-tijd, die de stroom van de vloeiende Chronos-tijd plots onderbreekt met een interval, "waarbinnen verleden en toekomst op elkaar botsen er er uit die botsing iets nieuws ontstaat" (Joke Hermsen). Het lijkt enigszins op de doortocht van de Joden door de Rode Zee, waarbij het vloeiende water zich onverwacht scheidde zodat het joodse volk een nieuwe weg van bevrijding kon opgaan. "Waar het (nl. in de Kairos-tijd) om gaat is om met een vergrootglas naar het heden te kijken, en daar de nog niet gerealiseerde mogelijkheden te ontdekken. Die mogelijkheden liggen om ons heen te sluimeren en wachten alleen nog op de alerte en creatieve geest, die ze op het juiste ogenblik met de juiste verwondering tevoorschijn weet te toveren", aldus Joke Hermsen, die ook Bloch citeert: "Elke grote menselijke gedachte werd geanimeerd door een utopie, net zoals elke creatieve denker een dagdromer is". In deze moderne, gemechaniseerde tijd zijn bezielde en bezielende Kairos-momenten de kostbaarste geschenken om "het proces van onttovering en zielloosheid een halt toe te roepen en dat kan misschien het best door oude verhalen en mythische figuren op te diepen die tot onze verbeelding spreken", zo Joke Hermsen, die verder ook opmerkt: "Deze bezieling kan ertoe leiden dat de moed (thymos) gevonden wordt om de hebzucht te beteugelen... Sloterdijk houdt in "Woede en tijd" een pleidooi

---

3   Joke J. Hermsen: Kairos. Een nieuwe bevlogenheid. Amsterdam – Antwerpen, De Arbeiderspers, 2014.

voor de herintroductie van dit Griekse begrip (thymos), teneinde de 'graaiers en schaamteloze zelfverrijkers' van deze tijd met hun gebrek aan eigenwaarde en verantwoordelijkheidsgevoel te confronteren". Voor de tijd-killers van de Chronos-tijd geldt immers meedogenloos het devies: "time is money". Daartegenover smaken de echte tijd-genoten, of juister: de tijd-genieters, van de Kairos-tijd altijd verrassend weer de zoete wijsheid: "time is honey". Zij zijn immers de scheppers binnen de tijd.

Kairos kent geen datum. Zo is het verstaanbaar dat mijn oude vriend en kunstschilder, Gard Vanmechelen, enthousiast levenskunstenaar en -genieter én "vriend van de Schepping en van het Schone", altijd heeft geweigerd om een datum op zijn kunstwerken te vermelden. Zij waren immers allen geboren in een andere tijd dan de datum-tijd. Als vruchten van een ándere tijd, waarin het Schone en het Goede de scheppende krachten zijn van het echte bestaan, lieten zij zich niet gedwee invoegen in de datum-tijd, aldus Gard Vanmechelen. En hij beschouwde het als zijn roeping én opdracht om met zijn kunstwerken in de huidige, grauwe datum-tijd sporen na te laten van deze milde tijd: "een tijd, vervuld van liefde", aldus Gard Vanmechelen. Want hij wist altijd dat hij zijn werken ook maar had kunnen verwerkelijken dank zij het milde bezoek van Kairos. Ja het was Kairos, voor wie hij zich elke dag opnieuw nieuwsgierig openstelde en bleef openstellen, ook nog als hij reeds meer dan negentig jaren oud was, of juister: negentig jaren jeugdig was (gebleven) van hart en geest, altijd weer onstuimig vervuld van die "élan vital". En zo bereikte hij letterlijk een "gezegende leeftijd": een vervullende lééftijd, met intens léven vervuld en gezegend. En met als enig bezielend doel van zijn scheppende kunst hier op aarde dankbare sporen na te laten van het

Schone en het Goede van de Grote Liefde, die hij op aarde mocht ervaren. Zijn ganse lange leven lang heeft hij, als magisch realistisch schilder en onvermoeibaar bezield, zich gewijd aan zijn roeping: de erotische liefde als kosmische ervaring in haar jeugdige schoonheid in beeld te brengen. Uit ervaring was het zijn overtuiging dat de echte werkelijkheid magisch is en dat de erotische liefde deze werkelijkheid magisch maakt.

Het is dus een ware kunst, een levenskunst, om – ook te midden van een versnipperende tijd! – telkens weer dit andere tijdsvenster te openen om de Kairos-tijd binnen te laten. Dit alles leidt niet tot een ijle opgewektheid zonder grond, noch tot een lege euforie, die naïef en zelfvoldaan wegzweeft over "de zware problemen van deze tijd" heen. Deze levenskunst schenkt juist een leven met een wel heel bijzondere moed: de weemoed. De weemoed, die gezegende gestemdheid, waar gevoelens van vreugde en verdriet samen in de ziel hun plaats vinden én mogen behouden... Deze weemoed is een bijzondere gemoedsbeweging, waarbij de vibraties van de ziel – uiteraard óók met het pijnlijke van dit "wee"! – het lichaam "bewogen" aandoen tot in zijn laatste vezels. Het is die ontroering, die een mens lichamelijk zo kan beroeren, geraakt "tot in zijn ziel"; en daarbij het Schone, in welke gedaante ook, zo verrukkelijk laat ervaren.

In verwondering vraagt de dichter René Verbeeck zich dan ook af[4]:
"Waarom die zachte droefheid, die onrust
in het beminnen van man en vrouw?
...."

4   René Verbeeck: Verzamelde Gedichten. Brugge, Orion, 1974.

omdat er geen omweg is
tussen het nu en de dood
maar vooral – en daar is geen heul voor te vinden –

omdat wij worden doorschoten
van verlangen naar eeuwigheid
in het intens beleven van het ogenblik".

Inderdaad: het geschenk van Kairos bestaat "in het intens beleven van het ogenblik"… En dan is er tegelijkertijd nog het andere geschenk: de weemoed, die ook troost is bij de droefheid voor elk gemis, waarvoor geen heel is. En dus ook voor "de dingen, die niet overgaan", ook niet in het licht van de eeuwigheid, waarin ze uiteindelijk toch hun plaats van aanvaarding vinden. Zei de Profeet (Kahlil Gibran) hierover niet:
"Uw vreugde is onthulde smart…
Hoe dieper de smart in uw wezen kerft,
hoe meer vreugde u kunt bevatten…".

Lachen en wenen kan op aarde alleen de mens:
"met een lach en een traan
kan elke mens wijs door het leven gaan".

Geen eenvoudige levenskunst om hier het goede midden te bewaren, het goede evenwicht telkens weer te vinden tussen lachen en wenen. En met een sereen gemoed zowel lachen als wenen hun rechtmatige plaats in ruimte en tijd schenken: welke levenslange uitdaging! Zo beschreef Homeros ook de mooie Griekse Helena, bij het afscheid van haar geliefde, die ten strijde trok, hun jong liefdes-kind op haar blanke arm en volmaakt in eenklank met het grootse leven, in slechts twee woorden: "dakruon gegelasa … zij lachte wenend". Oh! Welke moeilijke kunst om te lachen door de tranen heen, en vooral: om te blijven lachen door de tranen heen. Een kunst, die elk kind zo bevallig en beminnelijk maakt, maar zó vlug wordt afgeleerd. Bovendien, in hét ogenblik, dat Kairos invalt, wordt dé ogenblik precies een oneindig wijdse blik, die plots de grote, goede samenhang kan zien én beamen: met een verte-zicht van de ogen, die – helderziend! – zelfs even het goddelijk eeuwige kunnen waarnemen … en plots zien wat elk leven nog kan worden en ook – welke opvorderende uitnodiging! – nog te worden heeft. Inderdaad, ogenblikkelijk wordt zo naar de toekomst het ten volle vervulde ogenblik ervaren, met – weer even en onuitwisbaar! – een zicht op "een volmaakt menselijke wereld" (Joke Hermsen). "L'infini de l'instant" bekomt hier zijn volle densiteit én intensiteit. En blijft er niet de uitnodiging, als een onvergetelijke aanrader, van Omar Kayyham, die goddelijk begaafde dichter en levenskunstenaar uit het mooie Perzië: "Sois heureux un instant, cet instant est ta vie". Deze aanrader lijkt alleen maar op het eerste gezicht wat onbegrijpelijk! Dit ogenblik is immers een gebeuren, waardoor een mens het eigen haperende bestaan, hoe schamel en geschonden ook, toch fier en zelfbewust een unieke plaats vermag te geven in het Grote Zijn. Ook al blijft dit Grote Zijn als mysterie nog altijd wel onvatbaar, hoe rustgevend de verbondenheid bij zulke momenten ook wordt ervaren. Het is de wakkere droom – met de ogen open! – die de mens in dit leven op aarde gaande houdt. En vooral; het zijn impuls-ervaringen als groeihormonen, die de wortels in het bestaan stevig en stabiel doen groeien tot een onverwoestbare mensenliefde met zorgzame aandacht en besliste inzet voor de mensheid en voor de aarde, ook naar nog komende generaties en tijden toe.

Mijn ziel is op het lijf verliefd…

Mijn ziel is op het lijf verliefd
zij heeft er alles van ontvangen

zij mag in al zijn kamers wonen
in 't wonder van de warmte binnenin

in 't hart dat haar zo teder dwingt
te paren met de dingen die daarbuiten zijn.

zij kan er wandelen in haar ver verleden
over de vruchtbare weiden van de slaap

feestvieren in het schuimend bloed, 't luidruchtig vlees
waarin de beenderen zo stil hun uur verbeiden.

zij krimpt ineen soms in de vingers van de pijn
die in de zenuw boort en beitelt

verstomt bij 't instorten van de stem
terwijl vanuit de grond een and're dwingend roept

en leert allengs in liefdes lijflijk avontuur
– arm zieltje mijn – wat tijd is en verval
– wat kan zij later daarmee doen?

René Verbeeck

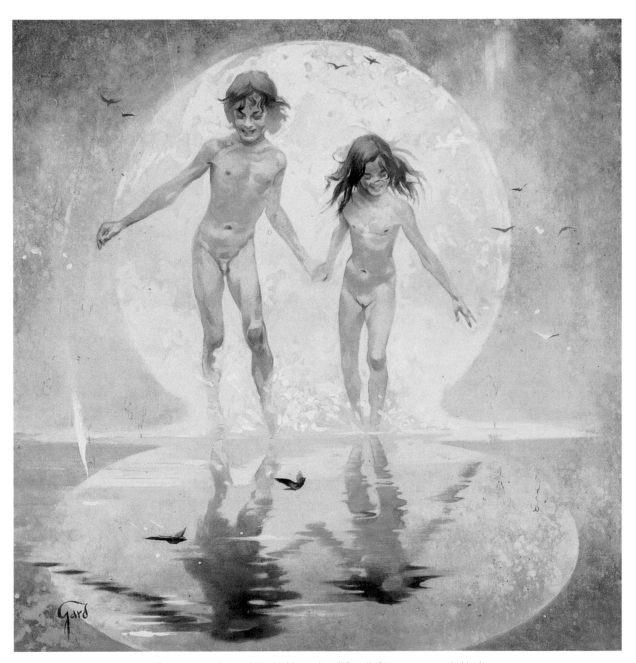

Gard Vanmechelen: Mijn ziel is op het lijf verliefd: samen eeuwig kind.

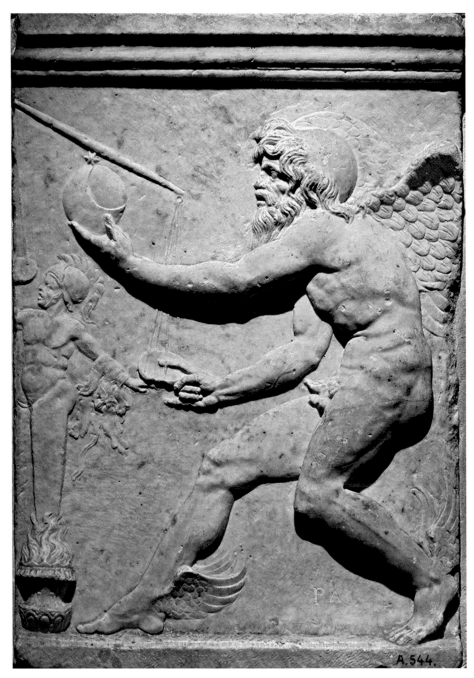

Kairos: de gevleugelde halfgod.
(Barbara Baert)

Pauze en Tijdsbeheer

"Een goed verlof is niet een een pauze
in het (beroeps)leven,
maar brengt de goede ingesteldheid
tegenover hét leven"[1]

De moderne mens is sedert ruim een halve eeuw wel-stellend geworden op vele gebieden, ook al is en blijft armoede nog altijd een wereldprobleem, zowel veraf als dichtbij. Maar arm aan tijd is en blijft hier op aarde nog ongeveer iedereen, tenminste als men de klaagzang over dit thema hoort. De schaarste aan tijd duurt onverminderd voort! En iedereen spitst de oren als een "truc" om tijd te winnen wordt aangekondigd, zelfs al vindt men zichzelf reeds een vrij vaardige tijdsbeheerder of zelfs tijdspaarder. Toch blijft tijd sparen voor de meesten een moeilijke klus, met veel twijfels over de eigen competentie op dit terrein. Er komen immers telkens weer zoveel onvoorziene extra's tussen. Het lijkt voor velen wat op beleggen op de beurs. De "goed geplande investering met berekend risico volgens het gekozen profiel" blijkt achteraf dikwijls meer een illusie te zijn, waarbij "onvoorziene beursbewegingen de verwachtin-gen hebben onderuit geschommeld", aldus het bekende commentaar van de beurs-adviseur. En het werd hier reeds verduidelijkt: de hooggeprezen flexibiliteit van de multitasker brengt bijna nooit de gewenste tijdswinst. En dit … ondanks de mobiliteit en de strikt getimede engagementen, ondanks de speed-uitvoering van elke taak van het versnipperd dagprogramma, zelfs ondanks de beschikbaarheid van het permanent "on line" zijn. Korte termijn planning eist meestal ook een vinnig korte termijn denken, waarbij het lange termijn denken dreigt weg te kwijnen, evenals – en helaas vooral! – het visionaire denken en de visionaire kijk op mens en wereld. Soeverein tijdsbeheer is een moderne illusie, die tevergeefs wordt nagejaagd, aldus Geißler. Ook de versnelling met grotere efficiëntie, de zo typische ver-worvenheid van deze tijd, bracht niét het verhoopte resultaat.

Moet alles dan alleen maar langzamer? Is onthaasten dan dé oplossing? Een mens moet uiteraard wél kunnen versnellen, bv. in het verkeer bij een veilig inhaal-manoeuver. Want altijd met hoge snelheid razen brengt iemand niet sneller ter bestemming, wel sneller aan zijn einde: het stopt altijd – en dit meestal eerder vroeg dan laat – met een ongeval. "Hoe sneller we worden, hoe meer we te laat komen", merkt Geißler laconiek op. Is vertragen dan misschien toch de aangepaste taktiek?

1   Alexander Gorkow: Hotel Laguna. Meine Familie am Strand. Köln, Kiepenheuer & Witsche, 2018.

Of onthaasten? Of verlangzamen? Wie zou het zich niet terug gaan afvragen! Hoeveel mensen hoort men bv. niet struikelen over hun woorden, zelfs al lijken ze niet zo haastig? Overhaast verongelukken zij in hun eigen taal! Waarschijnlijk zijn ze hierbij ook opgejaagde slachtoffers van de moderne media, die hen mitrailleren met nieuwsberichten, die steeds sneller worden afgevuurd. Inderdaad; velen zouden aan die gevaarlijke woordenvloed ontsnappen, indien men bij een gesprek elk woord langzaam zou proeven zoals een heerlijke praline, die het gehemelte streelt… Bovendien kan men dan ook zonder morsen proeven aan de wijsheid, die zovele generatie's doorheen zovele eeuwen in elk woord behoedzaam hebben opgeborgen. Nu beseffen vele mensen niet welke wijsheden zij inderhaast uit hun mond laten opborrelen, omdat zij zelfs …geen tijd nemen om te luisteren naar hun eigen woorden. Iedereen ervaart ook onmiddellijk welke rust er weldadig overkomt met een spreker/spreekster, die rustig zijn of haar tijd neemt, ook kieskeurig voor de juiste woordkeuze: het lijkt wel een onvoorziene relaxatie-oefening midden de hectische drukte!

Iedereen hunkert precies naar een leven en werk met minder drukte …en probeert ook wel wat uit, met gissen en missen. Het zijn allen strategieën om het helse tempo te temmen of tenminste wat in toom te houden. En ze dragen alleszins ertoe bij dat men minder snel in ademnood komt en minder botsingen heeft, van welke aard ook. Maar zulke strategieën alleen blijven een oplossing met beperkt resultaat. Want men blijft in koers, zij het wat trager. De lijfspreuk van de vroegere Kardinaal Van Roey, een bedachtzaam man in tragisch botsende tijden, zegt het kort en klaar: "Festina lente … Haast u langzaam". Het was een oproep om zich te haasten, ja,

te blijven haasten, zij het wel langzaam. Dus een klare oproep om het spoor van de haast niet te verlaten, wel om zich anders te haasten! Deze lijfspreuk stond ook vooraan in de grote studiezaal van het Sint Pieterscollege te Leuven. De leerlingen keken er op, als ze even de blik oprichten van hun studieboeken, al dan niet met gemengde gevoelens en hun schouders gebogen onder het strenge studie-juk…

Hier trachten wij allereerst een andere weg aan te wijzen, die de vorige wegen letterlijk en figuurlijk onderbreekt: de pauze. Eigenlijk gaat het erom om de Chronos-tijd te verlaten, eraan te ontsnappen. Niet voor altijd, maar wel op eigen initiatief en een tijd lang. Het wordt dus toch "de tijd in eigen beheer" nemen; met een soevereiniteit, die haar grenzen kent en bewaakt. Ook Geißler beschrijft deze weg als een uitweg uit de moderne tijdsimpasse, die bij zovelen zoveel leven en gezondheid vernielt. Want ook bij de Chronos-tijd is meer afwisseling mogelijk én vooral nodig. Tegenover de zuinige waarschuwing: "maak het niet te bont!" brengt Geißler dus de gulle uitnodiging: "maak het nu echt wat méér bont!" En hij bedoelt niet zozeer afwisseling in het takenpakket. Met afwisseling bedoelt hij allereerst afwisseling tussen de voortschrijdende chronometer-tijd en de ritmische tijd. Uiteraard kan een mens maar moeilijk volledig uit de agenda van de sociaal-professionele tijd stappen. Want ook binnen dit kader heeft een mens opdrachten te vervullen als een onmisbare bijdrage aan het welzijn van onze maatschappij (belastingen betalen inbegrepen!). En hopelijk zijn de omstandigheden zo gunstig dat hij dit bedrijvig zijn met liefde kan vervullen, wat helaas voor velen (nog) niét het geval is. Inderdaad; voor velen blijft het beroep een lastige karwei, waaraan men niet kan ontkomen en waartoe men veroordeeld lijkt tot "levenslange dwang-arbeid". Zo besluit het D.S.-commentaar van Ruben Mooijman op 25 mei 2018 glashelder én glashard: "we zien werk nog steeds als een vervelende bezigheid, waar-mee je beter vroeg dan laat kunt stoppen". De ontsnap-pingsroute van vervroegd pensioen wordt, op sociaal-professioneel vlak, meestal geen feestelijke uittocht langs een mooie dreef! Wel lijkt het veeleer een kronke-lig pad, uitzichtloos door de stofwolken van frustratie, rivaliteit en jaloerse wedijver tussen beroepsgroepen … en dat zich doodloopt in politiek bekvechten. Hoe veraf blijft dit alles van de fiere overtuiging dat het beroep ook een roeping is: met de bezielende overtuiging door het beroepswerk te mogen meewerken aan het weerga-loos project: "de schepping wordt voortgezet" (Beuys). En dat hierdoor elke mens zijn unieke en onmisbare plaats vindt in dit leven… Een radicale verandering van de visie op arbeid blijft dus dringend noodzakelijk: met een radicale ommekeer in de attitude tegenover werk en leven.

Zo kan de tijdsinzet voor het beroepswerk wel beperkt worden, hoe (financieel) groot de verleiding ook is en blijft. En die verleiding weet meestal heel gewiekst het onvoldane narcistische zelfgevoel – verpakt als geld-honger! – te strelen … Zo blijft het beroep voor velen een vraatzuchtige moloch, die niets ontziend, als de kwaadaardigste kanker, alle goede en gezonde domeinen rondom zich wegvreet.

Volgens de evolutionaire biologen is het menselijk orga-nisme – zonder risico op beschadiging! – bekwaam tot vier (= 4!) uren ingespannen bedrijvigheid per 24 uur, als tenminste de nodige recuperatie-tijd van tenminste acht (= 8!) uren voorzien blijft. De meerderheid van onze actieve bevolking is wel wat verwijderd van deze "aanbeveling"! Het is voor velen al een huzarenstuk als men er enige tijd in slaagt om de 24 uren van de dag evenwichtig te verdelen in 3 maal 8 uren: 8 uren sociaal-familiale tijd; 8 uren beroepstijd en 8 uren (bij) slaaptijd… Het egocentrische gemekker over de "me-time" bevestigt hoeveel verdwaalde schapen er blatend ronddolen op zovele terreinen, waar de tijd voor zulk "gezond voedsel" schaars is … Het is het honger-regime van hen, die hyperactief bedrijvig moeten zijn in een wereld, die versnelling van de groei eenzijdig economisch blijft beschouwen als dé mijlpaal van de vooruitgang. Die wereld lijkt hierbij ook de gekende ervaring uit de sportwereld te vergeten.

Wie wint het olympisch goud van de atleten, die allen even snel zijn, op één honderdste van een seconde na? Hij of zij wint, die voordien het diepst geslapen of ont-spannen gerust had! (En daardoor ook juist een spierver-rekking of -scheur vermeden heeft én super-snel zonder "stress-verkramping" uit de startblokken schoot…). Het belangrijkste in de training van de topatleet is …de rust!

Daarom pleit Geißler ervoor, vanuit een praktisch rea-lisme, om allereerst en onmiddellijk de "ontsnappings-route" van de pauze op te zoeken: een rust-pauze, die zich letterlijk bevindt buiten het gesloten domein van de jachtige tijd. Door die pauze belandt men dan in een andere tijd, hoe kort de pauze ook mag zijn. Hier ziet of hoort men immers niet meer flikkerende of fluitende signalen van de afgemeten, artificiële tijd. Hier komt men ook terug thuis in de natuurlijke tijd, d.i. in de tijd van de natuur. En het zij hier nogmaals herhaald: met letterlijk zijn hele lichaam maakt de mens toch deel uit van deze natuur, ook en vooral met haar ritmen.

Hier kan een mens dus ook terug leren luisteren naar zijn of haar lichaam. Want voor geluk en gezondheid schenkt hij of zij beter hieraan "gehoor", zodat hij of zij met de nodige tijd de wijze boodschappen van het lichaam waarneemt, verstaat en toepast. En zo kan die mens zich terugvinden: terug meer verbonden met het ritme van de natuur en van het leven, waarvan men telkens weer dreigt los te geraken. Want het lichaam van elke mens leeft als een wonder samenspel van ritmen, afgestemd op de natuur, waarin het leeft en beweegt. De mens is en blijft een aardbewoner, wat de technische ruimtevaart ook belooft of voorspiegelt. Niet alleen het slapen en waken volgt dit ritme van het leven op aarde. Zoals reeds werd onderstreept: ook de spijsvertering, het actief zijn en de spiertonus, het zenuwstelsel met o.a. de stemmingen, de hartslag, de ademhaling, tot alle hormonale werkingen … volgen hun ritme, onderling op elkaar afgestemd. En geen mens kan de natuur verlaten of kan zijn natuur loochenen, hoe geniaal de technische ontwikkeling met haar "bevrijding uit de natuur" ook lijkt te zijn; (of hoe groot zijn technische hoogmoed ook is!). Wanneer geen rekening wordt gehouden met de waarschuwingssignalen van het lichaam, volgt de lichamelijke en geestelijke instorting van de mens, hoe onkwetsbaar hij zich ook waande: een echte Ikarus-val. Schrijnend wordt dit bevestigd door de aanzwellende stoet van mensen, die bezwijken onder zovele zogenaamde aanpassingsstoornissen. Stress ís een aanpassingsstoornis, zoals Selye dit reeds in 1945 aantoonde. Burn-out, chronisch vermoeidheid al dan niet met chronische pijnen (met misbruik van stimulantia of/en pijnstillers), chronische spanningen met slaapstoornissen (met misbruik van tranquillizers en/of slaapmiddelen), depressieve uitputting (met suïcide-gevaar)… Ja, de stoet kent geen einde

meer, om de vroegtijdige "verslijt-symptomen" niet te vergeten! Ook niet de stoet van de verslavingen, waarin recent de "pil-zucht", met steeds maar grijpen naar allerlei medicatie, alle kenmerken van een (nieuwe) verslaving toont, naast de bekende alcohol- en nicotineverslaving, die op steeds jongere leeftijd beginnen. En dan wordt nog niet de beschadiging vermeld, waardoor het sociaal-familiale leven wegkwijnt: deficits in de partnerrelatie (intieme vervreemding tot scheiding), defecten in het ouderschap (verbrokkelde gezinnen met "verloren" kinderen), tot het afsterven van vriendschappen, al dan niet met sociale isolatie en vereenzaming. Want tot de natuurlijke ecologische niche van de mens behoort ook de niche met de emotionele voeding en uitwisseling, die ook hun ritmen kennen en die ook wensen gerespecteerd te worden, alleszins met de nodige tijd. Zo vormen geluk en gezondheid de twee kanten van eenzelfde medaille.

Geißler onderstreept ook dat de (on)vaste regelmaat van de pauze ook toegang biedt tot de wereld van cultuur, die ook behoort tot het ritme van onze "typisch menselijke voeding" (dans, muziek, toneel, opera, tentoonstellingen, sport, lezingen, wandeling… om de religieuze vieringen niet te vergeten). Genieten is toch verwijlen in de lusttuin van het heden: zonder op de klok te kijken. Zo wordt de pauze het rijke gebied van de fijnproever. Want alleen langzaam en met de nodige tijd kan het boeket van de wijn zich ontwikkelen. Alleen met vrije tijd, onmisbaar voor de streling van het gehemelte, kan het feestmaal samen heerlijk genoten worden. Alleen met langzame aandacht kan bij een mens het behaaglijke strelen zich ontvouwen, zacht en behoedzaam, als een lange reis doorheen het landschap van de geliefde… Nog snel "een vluggertje" wordt nooit een erotische reis door het rijk der zinnen (Diane Acker-man*). Alleen langzaam kan de mens genieten van kunst en cultuur; ook dat niét als een haastig tussen-doortje! Een wandeling in de natuur vraagt haar tijd, net als het lezen van een gedicht. Terecht merkt Geißler ook op dat de beste wijnen, champagne's, bieren of heerlijkste kazen hun ontstaan vonden bij monniken en nonnen. Dus binnen kloostermuren, waar in een gewijde sfeer van rust en bezonnenheid deze "hemelse gerech-ten", subtiel gedoseerd, konden garen en rijpen, ook met geduldige eerbied voor de tijd, die nodig was. Een sacrale ruimte bezoeken en ervaren vraagt langzaam schrijden in stilte, terwijl de chrono-tijd en de drukte buiten mogen blijven om de ruisende gezangen in hun terug-kerend ritme niet te storen. Ook in alle hoogculturen waren en zijn gelatenheid, geduld en langzaamheid dé tekens van waardigheid en wijsheid. Ook vertrou-wen, vriendschap en liefde ontwikkelen zich nog steeds in een langzame groei: zij laten zich niet "managen" volgens de planning van een agenda. Er is dus terecht de prangend-actuele vraag: zijn er in deze moderne tijd nog echte wegen naar de pauzen, nu ze precies allen ondergesneeuwd lijken onder "de zwarte sneeuw" van de moderne drukte? Of moeten oude, ja eeuwenoude en bekende wegen terug vrij worden gelegd? Hier volgt nu een poging om enkele wegen toch terug wat in kaart te brengen. Want het zijn de wegen, die van vitaal belang zijn voor de welvaart en het welzijn van de inwo-ners van "het koninkrijk der mensheid", en nog véél belangrijker dan de legendarische zijde-route… En nogal wat routes blijken inderdaad nog te bestaan, ook al staan ze niet altijd vermeld op de modernste kaarten. Die kaarten hebben ook alleen aandacht voor de snelle wegen, ja de "snel-wegen", die toch aangelegd zijn voor efficiënte tijdswinst in de race tegen de tijd … én naar (nog) meer succes voor de snelsten… En welke wegen vinden we dan zoal terug op die "ouderwetse kaarten"?

---

* Diane Ackerman: Reis door het rijk der zinnen. Utrecht, Het Spectrum, 1990.

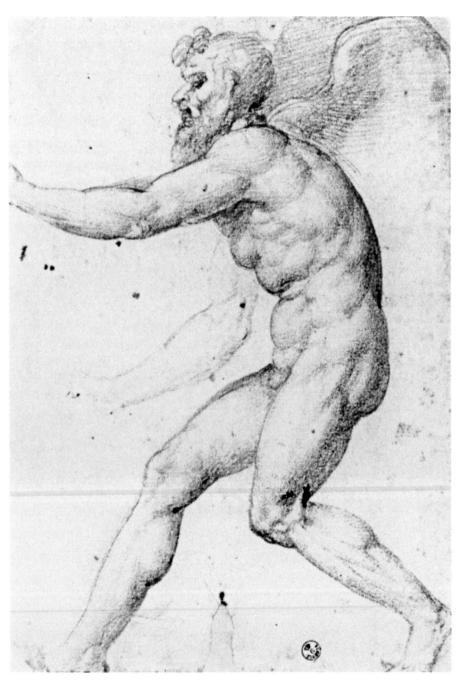

Gevleugelde Kairos: niet vast te grijpen.
(Barbara Baert)

Er op uittrekken: dé echte tussen-tijd in deze tijd

Er werd waarschijnlijk nooit zoveel en zo snel gereisd als nu. Luchthavens moeten gestadig uitbreiden om de miljoenen (vakantie)reizigers met supersnelle vliegtuigen ter wille te zijn. En dit luchtverkeer wedijvert, al dan niet met lage-kosten-maatschappijen, met het treinverkeer, dat zijn net van hogesnelheidstreinen steeds verder uitbreidt. En de lage-kosten-maatschappijen concurreren elkaar de lucht uit, terwijl hierdoor nogal wat maatschappijen door die bodem-prijzen zelf op de bodem terechtkomen, al dan niet met een (sociaal) onzachte landing, die het overactief personeel uitgeput en beschadigd achterlaat. De moderne jeugd lijkt steeds onderweg met railways-tickets, die tegemoetkomen aan haar zo bekoorlijke ontdekkingslust met grote beweeglijkheid. Maar ook hier dreigt het risico om, met beperkt geld en met beperkte tijd, zoveel mogelijk "te doen" (niet alleen kilometers…). Veel "kiekjes klikken" blijft hoe dan ook een verzameling kiekjes, d.i. beelden, die als dwarrelende sneeuwvlokken vlug wegsmelten: als een verzameling "kijkjes" van hen die vlug "een kijkje kwamen nemen". Zich onderdompelen in een andere cultuur om deze in langzame dialoog-ervaringen op te nemen, vraagt natuurlijk een andere omgang met de reis-tijd.

En dan is er nog een gestadig groeiende vloot van luxueuze cruise-schepen, die de verwende wereldreiziger vervoeren naar de meest afgelegen wateren. En; er blijven de overvolle autowegen met haastige wagens, vol met gejaagd-gespannen vakantiegangers, aanschuivend in ellenlange files. In de verzengende zon wachten zij – "mijn wagen, mijn vrijheid!" – op het volgende verkeersinfarct door de grote mobiliteit. En door het gekrijs en tumult van de onrustige kinderen in de volgestouwde wagen horen zij dan nog niet het belangrijke nieuws dat de file "vandaag weer haar km.-record verbeterde …". Ten aanzien van zo'n grensoverschrijdende verkeerstechniek is die moderne reiziger geneigd in aanbidding én vol woeste woede te zeggen: "met U, heer en heerser van de Techniek, zijn er geen verten meer …". Er zijn inderdaad geen verten meer vlot te bereiken!

Toch is bij dit alles duidelijk: allen snellen zij op deze manier voorbij aan de kans …om samen er op uit te trekken. Erop uittrekken is in de eerste plaats wegtrekken uit het vaste spoor van de Chronos-tijd. Erop uittrekken betekent immers letterlijk: een reis van ontdekkingen beginnen. En dus ook die vertrouwde wereld en tijd met de "versteende" werk- en leefgewoonten van alledag onderbreken en verlaten. Het lopen in de loop-baan in de techno-maatschappij, volgebouwd met agenda's, wordt dus onderbroken met een ándere beweeglijkheid: het wandelen, dat zijn eigen ritme en zijn eigen tempo kent met slenteren, talmen, drentelen, omkeren, … tot flink doorstappen. Hier is er geen tijd voor snelle kiekjes of voor een kijken, dat als een arend met een nietsontziend oog veroverend de horizon bespiedt. Hier is alleen tijd, vrije tijd, voor te schouwen, voor te beschouwen. En in het schouwen kan het oog de grotere samenhang, het geheel waarnemen. Ja, het is een stereoscopische vaardigheid. Bij het zien kan het oog immers maar "kort-zichtig" waarnemen, (en dat geluk-kig vanaf de middenleeftijd dank zij het toenemend verte-zicht, de wereld wat meer op afstand zal gaan waarnemen…). Schouwen is een visionaire activiteit.

En zien is juist een onderbreking van dit visionaire kij-ken. Als we bv. op een autoloze snelweg rijden, schou-wen we in de verte: "blik op oneindig"… Komt er een tegenligger, dan wordt dit schouwen onderbroken en "zien" we de wagen aankomen. Op wandeling, bv. in de natuur, zien we dus met nieuwe ogen, met de blik van de verwondering, met de verwondering van het kind. Het is het wonder van de Natuur en van het Leven herkennen al wandelend: misschien zelfs dwalend in een verlaten bos, hoe dicht het ook bij de stad mag gelegen zijn. Want de stad zelf is nu dikwijls zo efficiënt technisch uitgebouwd met haar functionele infrastruc-tuur, die toch elk tijdverlies voorkomt. Wandelen schenkt het genieten… van een weids veld, van sloten en grachten, van holle wegen, die getekend zijn door de gang der seizoenen, gestriemd door die elementaire krachten van de natuur… Wandelen schenkt het genie-ten… van een avondwandeling langs een verlaten strand: met de wind door de haren, met de streling van het gelaat door de milde avondzon, met het mulle, nog vochtig-warme zand tussen de tenen. Het is harmonie ervaren dank zij het geschenk van de zintuigen.

Een mens mag én moet zich wel reppen om, met vaste en toch niet geplande regelmaat, die "zalige langzaam-heid" van het trage genieten te ervaren: "beentje bui-ten", voelend, tastend, proevend, ruikend… Kijken en horen, zich laten volstromen met die unieke muziek van de symfonie der zintuigen, allen telkens opnieuw, telkens voor nieuw zo puur afgestemd. Langzaam bewe-gen laat ook harmonie ervaren, al wandelend of fietsend, waarbij ook het contact zich kan ontplooien: met de natuur en/of met elkaar (partner, familie, vrienden). Zulke out-ervaring is géén extase met veranderd bewust-zijn of in een droomtoestand, naast en buiten de werke-lijkheid.

Integendeel; dank zij een klare beslistheid is men niet alleen ontsnapt aan de drukke en verdrukkende werke-lijkheid met haar dictatuur van de tijd. Er op uittrekken volgt het motto: "ik heb geen tijd om mij te haasten". Het is een toetreden tot het ware leven: een verrijkende ontmoeting en bezielend contact met het Leven en met elkaar, al dan niet met – "zo maar!" – een heerlijke drank of geurige maaltijd. En zo geschiedt ook de bekrachti-ging van de levensenergie en van de levenslust, die een mens blij en verwonderd in het leven laat staan: "wat ben ik blij en dankbaar dat jij er bent in deze zo mooie wereld! En dat wij mogen er zo samen zijn: ook om dit te ervaren en te delen. Dank u, dank u!".

Erop uittrekken mag én zal dus een voorname levensge-woonte worden, die vast deel uitmaakt van het leven van de bedrijvige mens. Een gewoonte, die met vlijt en vreugde wordt onderhouden én ook onvermurwbaar wordt verdedigd, wanneer uitstel dreigt door de drukke agenda. En men zal dus niet of nooit meer bezwijken voor dat magische uitstel-woord: "later, later…". Dit woord is voor zovele tweeverdieners de tijdbom, die hun relatie, hoe prachtig ook gestart, zal doen ontploffen in dit "later". Want later zal blijken dat uitstel ook afstel is geworden. In hoeveel huwelijken zouden partners er niet onvoorzien uittrekken, indien ze voordien samen er meer waren op uitgetrokken? En hoeveel zouden op het werk er niet plots de brui aan geven, al dan niet volledig uitgeput, en "er vanonder trekken", indien ze er voordien ook maar meer geregeld waren op uitge- trokken, hetzij alleen of met de collega's? Tenslotte, er op uittrekken voert en vervoert de moderne mens naar een bijzonder land, dat voor velen bijna onvind- baar is geraakt: het land van de stilte. Het "bos van de stilte" is een wonder bos, zonder technisch (motoren) geluid, apparaten-gezoem of luidsprekers, maar wel vervuld van natuurlijke geluiden (vogelgezang, insec- tengezoem, een kabbelende beek, ruisende bomen, …). Ooit schreef Maurice Maeterlinck, met een poëtische en ook bijna visionaire kijk voor de huidige tijd: "Het woord is van de tijd, de stilte is van de eeuwigheid". In de "tuinen der stilte" komt de mooiste bloem van de mensheid tot bloei, want "vreugde leeft van de stilte en van de onbegrijpelijkheid" (Dietrich Bonhoeffer). Het zijn tuinen, die de zware aarde hemels licht en lichtend maken, waar "engelen lopen op kousenvoeten. Je hebt veel stilte nodig om ze te kunnen opmerken" (Anselm Grün). En vooral: de erotische liefde wandelt zo graag in de natuur, ook om de stilte te ademen. Want erotische liefde is toch … "als al de dagen geuren naar jouw naam". (Edith Oeyen)[1]

---

1   E. Oeyen: Als al de dagen geuren naar jouw naam. Antwerpen, Kof- schip-kring, 1990.

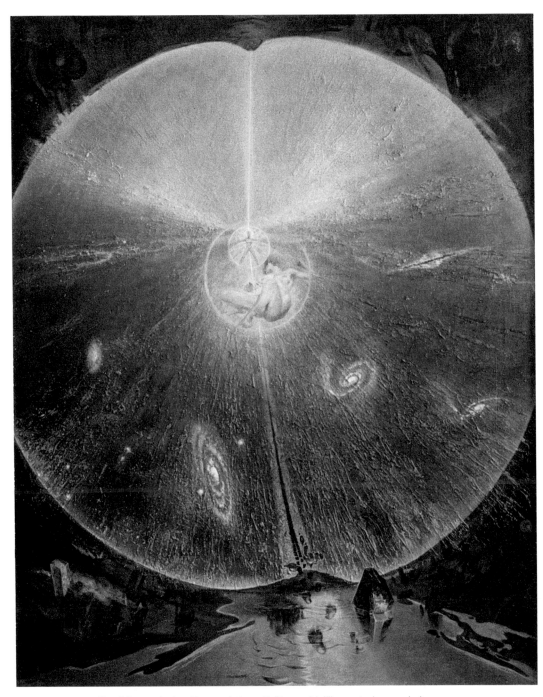

Gard Vanmechelen: De vruchtbare liefde: goddelijk mysterie van de kosmos.

Vertoeven in ledige tijd

"Ledige tijd" noemt de Duitse taal: "Muße". Dit Duitse woord is eigenlijk onvertaalbaar. "In aller Muße" is ook de mooie uitdrukking voor: "volledig ontspannen op zijn gemak zijn", terwijl "in aller Muße…" tegelijkertijd dynamische activiteit oproept, zoals wij die wel nog kennen in de uitdrukking "in aller ijl". Het lijkt dus wel wat op een tegenspraak in dit woord! Etymologisch vindt het woord "Muße" zijn oorsprong rond ca. 800 in het oud-Duitse woord: "muoza", dat betekent: "een toestand, die een mogelijkheid schenkt iets te doen: een vrije tijd, waarin men eerst kan bezinnen en beschouwen, vooraleer iets te beginnen" (Zie de wijze spreuk: "bezin voor je begint"). "Muße" is ook verwant met "moeten" (müssen) en wijst dus duidelijk aan dat er met die "Muße" ook iets moet van komen! Typisch is ook dat het woord "Muße" vele associaties oproept: ontspanning, bezinning, inkeer, teruggetrokkenheid, meditatie, leestijd, betrachting (bewondering), praattijd, geduld, gelatenheid, rust, luiheid,… Duidelijk is dat "Muße" een arbeidsvrije tijd is: voor ontspanning, bezinning en recuperatie of herstel, zowel lichamelijk als geestelijk, en voor toekomstdromen. Terwijl in de Duitse taal het woordgebruik van dit woord tot ca. 1975 wat onder het gemiddelde lag van het doorsnee woordgebruik van Duitse woorden, is het taalgebruik van het woord "Muße" sedert het jaar 2000 duidelijk aan het toenemen. Het komt dus recent meer voor in het dagelijkse woordgebruik van Duitstalige mensen, (en ongetwijfeld ook in hun interesse-gebied). Het woord heeft ook wel een aristocratische aspect, waarbij het met lust en luxe wordt geassocieerd, bv. op cruise-schepen. Anderzijds moet in de plichtbewuste Duitse samenleving de "Muße" wel eerst verdiend zijn, want het spreekwoord liegt er niet om: "wie in zijn vrije tijd verteert wat hij niet verdiend heeft, die steelt het". Trouwens, "Muße" is, zoals reeds werd vermeld, etymologisch ook verwant met "müssen", d.i. met het woord "moeten", dat nu alleen nog verwijst naar: "gedwongen doen uit verplichting of uitvoeren als opgelegde opdracht, waaraan niet is te ontkomen zonder plichtsverzuim". Het groter kader van vlijt, ijver en naarstige bedrijvigheid vormt dus ook de voedingsbodem voor de evolutie van de begripsinhoud van het woord "müssen".

Ledigheid is het oorkussen van de duivel. Iedereen vindt dit wel een ouderwetse uitdrukking uit lang vervlogen tijden, waarmee niemand in onze hedonistische maatschappij nu nog rekening houdt: een antiquiteit, bovendien nog bezwaard met het protestantse plicht- en schuldbesef van weleer. En met de waarschuwing dat de zonde toen op de loer lag: met de bekoring van het genot in al zijn sensuele vormen… Niets doen was voor de mens met burgerzin en verantwoordelijkheid dan ook maar… "niets"… Niets doen mag niet en kan ook echt niét! Zijn we niet allen geschapen om op aarde "onver-droten" mee te werken aan de beschaving en de vooruit-gang van de mensheid, die na de zondeval nog wat "goed te maken heeft"? Heeft de moderne mens wel echt en definitief dit universum van schuld en schaamte verla-ten, dank zij de rationeel-technische zelfontplooiing én -bevrijding? Zo definitief lijkt het wel nog niet voor iedereen gelukt te zijn! Inderdaad, nog altijd komt iemand, die plots een snipperdag op het werk neemt, in de stad liefst niet een collega tegen, alleszins niet tijdens de werkuren... En welke arts durft, vrij en vrank, aan een vragende patiënt zeggen dat hij "morgen eens even gewoon niets gaat doen"? Het smoesje: "ach, wéér onvoorzien een bijscholing" klinkt veel geruststellender ...en dit voor allebei, óók voor de "toegewijde arts".

Een jeugdig-gezonde mens is altijd druk bezig, heeft het dus áltijd druk en heeft géén tijd. En druk-doende maakt hij zich druk en maakt "hét" druk. Zo is de heersende overtuiging, die bijna iedereen bevestigt met een meng-sel van goedkeuring en bewondering: "die wil echt voor-uit in 't leven!".

Niets doen is dus alleen nodig om op adem te komen, om te verpozen, om te luieren. Het wordt herleid tot een recuperatie-fase zoals de slaap, even veilig weg van alles: slaapkamerdeur gesloten.

Volledig vergeten wordt daarbij de waarheid, dat werken niet alleen iets doen is: "hoe actiever hoe beter". Wer-ken – en vooral iets bewerken – is ook kunnen laten en hoogst actief afwachten, receptief en ontvankelijk het goede ogenblik waarnemen om een scheppingsproces vorm te laten nemen, om met wakkere geest aan een nieuwe ontwikkeling de geschikte kans te geven. Zo

worden zulke tijden van onderbreking – en schijnbaar niets doen! – uitverkoren tijden: genadevolle momen-ten van nadenken, overdenken, nieuwdenken, dwars-denken...en dagdromen. Creatieve mensen zijn dag-dromers net als alle uitvinders, hoe concreet praktisch hun geest ook mag zijn. Het woord "vakantie" verwijst naar vrije tijd, leeg van verplichte opdrachten (van het Latijnse woord "vacare": ledigen). Zo komt er inderdaad ledige ruimte én tijd voor een totaal anders bezig zijn. Het is de onmisbare tijd om bv. het beroep nieuw te oriënteren of in zijn zin te bevragen; ja, om daarbij ook de levensweg te overzien en nieuwe horizonten te openen. En de verbeelding met haar dagdromen speelt hierbij een centrale rol! Het is goed er even aan te her-inneren dat de revolte van mei '68 in Parijs, met haar explosie van lange haren en jeugdig enthousiasme naar vernieuwing en bevrijding uit vermolmde structuren, niet voor niets als leidmotief had: "l'imagination au pouvoir!" De huidige "realisten" zullen schamper opmer-ken: "de verbeelding aan de macht" heeft een halve eeuw later wel nogal wat van haar "ingebeelde macht" verloren. De slogan uit '68: "liever lange haren dan kortzichtigheid!" is ook uitgestorven als een echo. En "het langharig tuig" van weleer verloor intussen de haren of is opvallend kortgeknipt, wanneer het – zeer zeldzaam! – nog geïnterviewd wordt, ... meestal in ... een nogal burgerlijke achterkeuken, die nogal wat vettige associaties oproept ...

Toch behoudt die verbeelding, over alle nuchtere en technische visies heen, haar inherente kracht. En de ledige tijd is een excellent midden, waarin de verbeel-ding zich thuis voelt! Deze "ledige werkzaamheid" omvat ook het werken voor en aan deze vrije tijd zelf, d.i. bewerken dat deze gezegende momenten beschikbaar en bereikbaar blijven. Dit is dan vaak echt opruimwerk: om de terugkerende lawine's van het moderne (over)werk telkens weer op te ruimen. En net als bij sneeuwruimen kan een zeer brede schop hier heel nuttig zijn, vooral voor de zwarte sneeuw van de stress! Het is géén luxe, maar voor velen in deze tijd wel een voorrecht, als zij op elke dag (van 24 uren…) toch één (=1!) of een half uur kunnen vrijmaken, uitsluitend voor zichzelf. En dit dan liefst op een rustige, vertrouwde plek. Het mag maar het hoeft niet dat men zich daarvoor onvindbaar moet ver-stoppen: "alleen op enen berg en van geen mens gestoord" (Guido Gezelle). Wel is belangrijk dat alle stoorzenders vooraf buiten spel gezet zijn. Zodat men rustig, bv. in de positie van een waarnemer, de dag of werkdag in zijn verloop kan overzien. Welke mooie momenten, welke lastige ogenblikken bracht deze dag en waarom? Het is evenmin luxe om ook wekelijks een paar uren vrij te nemen om op een rustige plek de loop van het beroep en van het leven te overzien. Waarom en waarvoor koos ik voor dit werk, voor deze levenssituatie? In hoever kan men zijn of haar dromen hierin (niet) waar maken en zichzelf verwezenlijken? Evenmin is het een luxe om jaarlijks minstens één vrije dag met horizon-perspectief te nemen om, nuchter en klaar, de "grote levensdroom" in zijn (nog niet) verwerkelijking in kaart te brengen. Misschien lijkt één dag voor sommi-gen nogal veel (en zelfs wat te egocentrisch!)… Toch is een dag snel voorbij, alleszins als er ook nog moet worden uitgepakt! Want het is bij iedereen wel een merkwaardige rugzak, waarin die oude, grote droom steekt, meestal ver bedolven onder ballast, die misschien vroeger nuttig was. Maar met de jaren is wel veel over-bodig geworden. Uitpakken wordt steeds ook ompak-ken. Leren én durven loslaten vraagt leer-tijd, hoe drin-gend nieuwe reisdoelen ook zichtbaar worden en vooral als ze totaal onvoorzien overvallen. En kieskeurigheid heeft ook haar recht op tijd om te groeien! En het is ook duidelijk dat tot een goed besluit komen ook de vaste regelmaat van pauze-tijden vraagt, om de carrière en levensweg up to date in kaart te brengen, met een genuanceerd overzicht op de afgelegde weg. Anders komt het, zowel in de carrière als in het privaatleven, tot impulsieve koersveranderingen, die drastisch worden doorgevoerd,…of stagneert men in depressie, burn-out of in psychosomatische stoornissen, die een falend gevoelsleven (hopeloosheid, onverschilligheid, ont-goocheling, …) pijnlijk en zonder woorden uitdrukken. Niet toevallig is het een traditie sinds eeuwen dat beroe-pen, die veel creatieve krachten vergen zoals een profes-soraat aan de universiteit, de klare pauze-formule ken-nen van een "sabbatical year". Het is de pauze met een onderbreken van alle academische opdrachten gedu-rende één volledig jaar. Zo kan de persoon, onverdeeld en niet verstrooid door de vaste dagelijkse beslommerin-gen, zich wijden aan herbronning en verkenning van nieuwe gebieden, met de frisse nieuwsgierigheid van het kind. Het gevaar is hier echter niet denkbeeldig dat dit juweel van de academische vrijheid in de toekomst zal "verhandeld" worden voor meetbaar rendement en efficiency.

Pauze nemen is ook de gezegende tijd om herinneringen op te roepen. En herinneringen aan persoonlijke gebeur-tenissen, belevingen, ervaringen,… behoren tot de belangrijkste wortels, die een mens zijn stevige en stand-vastige plaats in dit leven waarborgen. En herinneringen kunnen maar ingeprent en opgeroepen worden dank zij de emoties, die ze vergezellen. Helder herinneren, met aandacht voor waarneming tot in detail, maakt altijd ook de gevoelens bij het gebeuren van weleer terug

levendig: vreugde, blijheid, fierheid, verbondenheid, …
bij mooie herinneringen; droefheid, teleurstelling,
kwaadheid, haat, schaamte, schuld, angst, … bij slechte
herinneringen. Alleen dank zij een goede omgang met
zijn herinneringen kan een mens zichzelf, zijn leven
en zijn identiteit aanvaarden. Deze "ruggesteun" van
het verleden is onmisbaar om met vertrouwen de toekomst tegemoet te kunnen treden. Immers, de stevige
wortels van het verleden schenken een mens de krachtige vleugels voor zijn toekomst (Verena Kast).[1] En die
goede omgang vindt een mens niet vanzelf, vooral niet
bij beproevingen of noodlottige tegenslag!

Een mens kan immers de levensdroom maar verwerkelijken als hij stevig geworteld staat in het verleden en
krachtige vleugels heeft om naar de toekomst te vliegen.
Welke dichter dichtte ook weer:

> "laat de vleugels wortel schieten,
> dan vliegen de wortels naar de toekomst".

Sommige mensen verkiezen trouwens vaste afspraken
met een gesprekstherapeut. Dit samenwerkingspact geeft
hen zekerheid dat zij de opdracht niet zullen vergeten
of verwaarlozen om met een goed inzicht orde te scheppen in hun herinneringen. Zo kunnen zij, dank zij deze
discipline, het verleden en hun leven beamen.

Pauze nemen om herinneringen te koesteren en levendig te houden is dus een vitale werkzaamheid voor elke
mens, die de levensdroom in de toekomst wil gestalte
geven. In dit toewenden naar de herinneringen leert een
mens ook zijn leven te aanvaarden, zoals het verlopen is.
Elke mens heeft mooie herinneringen, hoe diep ze ook
verborgen kunnen liggen onder noodlottige ervaringen
(tegenslag, trauma, depressie,…). Ook dit vergt dan
echt opzoekingswerk: het (her) ontdekken van de eigen
vreugde-biografie (Verena Kast). Het is een onmisbare
"werkzaamheid-in-de-pauze" op de lange weg van de
zelfaanvaarding en van de zelf-liefde, zodat een mens
een goede relatie met zichzelf kan opbouwen en zichzelf
tot "eerste en beste vriend" kan worden (Wilhelm
Schmid). Het is een zonnige bedrijvigheid, die altijd
ook met fierheid en zelfverzekerdheid wordt beloond.
En dit is een hoogst gewichtig gebeuren, ook voor de
wereld van de liefde. Want Socrates, de grote Griekse
filosoof, die beweerde niets te weten, wist op het einde
van zijn leven met stelligheid wel één waarheid: Alle
liefde, waar en tot wie ook, ontspringt uit één bron: de
zelfliefde. Deze liefde is de maat van alle vormen van
liefde. Of zoals de kerkvaders zegden: "bemin uw naaste
gelijk uzelf". Dus ook bij hen de zelfliefde weer als dé
maatstaf. En voor alle duidelijkheid: de regel was dus
niet: "bemin uw naaste in plaats van uzelf"! Dit werd
later soms wel van deze regel gemaakt, althans in
sommige dwalingen… Anderzijds zal een mens ook de
"donkere beelden" uit de herinnering leren aanvaarden.
Herinneringen van fouten, tekorten, falen, opgeven,
bedrog, verzuim en nalatigheden,… moeten niet geloochend blijven. Zo kunnen zij ook hun definitieve plaats
bekomen in het levensverhaal, zo dat zij ook niet meer
moeten worden herhaald, nooit meer: voorgoed verleden tijd. Ook in "dit alles" herinneren – met alle aandacht en niet oordelend onder ogen (durven) zien! –
kan elke mens, die dit wil, leren hoe heftige gevoelens
toe te laten. En dus in alle gelatenheid en sereniteit
aanvaarden wat gebeurd is zoals het gebeurd is. Met

1   V. Kast: Wurzeln und Flügel. Zur Psychologie von Erinnerung und
Sehnsucht. Mülheim/Baden, Auditorium-C.D., 2006.

de kennis en inzicht van nu zou dit falen niet gebeurd zijn, maar toen was er dit inzicht van nu echt nog niét! Het mag dus geen eindeloos poetsen blijven van een treurmonument: want dat is niét de vervulling van een koesteren van herinneringen, waarvan de volledige vervulling ook in de toekomst ligt. Pas dan kan een mens zich bevrijden van deze "donkere bladzijden", die ook tot zijn levensverhaal behoren. Ook in het aanvaarden dat het geweest is zoals het nu eenmaal geweest is: alleen zo kan het worden wat het is: verleden tijd en op de juiste plaats in het levensverhaal. Dan blijft de mens er ook niet meer verdrongen aan gebonden, maar kan alles weer verder goed maken voor de toekomst: in scheppende liefde wel-doende goed leven…

Er mag toch nooit vergeten worden: elke mens bezit een schat aan herinneringen. En het is een merkwaardige schat: een schat, die nooit gestolen kan worden! Wel kan de bezit(st)er de schat verwaarlozen en niet met vaste regelmaat fier betrachten en verzorgen. En in het leven kunnen ook wel "bombardementen" voorkomen, die de mooiste herinneringen door elkaar gooien zodat zij terecht komen in de doodse kraters van trauma's. Dan is toegewijd heropbouwen nodig, waarbij deskundige en geduldige therapie dit herinneringswerk best kan begeleiden.

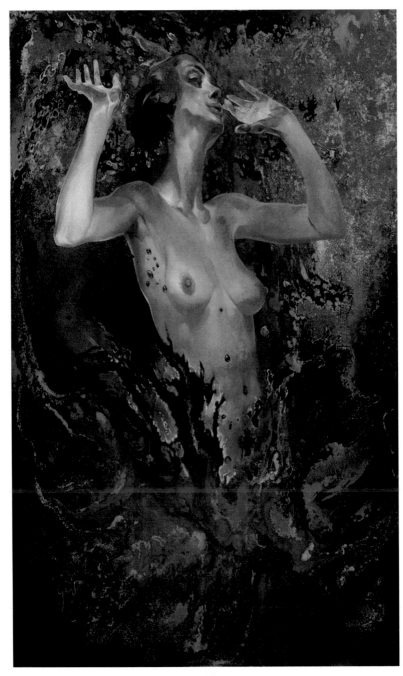

Gard Vanmechelen: Vrouw en kosmos:
de Vrouw als liefdesvuur van de Schepping…

Pauze is Kairos-tijd

Tegenover de Chronos-tijd van alledag brengt de Kairos-tijd een niet-alledaagse, ja, een sacrale tijd. Want alleen dan valt er tijd, onmisbare tijd, binnen voor bezinnen en voor zingeving. Zich inzetten voor zin te geven aan leven en beroep is een heel bijzonder werk. Zin zoeken is speurwerk: een opzoekingswerk, dat men niét kan uitbesteden. Want het gaat om de essentie van het eigen leven en het eigen werk. Het is een strikt persoonlijke taak, waaraan de moderne mens uiteindelijk niet meer kan ontkomen. Hij of zij kan het antwoord voor de zin niet meer bekomen van religie of van sociaal-politieke ideologieën: ook "hun tijd is voorbij". Diezelfde moderne mens, met de drukbezette agenda, holt hieraan meestal enige tijd, ja zelfs enige jaren, voorbij. Of hij maakt bewust een grote omweg om deze "moeilijke karwei" heen, elegant verscholen achter een mooie stoet van "social events met dwingende verschijningsplicht". Bezig zijn als zinzoeker wordt ook niet meer met ontzag gewaardeerd als dé hoogste bezigheid van een mens, die op weg is naar bezonnen wijsheid. Het wordt eerder met misprijzen of minachting bekeken: als een vorm van nutteloos kniezen, typisch voor losers of voor burn-out-mensen; "een gekend symptoom van burn-out"! Ja, het is dus zelfs een ziekte-symptoom geworden van iemand, die het werk en het leven niet aankan, i.p.v. een heerlijk teken van zinvolle zoektocht naar levens-ontplooiing, waarbij vele aspecten van de werksituatie terecht in vraag kunnen worden gesteld. De werkelijkheid van het moderne beroepsleven bevestigt – dikwijls op tragische wijze – dat mensen in hun carrière-drift eerst moeten struikelen of stilvallen in ziekte of tegenslag (ontslag/scheiding,…), vooraleer ze zich openstellen voor dit werk, dat méér is dan een opdracht tot overleven. Zingeving is zoekwerk: zoeken en vinden van de grotere samenhang in zovele en soms zo tegenstrijdige ervaringen, die elk leven en elk beroep altijd ook meebrengen. En dit alles is altijd weer volkomen boven en buiten elke zo goede planning… Dit zoekwerk kan, zoals reeds werd vermeld, ook in zijn goed verloop gesteund worden door geregeld gesprek met een psychotherapeut, die een gevoelige aandacht heeft voor zingevingsvragen. Zin vinden is samenhang ontdekken. En zonder die samenhang blijft alles verbrokkeld of valt in brokstukken uit elkaar. Het is een speurwerk, dat uiteraard nooit af is: een levenslange bezigheid …zonder pensioenregeling. Want het bouwwerk van de zin moet wel stevig en stabiel gegrondvest zijn en blijven: voor het ganse leven. Het is de vitale vraag: "in welk groter levenskader kan ik mijn leven en beroep zinvol plaatsen, en met welke waarden, die richting geven?" Slechts met een antwoord hierop kan een mens zijn leven ook als vervuld, geslaagd én gelukkig beamen. Want die zin ontdekken geeft ook zin in dit leven en in het werk. Het brengt de uniek-persoonlijke motieven in kaart, die de motivatie levendig houden voor de gedroomde zelf-verwezenlijking, voor het vervullen van de levensdroom, ook doorheen de wisseling van de levensseizoenen… Het is de bron van de levensvreugde en van de arbeids-vreugde. Het is dé bron van energie, die nooit opdroogt. Zin ervaren is dus energie ervaren. Zin verliezen is afge-sneden worden van de vitale energie. Zo is zinverlies altijd ook krachtverlies. De gevoeligheid, ja de zin voor deze zin-vragen, moet dus gecultiveerd worden, ook en vooral in dorre tijden. Want in deze tijd, door de tech-nische rede verlicht (en soms verblind), zijn er duidelijk veel meer zinsverduisteringen dan zonsverduisteringen. Terecht merkt Marc Fierens, de nieuwe abt van de abdij van Averbode op: "We zijn analfabeten geworden van het diep-menselijke". Hierbij onderstreept hij hét pijn-punt van de spirituele armoede in een maatschappij des overvloeds. "De technische vooruitgang is spectaculair, het digitale luik biedt enorm veel kansen en mogelijk-heden. Maar we leven steeds meer virtueel. We zien mekaar niet meer, we spreken niet meer écht met mekaar". (Interview Pasuit, sept. 2018)

In tijden van grote mobiliteit is bv. ook de aandacht voor het samenwerken cruciaal. Hoe kan men bijdragen en met welke initiatieven tot menselijke warmte in een arbeidsklimaat met steeds terugkerende wervelwinden in de mobiliteit, die nooit nog echt tot rust komt? Hoe kan het buurtleven met respect en nabijheid voor elkaar een echte kern van samenleven bereiken; een samenle-ven, dat de "samen-leving" met haar naam toch letter-lijk beoogt te bieden? Blijft het een vermetele verwach-ting om op deze terreinen ook diepe vriendschappen te zien opbloeien? "Verloren is de mens niet, zolang hij nog een andere mens heeft", zo bevestigt Navid Khermani, die zich ook onvermoeibaar inzet voor dialoog tussen christenen en moslims én voor een vriendschap, die wereldwijd verbondenheid sticht.[1]

Het is goed de uitspraak van Wilhelm Schmid indachtig te blijven: "De nabijheid van één mens volstaat om de zin in het leven te vinden; om samen zin aan het leven te geven". Dit alles maakt duidelijk dat elke mens vandaag ledige tijd "broodnodig" heeft.

Het is in deze tijd ook de persoonlijke opdracht gewor-den van elke mens om te kiezen voor welke waarden hij of zij leeft en werkt. Oppervlakkig gezien worden die in een succes-maatschappij van buitenaf bepaald door de modellen van "succesfull people or couples", en met de vluchtige vergankelijkheid ervan gratis erbij: van pre-fab-woningen tot prefab-waarden! Waarden zijn ook duurzaam: zij schenken de mens waardigheid, ook met een stabiel zelfwaarde-gevoel, waarbij hij of zij ook van anderen waardering bekomt. Een mens heeft ook het basis-recht om te leven in "een staat van waardigheid", (voor sommige uitverkorenen zelfs in een staat van genade…!). Zo schenkt dit werken dus waarden, die ook het leven buiten het werk meer waarde schenken. En hierbij gaat het niet alleen om aanzien of om materiële mogelijkheden tot meer welvaart. Het is vooral toegang tot cultuur: de poort, die open gaat voor de ontplooiing van het Schone en het Goede in het leven van zichzelf én van de medemensen, tenminste ook de nabije naas-ten. Het inkomen via beroep bekomt aldus ook een speciale meerwaarde: ja, het wordt het schitterende goud van een bezielend humanisme, dat levenslang bewogen blijft door de drijfkracht om meer mens te zijn,

1   Navid Khermani: Goddelijke Kunst. Amsterdam, Cossee, 2016.

om samen meer menselijkheid vorm te geven, ten goede van alle medemensen. Zo wordt elk werk en elk leven, wat en waar ook, een bescheiden en realistische bijdrage om de materie ook vorm te geven met de geest van de menselijke cultuur. En die geest, die spirituele kracht, is inspirerend werkzaam met zowel de intelligentie van het modernste technische kunnen als met de verbeelding van artistieke kunstwerken. Hier gaat het om het genieten van de scheppingsvreugde, waarbij men tevreden en bevredigd mag terugblikken, bijna in de goddelijke positie van de zevende dag van het bijbels scheppingsverhaal: "en God zag dat het goed was…". Zo kan elke mens, met die onverstoorbare waardigheid, zijn of haar leven ook ten volle beamen. En vooral, moest het noodlot toch toeslaan in de tredmolen van de Chronos-tijd (ontslag, onherstelbaar verlies,…) dan blijft de waardigheid onaangetast en onaantastbaar, dank zij het "schuiloord", dat Kairos altijd weer aanbiedt. Zo kan een mens ook bedrijvig blijven, bezield werkzaam aan het kunstwerk van zijn of haar leven. Werken aan zingeving is dus een werk voor het leven. En in zulk perspectief wordt elk werk immers een kunstwerk, ja, een levenswerk: … een levenskunst-werk (Wilhelm Schmid). En het is een bedrijvig zijn, dat niet met behendige jongleertrucs altijd maar weer die onmogelijke balans tussen job en leven in wankel evenwicht wil brengen. Zo blijft een mens als die blije "homo viator", die rugzak en houweel veerkrachtig torst, met vaste tred op het levenspad, ook als de reisweg een moeilijke bergtocht wordt met onverwachte versperringen of hobbelige omwegen. Een eenzijdig economisch arbeidsconcept is niet het geschikte kompas voor een goede levensreis. Arbeid is niét alleen productie van goederen of loonactiviteit. Arbeid is werken met mensenhanden, bezield bewogen door een verstandig liefhebbend hart, dat de mensen en de schepping liefheeft met een hartstochtelijke scheppingsliefde. En dit werken aan het levenswerk geschiedt ook in een wondere wederkerigheid. Wanneer de mens werkt, wordt hij of zij ook bewerkt, met de wijsheid van de Latijnse spreuk: "fabricando fabricamur". Mensen worden door hun werk altijd ook bewerkt, ten goede maar ook ten kwade, zoals de nieuwe, moderne beroepsziekten aantonen. Het werk kan hen vormen maar ook misvormen. En de beroepsmisvorming neemt nu sluwe vormen aan, met risico op beschadiging van de gezondheid naar ziel en lichaam, soms met dodelijke gevolgen en/of vernieling van het relatieleven.

Langzaam
vierde zij het sacrament van Loslaten.
Eerst gaf zij haar Groen prijs,
toen het Oranje, Geel en Rood,
en tenslotte liet zij het Bruin los.
Toen ze haar laatste blad had prijsgegeven,
stond zij daar leeg en zwijgend, uitgekleed.
En leunend tegen de winterlucht
begon zij haar wake van vertrouwen.

Ze liet haar laatste blad vallen
en keek het na,
hoe het naar de grond dwarrelde.
Ze stond daar te zwijgen,
gekleed in de kleur van leegte;
haar takken vroegen zich af:
Hoe kun je schaduw geven als er zoveel weg is?

En toen
begon het Sacrament van Wachten.
Zonsopgang zowel als zonsondergang
keken toe, vol tederheid;
ze maakten haar omtrekken helderder,
ze hielden haar hoop levend.
Ze hielpen haar te begrijpen
dat haar kwetsbaarheid,
haar afhankelijkheid en nood,
haar leegte en haar bereidheid om te ontvangen,
haar langzaamaan een nieuw soort schoonheid gaven.
Elke morgen en elke avond
stonden ze daar in stilzwijgen
en vierden samen
het Sacrament van het Wachten!

Auteur onbekend

Kairos: goden-geschenk van grotere vrijheid

Kairos-tijd is altijd ook een tijd van vrijheid. Dank zij dit vrijheidsgevoel beleeft een mens zich niet meer als "een rat in de val" van een tredmolen, zelfs als hij of zij nog gebonden is aan een strakke agenda. Want er blijft altijd de speelse zekerheid van de "out-momenten", die men "koppig en halsstarrig" neemt in de vrije tijd, waar er ook de ruimte is voor hobby's en ontmoetingen. En dit vrijheidsgevoel kan zich bv. ook beweeglijk houden binnen een strakke agenda, dank zij speelse humor, ook al is het niet altijd dansend … Die strakke agenda kan ook wel versoepeld worden door glijdende werkuren (die wel weer nieuwe valstrikken kunnen meebrengen). En wie kan er (niet) de vrijheid nemen om de fulltime-agenda in te ruilen voor part-time of voor zelfstandig werken? Meestal brengt dit ook een herschikken mee van de materiële noden, die voordien zo onmisbaar voorgespiegeld werden door de consumptie-maatschappij. Zo komt dan het "heer"lijke gevoel een vrij beroep te beoefenen, dat men zelf gestalte kan geven als een meester-werk. Hieruit ontspringt ook die vreugde van het meesterlijke kunnen: op uitmuntende wijze schitterend slagen dank zij de speelse vrijheid, die men heeft gewonnen zowel door vlijtig oefenen als door stoutmoedig durven. Juist dit laatste ontbreekt bij de bange wezels, die verschrikt steeds weer de veiligheid van de kooi verkiezen, al dan niet verslaafd aan eer of geldgewin. Zij zoeken ook het geluk, dat de hedonis-tische maatschappij voorspiegelt volgens het motto: "uw geluk is de vervulling van uw wensen". En met dan nog de belofte dat het geluk toeneemt, naarmate meer wensen worden vervuld. Zo kan de genadeloze jacht beginnen om steeds nog meer geluk te "hebben": een hebzucht, die de persoon tot aan de afgrond van de zelfvernieling, zowel lichamelijk als geestelijk, kan misleiden. De overbekende "L'avare" van Molière is en blijft in deze tijd niet meer alleen de geld-gierigaard; eer, roem, glitter en succes lokken nu meer "verzamel-woede" uit. Geluk "hebben": hierdoor wordt de weg afgesloten naar een leven, dat een levenskunstwerk wil worden: het werk van een levenskunstenaar, die geproefd heeft aan het leven én erdoor beproefd werd. Geluk wordt niet alleen ervaren in de vervulling van de wensen, maar wordt gevoed door de hoop dat het leven zijn goede wending vindt, ook als wensen niet of niet meer vervuld worden.

Er blijft nog steeds de misleidende illusie van deze tijd, die met zijn wellness-cultuur de hebberige mens in eufo-rie wil laten drijven als in een subtropisch bad: warme harmonie zonder gewicht, alle spanning weg en zonder richting in de totaal-verzadiging. Is dit niet de exclu-sief-dure zoektocht van de consument-zuigeling? De ver-borgen verleiders van de moderne reclame buiten dit gewiekst uit bij … de gefrustreerde zuigeling van weleer, die ooit tedere aanwezigheid zo heeft gemist, en die in deze tijd als succesvolle "winner" eindelijk de klok van het geluk meent te horen, maar "niet meer weet waar de tepel hangt"… (Sanctorum)[1]. En gezien het moderne wellness-succes lijkt het aantal gefrustreerde zuigelingen voorlopig niet af te nemen, … ook al dalen de geboortencijfers…

De levenskunstenaar(es) aanvaardt dat hij of zij altijd leeft in een dynamische spanning, ook van tegenstrijdigheden en conflicten, die leven en werk in beweging houden, en dit …terwijl hij of zij toch reikhalzend van verlangen blijft. Dit blijven reikhalzen aanvaardt juist het niét bereiken en aanvaardt ook het gemis aan vervulling van zovele dromen: dit gemis, dat vreugde en verdriet zo weemoedig kan samenbrengen in een opperst geluksmoment. De levenskunstenaar(es) beseft ook dat hij of zij in dit leven maar kan wandelen op twee benen, trouwens niet altijd even elegant. Het zijn de twee benen van twee tegengestelde polen, met ambivalentie als grondkenmerk. Het zijn de tegenstellingen van vreugde en ergernis, blijdschap en woede, heimwee vol begoocheling en even vol ontgoocheling, hunker naar afhankelijke geborgenheid en ook naar dominantie, die zo eenzaam is, licht en schaduw, verstand en gevoel… Het blijft een levenslange "kunsttoer" om met die tegenstellingen vol ambivalentie toch een vruchtbaar evenwicht te scheppen, dat dank zij dit dynamisch tegenspel zelfs een harmonisch leven mogelijk maakt. Het is geen oplossing één lid van de tegenstelling te willen uitschakelen. Evenmin als men hoopt eleganter te wandelen door het lastig veeleisende been te amputeren!

Het gerijpte geluk kent dus letterlijk zijn grenzen in dit leven. Dit aanvaarden van beperkingen gelukt ook maar dank zij het leren … loslaten. En het is duidelijk dat het hier niet alleen gaat om het verzaken aan luxe-goederen, die men meestal snel, soms wel met enige pijn, op hun overbodige plaats kan zetten. Verzaken aan werkelijke dingen, die toch alle hun concrete grenzen en plaats hebben, is veel eenvoudiger als verzaken aan verwachtingen en dromen, die overal kunnen én blijven opduiken en dan ook zo ongrijpbaar lijken. Dit alles kan natuurlijk ook leiden tot zinsverduistering, waarbij men de weg dreigt kwijt te spelen. Welnu, een mens kan ongeveer alles aan, als hij er maar niet alleen voor staat. Zo kan een mens dus ook de zingeving beter gelukken in duistere tijden als er een ander mens nabij is én nabij blijft. "Vier ogen zien meer dan twee", zo klinkt de Vlaamse volkswijsheid. Een goede vriend(in), partner of familielid,…kan hier dan de echte richtingwijzer zijn, als men – kort of langer – de goede richting niet meer bespeurt . Zich dan samen beraden reikt veel verder dan het overleg of de concrete raad, die al dan niet ijverig wordt aangereikt. Het is als de duisternis, die optrekt door het licht van de zonnige vrijheid, die vriendschap heet… Bovendien; vrienden wonen zelden samen. Dit voorkomt veel wrijvingen en ergernis; zelden is er seks tussen vrienden: dat voorkomt nóg meer wrijvingen en ergernis (Wilhelm Schmid)!

Over de tijd heen kan en zal elke mens, die sowieso levenslang bezig blijft met de zingeving, ook te rade gaan bij denkers en dichters, wijsgeren en zieners, die hun inzichten over tijd, leven en werken hebben neergeschreven, ook voor het nageslacht. Hun eeuwenoude wijsheid blijft tijdeloos actueel. Nergens is het meer waar als hier dat de mens ten volle mens wordt als

---

1   J. Sanctorum: Reclameboezem en fopspenen. -In: Ontboezemingen, Hasselt (Modemuseum), 2002.

lezende mens. Lezen is dé bezigheid par excellence, die cultuur brengt. Ook beeldhouwers, schilders en musici hebben, met de symfonie van alle zinnen, de levenszin ook in zovele ontroerende vormen en beroerende gestalten vorm gegeven. Contemplatie van een beeldhouwwerk, van een schilderij of tekening is een schone weg naar zingeving, net als het beluisteren van muziek, gehorig voor haar diepste boodschap, die zonder woorden natrilt. Boeken zijn vrienden. Zij zijn vrienden voor het leven: altijd geduldig, altijd inschikkelijk. Zij (blijven) er zijn en wachten, hoe lang ook, zonder morren en met als enige richtsnoer: "als het lezen maar schikt voor de lezer(es), die geliefde boekenvriend(in), die mij in de handen neemt ...of streelt met de toetsen als e-boek"... Dank zij boeken kan de lezer(es) met zovele mensen in gesprek treden, over ruimte en tijden heen: in direct contact met de auteur, ook al is hij of zij reeds eeuwen overleden... Anselm Grün, benedictijner monnik en visionair denker én schrijver noemt boeken de sleutels voor de geheimen van het leven.[2]

Ook biografieën, dagboeken en gepubliceerde briefwisselingen zijn bijzonder openhartige vrienden, die getuigen van het speuren naar zin, telkens weer in zulke unieke vorm van zoekende dialogen. Welk geschenk voor de menselijke geest, dat hij, over de grenzen van ruimte en tijd heen, met zovele medemensen contacten kan leggen en die de zin tot in ongekende regionen laten verkennen.

---

2 Anselm Grün: Staunen. Die Wunder im Alltag entdecken. Freiburg, Herder Verlag, 2018.

geef in het voorjaar mij de stem der goden

en in de zomer 't helder vogellied

en in de herfst de bloemen voor mijn doden

en in de winter 't vuur voor mijn verdriet

want wie het vuur en het verdriet versmaden

en wie het leven hier op aard verraden

verdienen ook de hemel niet

Pieter G. Buckinx

De etenstijd: tijdsinterval voor de gezondheid van lichaam én ziel

Vanaf de geboorte zijn er voor een baby de vaste voedingstijden, die vanzelfsprekend gerespecteerd worden en een zeer belangrijke plaats innemen. Want zonder voeding geen gezonde groei. Maar elke mens reist een leven lang door de tijd, waarbij hij ook als mens blijft groeien. Dit op gang zijn, dit bewegen doorheen de tijd, onder welke vorm ook (gaan, wandelen, lopen, zwemmen, rennen, liggen, liefhebben …of werken), vraagt altijd weer energie. Deze energie-toevoer moet dan ook levenslang optimaal, d.i. ook met regelmaat, verzekerd blijven. Levenslang zouden dus gezonde voedingstijden centraal in de aandacht moeten blijven. Gelukkig is er een toenemende aandacht voor een gezonde voeding, biologisch verantwoord, biochemisch in evenwicht en met alle ingrediënten, die voor het menselijke organisme onmisbaar zijn. De aandacht voor de voedingstijd als de tijd, die deze voedselinname ook nodig heeft, blijft wel nog veel geringer. Er is niet alleen een tekort aan aandacht voor de tijd van de maaltijden. Ook de aandacht voor de ruimte, d.i. de omstandigheden, waarin mensen zich dagelijks voeden, blijft eerder beperkt. De eetlust wordt nochtans sterk beïnvloed door zowel de beschikbare tijd als door de ruimte, waar wordt gegeten. Het lijkt erop alsof dit aspect nog steeds "mechanisch" wordt afgehandeld, eerder naar de richtlijnen van het bekende verkeersbord: "laden en lossen: max. 30 min". En deze hygiënische visie, eerder fanatiek, is dan anderzijds wel omgeven door een (wild)groei van eetgelegenheden en terrasjes, over-bedrijvig tot in de late uurtjes… Toch is voor een aantal mensen "uit eten gaan" een compensatie om zich met partner, vrienden of collega's eens te goed te doen, vermits men voor het dagelijkse eten thuis eerder de formule van "haastige doorjager" volgt, in tijd en kwaliteit dikwijls ook weinig verzorgd.

Het is goed dat Kairos ook hier met zijn goddelijke kracht en inzicht binnenvalt, om eten en drinken hun juiste plaats te geven: met de nodige tijd. Want het eten en drinken is en blijft een vitale bezigheid van de mens, die haar goede tijd moet kunnen vinden. Eten en drinken doet een mens ook best niet alleen. Zo is het immers ook begonnen: niét alleen; zelfs welgelegen in melkzoete armen! Eten en drinken zijn een medemenselijke bezigheid: dus alleen wanneer eten en drinken samen, d.i. in gezelschap, plaats én tijd vinden, kan dit met volle smaak genoten worden; en naar middeleeuwse wijsheid: "in geselscap, scoene ende fyn…" Oorspronkelijk is voor elke mens, dank zij de borstvoeding, het eten en drinken toch ook gestart in gezelschap: in goed en gul moederlijk gezelschap: een warme en tedere "aan"-gelegenheid. En ook de tijd was toen overvloedig: alles in een "een zee van tijd"… Helaas is het in het moderne leven dikwijls zo dat, wanneer er tijd moét gespaard worden, dit nogal eens gezocht wordt in de "voorraad tijd", die wordt besteed aan het eten. Blijkbaar leeft de verwachting dat er van de eettafel altijd nog wel wat resten kunnen vallen, ook resten tijd …

Goede voeding is niet te herleiden tot efficiënte opname van calorieën: als de nodige energie voor leven en werken. Gezonde voeding voedt – in gezonde omstandigheden, d.i. met vaste regelmaat, met de nodige tijd én in gezelschap – de levenslust in al zijn enthousiaste uitingen, (en dus niét alleen de werklust). In de moderne maatschappij des overvloeds bevinden zich hier wel vele burgers in een toestand van chronische hongersnood. En daarbij zijn vooral zij, die uitgeput zijn door te veel ijver, in de grootste nood! Uiteraard kan ook hier de techniek weer voor een efficiënte oplossing zorgen … Zo heeft Japan vrij recent nog een vrij merkwaardige voedingsrobot voorgesteld. "My spoon" werd er zelfs bekroond in de wedstrijd "dienstenrobots". De robot biedt hapklare brokjes aan in de mond op tempo van de gebruiker, geduldig aandringend maar zonder opdringen: "altijd bereid"! De inspanning van het "lepelen" neemt de robot dus over. Slikken blijft wel nog de actieve bijdrage van de eter. (Voorlopig is dus dagelijkse voeding met een permanente sonde nog geen aantrekkelijk alternatief, ook niet voor de uitgeputte Japanner). Tafelgenieters hebben wel direct met walg gereageerd in een braakreflex: "My spoon" is immers niet "My spouse" (echtgenoot/e)! Wellicht hebben de haastig-bedrijvige Japanners de experimenten van Harlow, reeds meer dan een halve eeuw geleden uitgevoerd, intussen toch wel even uit het oog verloren. Harlow heeft immers

aangetoond dat apen, die waren grootgebracht met een voedingsmachine i.p.v. en niet door moeder-aap, later als volwassen apen extreem sociaal gehandicapt waren en bleven: achterdochtig agressief en "nooit meer goed in hun vel".

Voor de mensensoort geldt dit alles nog veel meer dan voor de apen, gezien de veel langere (op)voedings- situatie. (Mensen leren door nabootsen (= "na-apen") ook veel langzamer dan die apen zelf!). Elk mensenkind heeft dus veel meer tijd nodig dan een aapje om zijn plaats als volwassene in de mensenwereld in te nemen. En de voeding is hierbij vanaf de oorsprong dé koninklijke weg. In het geheugen van elke mens is warme voeding ingegrift als het diepste spoor van herinnering aan zoet, warm vloeiend contact in totale geborgenheid. Daarom is warmte voor iedereen dé bemiddelaar van de lust én de thermometer van menselijk contact. Drink- en eetlust bevredigen is de oervorm van menselijke omgang: van tastbaar geboren én geborgen worden tussen de mensen. En met die hemelse smaak … rondom het ge-hemel-te! Borstvoeding is niet alleen biologisch de beste voeding; zij vormt de basis van de menswording. In het contact met de teder-zachte borsten en het binnenvloeien van de warme melk worden lippen en mond van de zuigeling "opgeladen" tot erogeen gevoelige gebieden. Dit gebeuren vindt jaren later zijn bekroning in de gelukzalige liefdeskus, tenminste indien het concrete leven aan de geliefden kansen bood om deze "mondigheid" te leren (smaken). In het drinkgelag met de moeder ervaart, vindt en beaamt het kind zijn levenslust samen met de lust aan contact … als drink- gelach. Bij het trekken aan de tepel ontstaat dus ook de lust aan be-trekkingen: aan samen zijn met anderen. In dit kader kan er ook aan herinnerd worden dat de over-ijverige Japanners, van 's morgens vroeg tot 's avonds laat opgeslorpt in hun beroep, wel zeer eenzaam kunnen zijn. Ook daarom zoeken zij, dikwijls zonder goede vrienden, gezelschapsdames (geisha's) of gezelschapsheren op, die hen tegen betaling verbaal en non verbaal "te woord" staan. De "daad bij het woord" (seks) komt er – ook op nuchter efficiënte afspraak! – nooit, misschien ook wel omdat niet het geld, maar wel de extra tijd en energie hiervoor ontbreken: dus alleen "mondige" activiteiten …

Geluk is iets waarover je niet moet twijfelen.

Je moet het nemen wanneer het komt

met de nodige haast.

Maar voor geluk moet je ook je tijd nemen.

Je moet af en toe stilstaan om het te zien

je haasten om het te vangen

en er dan traag van genieten.

(Menukaart: Torenhof Tongerlo, 14 april 2019)

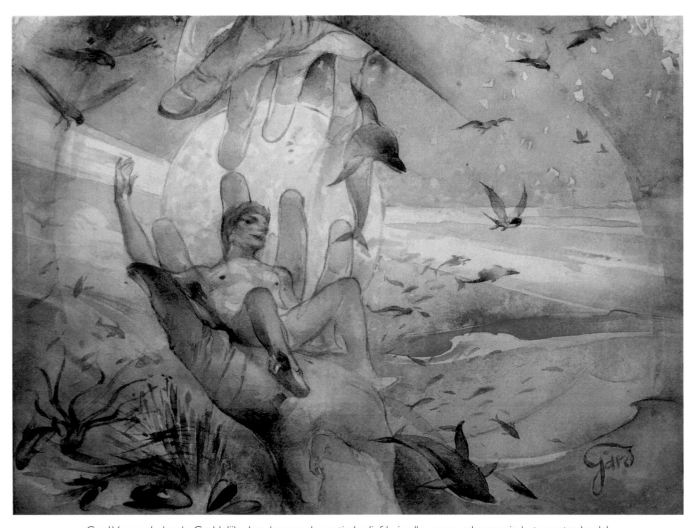

Gard Vanmechelen: In Goddelijke handen van de erotische liefde is elke mens geborgen in het grootse heelal.

Drinklust wordt relatielust

Zin in warme, zoete melk verfijnt zich dus ook tot zin in zoet gezelschap. Zo blijft levenslang eten en drinken een symbool, krachtig op zovele gebieden, van samen zijn, van vereniging, van verbondenheid. De vaste regelmaat van gezamenlijke maal-tijden (!) – én met de nodige tijd! – verankert dan ook de verbondenheid en geborgenheid bij elkaar. Die nodige tijd is onmisbaar! Niet alleen om in langzaamheid de gerechten te proeven, met die "fluwelen streling" van het gehemelte. Het proevend eten zal ook afgewisseld worden met keuvelen: zoals met de regelmaat van de ademhaling En keuvelen verbetert ook de spijsvertering (door afscheiding van gastrinen (= verteringsstoffen) in de maag … "Zwijgen aan tafel; kijk in uw bord!" zal dus behoren tot het patriarchale verleden. Eten in stilte onder verplicht zwijgen is dus uit den boze, ook bij vlijtige zen-leerlingen in opleiding! Zij lijken wel de moderne variante van de sombere aardappeleters van Vincent Van Gogh.

Men mag de risico's niet onderschatten voor het relatie-leven (partner, gezin, vrienden,…), wanneer men niet meer met vaste regelmaat en tijd samen eet, bv. door verschillende werk- of lestijden. Bijna elke erotische relatie, hoe schuchter of enthousiast ook, begint meestal met de uitnodiging voor een etentje of een drink. Samen tafelen blijkt voor bijna elk beginnend paar dé weg om elkaar te (durven) ontmoeten. Allen verwachten precies van het samen tafelen "krachtvoedsel" voor de komende relatie. Samen tafelen neemt bij verliefden meestal de meeste tijd in beslag, althans in het begin.(Dus niet de bed-tijd, zoals een verschrikte mama soms vreest!) En toch verschraalt bij zovele paren – vooral bij de tweeverdieners! – zo snel deze prachtige gewoonte: ze smelt precies weg als sneeuw voor de zon. Besparen op gezamenlijke maaltijden is en blijft dus een totaal verkeerde besparing in het stress-management van de tijd. "Tijd is het lekkerste ingrediënt ter wereld", aldus Jeroen Meus, die Leuvense meesterkok, die ook bevestigt: "niets werkt zo verbindend als samen van een maaltijd genieten" (interview: Fokus Winterguide, Nieuwsblad, 16 nov. 2018).

Leren "tijd verliezen" bij en voor het samen eten … is en blijft voor velen een lastige leerschool met veel praktische hindernissen (én met permanente navorming inbegrepen). Haastig eten binnenslokken leidt tot brokken in de relatie! Het blijft een wijze aanwijzing van onze taal dat zij het hoge, welvende gebied in de mond, toch onze tempel van geuren en smaken, het "gehemelte" noemt. Zo noemt de taal dit mondgebied dus "hemels": hemelwaarts gericht om het goddelijke te proeven. En dit gewelfd goddelijk krachtenveld ligt dus als een kathedraal-gewelf boven tafel; niet onder tafel, zoals kortzichtige phallokraten soms menen.

Voor iedereen zou een nieuwe dag er nieuw en anders uitzien, als men een half uur vroeger opstaat om zonder haast rustig het ontbijt samen te nemen: dé geurige ruiker vol smakelijke vitaliteit voor elke dag. De liefde voor het leven en voor elkaar wordt dus ten volle en met diepgang genoten in het samen tafelen: een culinaire kunst. En vergeten we ook niet: wereldwijd gedijen álle kunsten maar in een midden waar ook culinaire cultuur is, …de geneugten van wijn, die godendrank, inbegrepen! "Eten is een vorm van beschaving", aldus Hugo Camps, ook al is het "maar op zijn Vlaams" met een steak en frieten (Hugo Camps: 75 jaar. Klara-Interview, 14 mei 2018).

In welk contrast hiermee leeft de gefrustreerde mens, de eenzame verslaafde, die zich met gier-honger volvreet? De eenzame drinker vertolkt hetzelfde treurspel. Heerlijke wijn wordt pas naar waarde genoten in goed gezelschap en gedronken uit een kristallen roemer én met een langzaamheid, die het boeket toelaat zich geurig te ontwikkelen, … én tussen de muziek van woorden: die heerlijke samenspraak van dis-genoten. Wijn laat zich niet genieten in een plastieken bekertje, dat men eenzaam uit een muurautomaat trekt, net als geld. Evenmin laat wijn zich genieten, direct gedronken uit een fles, die men "alleen leegmaakt".

Daarom is meestal het eerste teken van een afbrokkelende relatie: het niet meer samen eten. En wanneer een relatie mislukt, komt er scheiding van tafel en bed. Ook de wetgever wist dat de tafel vóór het bed komt… Een Brits onderzoek bevestigt dat ca. een kwart van de Britse huishoudens geen eettafel meer heeft, o.a. gezien de beperkte woonruimte met de hoge (huur)prijzen van de woningen. Zij kunnen dus letterlijk niet meer samen tafelen,(wel zich voeden op een krukje aan het aanrecht). En dit onderzoek bevestigt dat het veel sneller tot scheiding komt in de groep van paren zonder eettafel! Zonder tafelen met tijd, d.i. zonder "volle" maaltijden kan men dus snel zijn gemaal/in verliezen! Eerder zelden wordt de echtgeno(o)t(e) nu nog voorgesteld als: "mijn gema(a)l(in). Dit woord is in onbruik geraakt, terwijl het oorspronkelijk zo mooi aangaf dat het ging om de levensgezel(lin), met wie men de vaste maaltijden deelt en geniet. Of is ook het gedrag van de gezamenlijke maaltijden steeds meer in onbruik geraakt? Een Duits onderzoek (einde jaren negentig van vorige eeuw) heeft aangetoond dat de taalmoeilijkheden bij kinderen in een kwarteeuw met 25% zijn toegenomen. En er blijkt een direct verband tussen de ernst van de taalachterstand en de (geringe) tijd, die er nog rest voor het dagelijks aan tafel samen eten in het gezin. Dus, niet te vergeten: moeders leren hun kinderen spreken! En kinderen leren hun ouders zwijgen. Terwijl kleinkinderen bovendien hun grootouders leren steeds meer dankbaar te zijn! De tafel is ook de onmisbare plaats – met tijd! –, waar een kind na schooltijd op "zijn verhaal kan komen" en dus zijn taalvaardigheid kan oefenen. Samen tafelen is voor een kind ook "leren zwemmen in het taalbad van de moeder-taal". En de kinderen van tweeverdieners behoren soms ook tot de groep van "sleutelkinderen", die zich alleen en sprakeloos moeten bezighouden met computerspelletjes en chips. Vanzelfsprekend/vanzelfzwijgend (!) is taalachterstand dan het gevolg, naast over-beweeglijkheid – het fameuze hyperkinetische kind! – dat "gekluisterd" is aan computerspelletjes, waarbij wel vreemde klanken van buitenaardse wezens doordringen… Het verband is duidelijk: van moedermelk tot moedertaal! Bovendien: het genieten van de moedermelk laat de vaardigheid en de gevoeligheid ontwikkelen voor de taal zonder woorden: die typisch menselijke taal van de tederheid. Het samen eten en drinken – het "tafelen"! – voedt levenslang de mondigheid in de moeder-taal: zowel de tedere taal zonder woorden, onmisbaar voor de intieme verbondenheid met de nabije naasten, als de fijngevoelige taal met woorden, even onmisbaar voor elke omgang met de medemens. Anselm Grün, benedictijner monnik, tevens gewiekst beurs-belegger en levenskunstenaar met een vaardige pen, looft terecht de eettafel: "de tafel is dé plaats voor gemeenschap én de plaats van het heilige".[1]

Het voorgaande onderstreept de vitale rol van het samen eten en drinken. De risico's voor deze zo vitale rol mogen juist in deze "tijd des overvloeds" niet worden miskend. Hoopvol is hierbij dat steeds meer jonge ouders verzaken aan louter materieel gewin bij de keuze van het beroepswerk, ook qua werkuren, zodat bv. altijd tenminste één van de ouders de kinderen bij de thuiskomst uit school kan ontvangen. (Ook vele grootouders nemen hier een onmisbare rol op zich, bovendien meestal gezegend met "het geduld en de wijsheid der jaren"…) En de beloning is ontroerend groot. Zo getuigt bv. een man, die ruim een kwarteeuw lang – dank zij flexibiliteit! – er steeds voor zorgde om voor de kinderen om 4 uur thuis te zijn, ondanks soms drukke tijden. Hiervoor moest hij dagelijks wel ruim 20km. fietsen, wat hij er graag voor over had. "Die blik in hun ogen, hun hevige verhalen aan

tafel, die ze kwijt moesten, even samen ravotten of sporten: voor mij een onmisbare en dagelijkse bron van energie om mijn werk, dat heel monotoon kan zijn, toch aan te kunnen …ja zelfs met een blijheid, die vele collega's niet begrijpen". Hierdoor stond hij ook krachtig en sportief in het leven, met grote levensmoed en volharding, precies zo onverzettelijk sterk als een Eddy Merckx, zijn wilskrachtig symbool en idool.

Het is ook mooi hoe de jongere generatie's nu meer waarde hechten aan het samen eten. Ook met sobere middelen "versieren" zij hun ontmoetingen met wat eten en drinken: "ieder brengt het zijne er bij!" Uiteraard zullen zij met "samen geregeld een terrasje doen" zeker wat minder sparen, zoals een oudere, naoorlogse generatie hen soms kan verwijten, want "buiten komen kost geld"… Soms klinkt de jaloerse naijver wel hoorbaar door bij die bejaarde dame, die met nostalgie opkijkt naar de vele terrasjes met levensblije jonge mensen samen: "Ooit was ik ook zo babbel-graag open; alleen, ik zelf heb het nooit gekund; had ik maar …".

Ook Stef Hublou, sociaal historicus en bewogen door de emotionele hongersnood in onze maatschappij des overvloeds, wijst op de gevolgen van de verschraling van het samen leven in zovele moderne gezinnen. En waarin zovele kinderen te weinig voelbare aanwezigheid en "tastbare" nabijheid ervaren: "Misschien is hetgeen volgt wel de meest typische Europese "ziekte" sinds de late middeleeuwen: Het wegvallen van de natuurlijke zin voor liefde, erotiek, tederheid, kortom menselijke warmte als motor voor levensplezier, voor de levenslust, voor een leven met voldoening … En meteen als oplosmiddel voor een reeks kwalen, die onze personen en

1   Anselm Grün: Staunen. Die Wunder im Alltag entdecken. Freiburg. Herder Verlag, 2018.

samenleving vandaag ook verlammen zoals daar zijn: verzuring, vereenzaming, het wegvallen van verbondenheid en betrokkenheid, van de zin voor spontane dialoog met medemensen en de voortschrijdende algehele ontrafeling van het sociale weefsel".[2]

2   Stef Hublou: VandenBogaards Kindsoldaat: Magnifiek Familieverhaal over hoe ver overgave aan liefde voor kinderen mag gaan. Community. de wereld morgen.be. Blog, 2/8/2018.

Feest-tijden vieren…

Een prachtig , ja, een koninklijk interval in de chrono-tijd, is en blijft de feest-tijd. En dit geldt vooral wanneer hij met vaste regelmaat terugkeert binnen de alledaagse monotonie van de klok-tijd. Feest vieren, ook met een eenvoudig maal, met sobere versierselen of als een bescheiden uitstap, is een koninklijke weg: als een "zondagse uittocht met fanfare uit het saaie dorpsleven"! Feest vieren betekent immers: die onverbiddelijke tijd van alledag even "stilzetten": even uittreden uit de dagelijkse zorgen en beslommeringen. Dit onderbreken, ook "al is het maar even", is altijd ook een breken met de dagelijkse sleur en zwaarte van de kloktijd. Dit doet men echter niet om te vergeten in de zinsbegoocheling van dronkenschap of ijle euforie. Het gebeurt wel om, ondanks de zwaarte en de lasten van "deze tijd", toch telkens opnieuw het leven te willen en te durven vieren … in een dansend "ja!" tot het leven. Op deze feestelijke wijze delen partners en vrienden de vreugde van het leven, dat altijd ook een samen leven is. Het is hét ritueel, dat warme verbondenheid schenkt, hoe bitter koud en somber het bij tijds in de "buitenwereld van de dagelijkse sleur" ook kan zijn. Feest vieren op uitverkoren dagen is de tijd van merktekens voorzien: merktekens, die met begeestering de verbondenheid met elkaar en met het leven uitdrukken. "Begeestering is het mooiste woord ter wereld", zo schreef Christian Morgenstern ooit juichend … Ja, het is het "alegria"

van het bestaan, dat lichtvoetig laat dansen in het leven; zoals dit woord het zo blij laat weerklinken, met de klanken van een kwartet van heldere klinkers: een waterval van klanken. Feest vieren blijft dus: mijlpalen en wegwijzers zetten op de reisweg doorheen de tijd, telkens weer dankbaar voor het geschenk van het leven, dat ook altijd de vreugde is van een gedeeld geschenk. Muziek en dans maken daarom ook altijd deel uit van het feesten. De feestdans wordt of werd niet alleen gedanst bij primitieve volkeren! In de feestdans als feestelijk dansritueel, soms wel wat zoek in het moderne party-dansen, wordt vooral de verbondenheid dansend ervaren: met elkaar, met de natuur, met de kosmos, … ja, met levenskrachten, die de tijd trotseren. En vergeten wij niet: de gregoriaanse muziek, die zo ruisend en heerlijk verbindend blijft doorheen de eeuwen, is ooit ontstaan uit dansmuziek … Zo sluiten ook de liturgische vieringen van het kerkelijk jaar voor gelovigen veilig de kringloop van het leven, ook met het ritme van de (eeuwige) terugkeer: samen dansen én zingen in koor … Feest vieren is een sacrale activiteit. Het is een activiteit, die ruimte en tijd onttrekt aan het profane en alledaagse gebruik en om deze juist voor te behouden voor "het heilige". En heilig is wat ervaren kan worden in een heel makend perspectief, d.i. waar, in het grote, totaal-perspectief, de verbondenheid van de concrete mens met het grandioze, d.i. het goddelijk mysterieuze heelal wordt ervaren: zowel met de hartstochtelijke dans als in de huiverende stilte van dankbare verwondering. Zo is feest vieren ook de liturgie van het erotische liefdesleven, ja, van het leven tout court: alle zinnen open als toegang tot een werkelijkheid met vijf dimensies! Geboortenfeesten en overlijdensvieringen, verjaardagen en naamfeesten: zij voegen de levensloop samen tot één groot liefdessnoer van verbondenheid, ... ook met lachen en wenen. En vergeten wij niet: vrienden, net als paren, hebben ook hun geschiedenis samen met mijlpalen, waarin samen feest vieren dan even onmisbaar is en blijft. Het vergeten van een verjaardag of naamfeest is dus niet zomaar een kleine dagelijkse zonde; het is een grote zonde van nalatigheid, of in ouderwetse termen: een wraakroepende zonde! Het besluit is overduidelijk: zowel jongere (overactieve) als oudere (vermoeide) paren of personen zullen niet – tenzij met wel echt grondige reden! – een feestelijke uitnodiging afwijzen. Want een uitnodiging voor een feest is altijd ook een uitnodiging voor het vieren van het samen zijn. Wees er dus bij, ook als de gezondheid het even laat afweten! Helaas verleren zovelen zo snel de goede gewoonte van het samen feest vieren, vooral wanneer de stress in leven en beroep toeneemt, zodat "weer" een feest bijwonen wordt uitgesteld. Het is een valse hoop met dit uitstel-gedrag tijd en energie te sparen. En vooral; er mag echt niet worden vergeten: zonder deze vaste feestelijke wegwijzers raakt men het spoor bijster, hoe klaar en duidelijk de weg van de geplande levensreis ook mag lijken. En voor alle duidelijkheid: er wordt gefeest omdat de datum daar is, en dus niet willekeurig naar luim of grillen. "Feest vieren als ritmische, rituele onderbreking van het alledaagse geeft tegelijk zin aan het alledaagse op een wijze, die niet aanwezig is in de moderne, ontspanning en vrije tijd". (De Dijn)[1].

Feest vieren overstijgt dus ook een moderne trend van deze tijd van "een feestje bouwen" om bv. een succesprestatie van het bedrijf te vieren. Een "drink", hoe diep men ook in het glas kijkt, heeft niet automatisch de diepgang van het feest vieren. En de verbondenheid, die men erdoor wil "maken/ produceren", is van hetzelfde gehalte: dikwijls snel "... leeg én (ver)dronken"...

I   H. De Dijn. Moritoen: Van zelfontplooiing tot spiritualiteit. Kapellen, Pelckmans, 1998.

Dronken

van de zoete zaligheid

leven zonder omzien.

Longen volgelopen

met verlangen en met geestdrift.

Poëzie

van liefde en geluk.

Onvermoeibaar zoeken.

Vinden.

Redenen verzinnen

om met moed te herbeginnen.

Altijd gaande blijven.

Dromen met de ogen open.

Zien gebeuren

wat ondenkbaar is.

Leidraad mogen zijn

voor jonge bomen.

Zeggen: "Doe maar,

ik geloof erin".

Wachten, deuren nooit gesloten.

Meesterschap en inzicht tonen.

Stamhouder geworden

onuitwisbaar

meegenomen door het jongste kind.

Onverdedigbaar jezelf gebleven.

Licht vanbinnen, zon gerijpt.

Weten

dat elk leven zo bijzonder is

dat geen mens het je kan nadoen.

Kris Gelaude

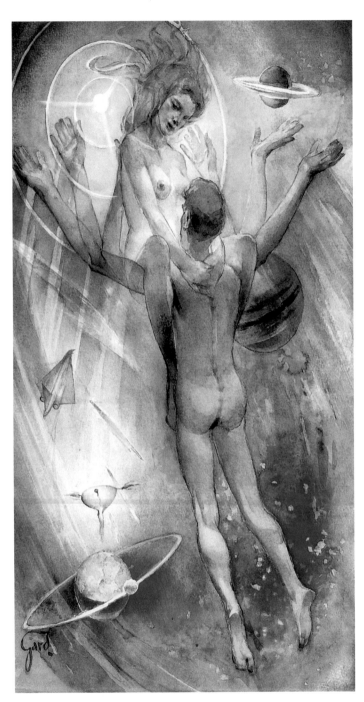

Gard Vanmechelen: De erotische liefde als vlucht door de kosmos.

Speeltijd: goddelijke tijd…

Het spel behoort niet alleen tot de wereld van het kind, voor wie spelvreugde ook de beweeglijke uiting is van de lust van het groeien, in nieuwsgierigheid en verwondering. Spelen blijft voor elke mens levenslang van vitaal belang: het is dé beweging en dus letterlijk dé spel-figuur van de lééftijd-tijd. De ontwikkelingspsychologie bevestigt dat elk kind zijn eigen plaats veilig en vrij verovert door het spel. En dus niet door discipline of dwang, die als tegenpolen juist de gevangenis zijn van het spel. Spelen is immers spontaan en soepel – sportief! – de eigen plaats veroveren temidden van tegen-spelers: met elkaar in dialoog via de spelregels en als speler ook goed ingespeeld op de medespelers. En de motivatie om te spelen is in de eerste plaats de vreugde genieten van het samen spelen; dus niét om te winnen. Hét is een onbekommerd en toch geconcentreerd, naïef opgewonden en toch ontspannen(d) thuis zijn bij zichzelf en bij elkaar, met de charme van de uitdaging, die de tegenspeler extra oproept, te tonen wat hij in zijn marge heeft … Spelen is de bewegingslust uitleven! In de gelukservaring van het spel beaamt de speler, "van kindsbeen af" dat een goede speler ook moet kunnen verliezen. Het echte spel is zo spontaan en natuurlijk als het leven zelf: niet geprogrammeerd, niet "gemaakt"! Want als men "er een spel van maakt" is het nooit echt een spel. En vooral, men zal het spel niet naar zijn hand zetten: want dan wordt er vals gespeeld, zoals ook moderne voetbal-schandalen aantonen. Het echte, "eerlijke" spel is voor het goede leven dus even onmisbaar als gezonde voeding. Familie, vrienden, buren, collega's … zullen dus, doorheen de tijd van alle levensseizoenen, samenspelers blijven met en voor elkaar.

Er is geen liefde zonder liefdesspel. Partners zullen – met valentijnse vlijt! – zich blijven inzetten om zich als speelse minnaars te ontplooien. Én zich blijven ontwikkelen tot steeds grotere veelzijdigheid in het liefdesspel. Met enthousiaste overgave het verrukkelijke liefdesspel spelen vergt ook de fysieke veerkracht van een sportief gezond lichaam, dat met regelmaat zijn rust neemt, de nachtrust inbegrepen. Geen goede bijslaap zonder voldoende slaap! En bovendien: oefening baart kunst. Sport en spel zullen dus in het leven van elke mens een vaste en centrale plaats bekomen en blijven behouden. Doorheen de wisseling van de levensseizoenen zal de aandacht waakzaam letten op het evenwicht tussen de inspanning van de noeste arbeid en de speelse ontspanning. Want het spel is ook de groei-beweging van de erotische relatie én van de levenszin.

En ouders zullen voor hun kinderen vooral speelse ouders zijn, want een kind leert letterlijk al spelend graag en goed te leven. Elk kind wenst zich ouders, die kunnen spelen: jong van hart en soepel van geest en ledematen. Ouders en kinderen samen moeten kunnen tuimelen en dansen, springen en klauteren, dol(len) van levensvreugde! Ook hier kan de stress door ongezonde leef- en werkstijlen als tijdrovers een nefaste rol spelen. Te moe, te afgemat, te verdoofd… wordt de speel-lust verlamd op alle gebieden, tot teleurstelling van de erotische partner, …én van de kinderen. Dan wordt vergeten dat de beste recuperatie voor een uitputtende (werk)tijd is: overspringen naar een totaal andere tijd om er krachtig te spelen met de kinderen of de vrienden, om hartstochtelijk een innig liefdesspel te beleven, of om intens te sporten. Intens sporten is levensenergie uitleven … soms tot aan het uiterste! Het is helemaal geen sportprestatie neerzetten of – weer! – verbeteren, al sportend gemeten met de "onlosmakelijke" (verklik)apparaten, die tijd, tempo en hartritme bewaken! Carrière-mensen kijken trouwens nogal eens neerbuigend neer op het spel: niet renderend; een nutteloos tijdverdrijf of een verpozing, ja, puur tijdverlies, dat nooit helemaal te vermijden is: "kan wel even op een luie zondag"…

Het echte spel is inderdaad niet productief en dus "zonder rendement". Maar het is wel creatief. Dit staat weer in contrast met de massale sportconsumptie, zoals die in een systeem van sportwedstrijden wordt georganiseerd. Waarbij niet toevallig met vaste regelmaat omkoop- en dopingschandalen in de sensatiepers opduiken. Ook de spelverslaving (bv. gokverslaving, seksverslaving, cybersex, …) wordt bij jong en oud steeds meer een sociale plaag in onze vrijetijdsmaatschappij. Het is een bevestiging in "massa" hoe weinig mensen de kunst van spelen als een echte levensstijl verworven hebben. Zo lijken zij op de dronkaard, verslaafd "aan de fles", die ook niet meer als fijnproever kan genieten van de wijn als godendrank.

Een bijzondere spelvorm – om zich telkens weer in te oefenen! – is de speelse humor. Echte humor is niet bijtend cynisch of afstandelijk superieur, maar telkens weer relativerend met een mild mededogen als teken van een grote betrokkenheid, van verbondenheid en solidariteit: en met de glimlach…om de onvolmaaktheid van alle mensen, vooral zichzelf inbegrepen.

In zijn boek: "Homo Ludens" schrijft Huizinga dat de term: "homo sapiens" niet zo goed past bij de mens, tenminste als men het gedrag van de mensheid – soms zo onvoorstelbaar agressief – tot op heden overziet. Ook de term: "homo faber" vindt hij niet zo gelukkig gekozen, als men ook de verwikkelingen en beschadigingen voor mens en natuur door de technische vooruitgang in rekening brengt.

Huizinga onderstreept dat de mens allereerst een cultuurwezen is: een schepper van cultuur in en door het spel. Twee elementen vormen de kern van het spel.
1. Spelen is een geestelijke en lichamelijke activiteit, die niet direct een praktisch doel nastreeft, want de eerste beweegreden is de vreugde aan het spelen zelf.
2. Spelen is een activiteit, die verloopt volgens spelregels, die door alle deelneem(st) worden erkend en die zowel een winnen als een verliezen mogelijk maken.[1]

Het spel onderbreekt ook de alledaagse bedrijvigheid van de spelers en zondert hen ook af in een niet alledaagse ruimte, die hierdoor ook een sacrale ruimte wordt met een eigen tijd. Dit brengt het spel ook in de nabij-

---

1   Johan Huizinga: Homo ludens. Proeve eener bepaling van het spel-element der cultuur. Amsterdam, University Press (Athenaeum Boekhandel), 2008.

heid van het religieuze. Trouwens, van in het begin hadden bv. de olympische spelen ook een religieus karakter. Dit religieus aspect was vooral duidelijk in de Grieks-romeinse oudheid. Het "doelloze" van het spel, dat de spelvreugde loskoppelt van het al of niet bereiken van het doel (= winnen!), vervoert de spelenden ook naar het gebied van de kunst. "De mens is slechts daar ten volle mens, waar hij speelt" (Schiller). De ware kunstenaar schept dan ook zijn kunstwerken meesterlijk-speels: dank zij onvermoeibaar oefenen kan hij of zij als kunstenaar(es) het leven dansen in "de goddelijke regionen van de vrijheid, bevrijd van aardse ketens". En hoe sterker de dwang wordt (voor het kind in de school; voor de volwassene op het werk), des te groter wordt de gezonde hunker naar het spel, ook om als mens in gezond evenwicht te blijven. Dwang is het tegengestelde van het spel; ja, het is de gevangenis, die het "lichtzinnige" spel als verboden opsluit en straft.

Hoevelen hebben trouwens niet als kind de kijvende ervaring meegemaakt: "wéér aan 't spelen! ... en is uw huiswerk al gemaakt?"

De uitspraak van onze onvermoeibare en bejaarde vorser, die ruim een halve eeuw na zijn "ontdekking" van de Higg-deeltjes recent hiervoor de Nobelprijs voor Fysica nog mocht ontvangen, was veelzeggend en stemt tot blij nadenken. Bij de vraag van een enthousiaste student, tijdens de viering in de grote aula in Brussel: "waar hij nog de energie haalde om, meer dan 80 jaren oud, nog dagelijks in het labo te werken ...?", was zijn antwoord klaar. "Sorry, dit is een misverstand. Ik heb nooit in mijn leven gewerkt; ik heb alleen gespeeld ..." Wel liet hij verstaan dat aan de universiteiten van nu, met al de efficiency-criteria en commissies, hij ook nu wellicht niet meer de (academische) vrijheid zou genieten om "zijn prachtig spel met veel verbeelding" te starten.

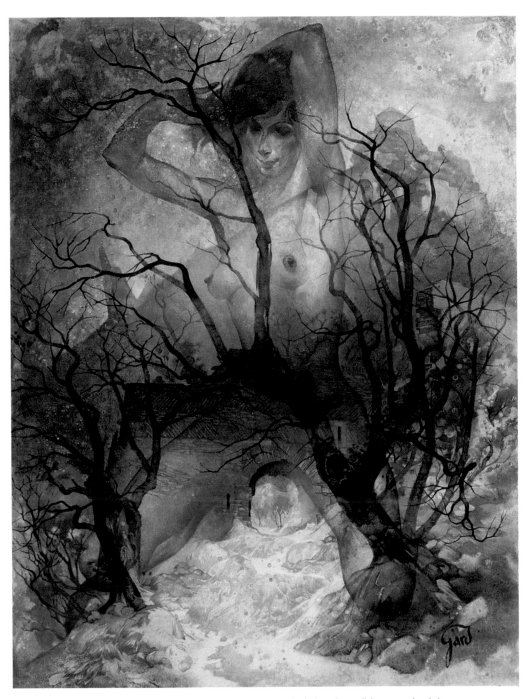

Gard Vanmechelen: De Vrouw als warme thuis in wintertijden van de ziel.

Tijd voor het Schone: "oh ... schone tijd"

Zoals reeds is aangehaald: ooit schreef Christian Morgenstern: "Begeestering is het mooiste woord ter wereld".

Christian Morgenstern: hij heeft zijn naam niét gestolen. Want begeestering is inderdaad als de morgenster, die verblekend en verdwijnend in het volle zonlicht een nieuwe stralende dag aankondigt en juist voordien nog krachtiger oplichtte als de nacht zo donker was. Wanneer een mens een gelukservaring meemaakt zegt hij of zij spontaan en met een dankbaar hart: "oh... zo mooi!" Zoals reeds werd aangetoond: het Schone is dé koninklijke weg naar zingeving: om zin, vreugde en genot in het leven te vinden, zodat men het ten volle kan beamen: een "ja!" tot het leven, dat men met lichaam en ziel kan én mag ervaren. Elke mens zal er dus werk van maken om het Schone in zijn of haar leven plaats te schenken en om dit Schone te ervaren, in zijn vele gestalten, in zijn vele vormen en variaties. Maar helaas; er is de monotonie van elke dag: met de banale "traîne de vie", die alledaagse tredmolen van plichten en opdrachten. Op het eerste zicht lijkt er maar weinig tijd en ruimte vrij te blijven voor het Schone. In de duisternissen, die telkens weer alledaags terugkeren, moet elke mens dus zelf zorgen voor lichtende "ster-stonden" (Stefan Zweig), die het Schone telkens weer laten oplichten als een nieuwe morgen, ook boven die sombere slordigheid van het alledaagse.[1]

Hierbij gaat het om meer dan alleen maar om "de Troost van de Schoonheid", zoals Patricia De Martelaere deze troost zo teder heeft beschreven. Want, het Schone is het uitverkoren en onmisbare voedsel van de ziel, van de bezieling,... van de begeestering.

Waar vindt de moderne mens nu nog het Schone in deze "lelijke tijden zonder smaak, waarin de kunst zelf onzinnig lelijk, ja precies waanzinnig is geworden"? Bovendien, "de gustibus non discutandum...", zo vermaant ons het Latijnse spreekwoord. Over smaken kan niet worden gediscuteerd, waarbij dan weer, onder de dekmantel van de vrijheid en de tolerantie, velen verzinken in het moeras van de onverschilligheid!

Is het Schone in deze tijd ook een marktproduct, dat in golvende lijnen wordt geproduceerd naar marketingwetten en trendregels en die als oppervlakkige rimpelingen vlug worden weggeblazen door een nieuwe mode-

---

[1]   Stefan Zweig: Sternstunden der Menschheit. In: Gesammelte Werke, Köln, Anaconda, 2014.

wind? Zo is er het schoonheidsideaal van een dream-body, al dan niet bewerkt met schoonheidschirurgie. Een dream-body, die zelfs bezadigde heren en wijze dames op leeftijd nog even kan bekoren en doen omkijken: ...in de doorzichtige look van een wuivend twijgje ("Twiggy!"), vederlicht zwevend over de catwalk en met geraffineerd "benenwerk, eindeloos lang".

Allereerst, het Schone als norm staat in deze tijd precies lijnrecht tegenover de norm van het Nuttige, waarbij het rendement overheerst. Daarom ontwerpt Wilhelm Schmid een schoonheidsbegrip, dat mensen in alle tijden en culturen kan aanspreken.[2]

Schoon is wat een mens ten volle beaamt en waar hij uit volle borst "ja!" kan tegen zeggen ("bejahungswert"/= bevestigingswaarde). Dit Schone schenkt de mens ook meer waarde aan zijn of haar leven: maakt zijn of haar leven mooier.

Het Schone roept op om schoon te leven, om een schone mens te worden: schenkt dus waarde én waardigheid. Het versterkt en bevestigt het bestaan, ook door een intensifiëren van de waarneming van alle zintuigen. De schoonheidservaring is een wondere ervaring van genot, zowel intens zinnelijk als geestelijk. De ervaring van het Schone is een genade-ervaring, een geschenk, dat men, zoals bij elk geschenk, niet kan afdwingen. Wel kan en zal elke mens zijn of haar leven en tijd "van elke dag" zo vormgeven dat de ontvankelijkheid met alle zinnen wakker open blijft en niet achteloos afstompt. Zo kunnen gevoelens van minderwaardigheid een grote belemmering vormen om zich ontvankelijk en gastvrij voor het Schone open te stellen: "ik ben dat niet waardig; bij mij past dit niet"... De Vlaamse taal zegt het nochtans zo wijselijk: "dat is niet zo moeilijk; alleen maar wat tijd voor vrij maken!" Natuurlijk kan tot nog toe geen mens tijd bij maken of tijd uitvinden; wel kan eenieder misschien wel "er tijd voor nemen zonder uitvluchten": voor wat hij of zij interessant of mooi vindt. En er is nogal wát moois op deze aarde ... , dat ook uitnodigt voor een mooi leven én dat het leven mooi maakt. Het Schone is als een verzamelplaats, die terug laat schouwen op de samenhang van alles, ook en vooral aan de mens van deze tijd, die soms zo versnipperd leeft in de chaos van zijn of haar (beroeps)leven. De schoonheidservaring wekt scheppende krachten om eigen leven zinvol gestalte te geven als een levenskunstwerk. En de zintuigen zijn de uitverkoren instrumenten om dit Schone te bereiken, te ervaren met de hoogste intensiteit aan genot en met de diepste levensvreugde. Wanneer wij ons van de draagwijdte van dit alles bewust zijn, is het evident dat uitstappen, zowel korte als lange, naar het rijk van het Schone onmisbaar zijn en blijven. Dit is als het ritme van het schone leven: even onmisbaar voor het leven als de ademhaling... Het gaat er echter niet alleen om de vaardigheid om het Schone te ontmoeten. Er is ook de opdracht, een dagelijkse opdracht, om zichzelf ook ... mooi te maken. Dus de vaardigheid om dagelijks het Schone dichtbij ... zichzelf te ontmoeten! Het is ook voor elke mens de zichtbare bevestiging niet alleen van het respect voor zichzelf maar ook van de liefdevolle zorg en omgang met zichzelf: het is de zelfliefde in bloei, bevallig en mooi (op)gemaakt... En dit mooi verzorgde voorkomen bevestigt ook dat men voorkomend is met de anderen. Het toont dus ook mooi

2   Wilhelm Schmid: De herontdekking van de liefde. De kunst van het het leven met anderen. Amsterdam, Ambo, 2012.

het respect voor de anderen, met wie men dus letterlijk niet slordig omgaat. Integendeel, men maakt er zich ook mooi voor! En bovendien, als een mens zich mooi voelt, gaat hij of zij zich minder snel uit een gezelschap terugtrekken en zich minder snel isoleren in negatieve voorstellingen, of zich niet barricaderen achter angstige achterdocht ("mij vinden ze weer (!) maar niks; geen blik waardig…"). Want het verlangen om er te zijn, om er bij te zijn, drukt zich ook uit in het verlangen om gezien en gehoord te worden: als een mooi aantrekkelijke persoon. Het is en blijft dus een zichtbaar stralende vorm van het samenhorigheidsgevoel: de zichtbare uiting van erbij te horen, … die bovendien aanzien schenkt. En gezien worden gelukt ook maar als men zich kan en mag tonen. Ook daarom is het de opdracht van elke mens om zich hiervoor mooi te maken. Het zich mooi tooien heeft in de evolutie van het dierenrijk een wondere weg afgelegd, ook in het toenaderingsgedrag tussen partners. En prachtige vogelveren blijven deze lange evolutie tooien, ook buiten het paringsgedrag: van de vederlichte vlucht, die de eerste vogels ooit gelukten, …tot aan de vedertooi van zowel de machtigen der aarde: vorsten, keizers en heerser(innen) als van de danser(s)essen op nieuwjaarsvieringen in Zuid Amerika, uitbundig fier op lijf en leden… En ook vandaag levert de mode-wereld, telkens weer, een onmisbare en creatieve bijdrage, waarbij ook Vlaanderen fier mag zijn op zijn ontwerp(st)ers van wereldniveau. En het advies van Coco Chanel, in zijn context geplaatst, zal ook niemand uit het oog verliezen:

"Dress shabbely and they remember the dress.
Dress impeccably and they remember the woman".

De mooie kledij is inderdaad als de onmisbare tweede huid, de passend elegante expressie van de persoon: een expressie zonder woorden, die onvergetelijk blijft …

De dichter Karel Van de Woestijne verwoordde het zo poëtisch over de bevallige Euridikè met woorden in de mond van haar toegewijde Orfeus: "Zij droeg een kleed, dat wuifde in zoet gerucht, en geurde waar het wuifde …"[3]

Wilhelm Schmid heeft ook een pracht-verzameling aangelegd van de vele gestalten van het Schone. Uit zijn rijkelijke korf plukken we hier graag enkele van de prachtigste exemplaren. Als eerste in de rei komt vanzelfsprekend de ervaring van het Schone in de kunst. Hierbij gaat het niet alleen om het bezoeken van musea of theater- (met muziek, dans,…) of operavoorstellingen. Het gaat ook en vooral om het actief deelnemen aan creatieve activiteiten: musiceren, zingen, dansen, schilderen, boetseren, beitelen, voordragen… Ook in het dagelijkse leven kunnen er vele ontmoetingsplekken met het Schone ingebouwd worden, zowel thuis als in het werkmidden. Het zijn immers als open vensters, langswaar de ziel met haar vleugels even uit de drukke of drukkende Chronos wegvliegt om in de Kairos-tijd – in enkele ogenblikken! – zo speels ware zonne-energie te tanken.

De schoonheid van de natuur is een onuitputtelijke bron van zinnelijk zintuiglijk ervaren van het Schone, ook in de wisselende gedaanten doorheen de gang der seizoenen. Zoals reeds werd aangetoond is erop uittrek-

---

3   K. Van de Woestijne: De terugtocht. – In: Verzamelde Gedichten. Amsterdam, Querido, 1982.

ken in de natuur dé weg van herbronning, die ontspringt uit de kosmische diepten van de schepping met al haar mysterieuze aspecten, veraf en dichtbij … Zin en schoonheid worden hier samen ingeademd …

Het Schone in de mens is het meest nabije "leefgebied": zowel bij de intieme partner, vriend, buur of collega als bij de verre vreemde. Zowel de bevallige gestalte als de innerlijke houding of edel-moedige karaktereigenschappen kunnen door ogen, stem, handen, bewegen… het Schone zo ontroerend laten ervaren: een mens in harmonie met zichzelf en met de ganse schepping, óók ontroerend in zijn onvolkomenheid. Het Schone in de mens mogen ervaren – dank zij een ontvankelijk aanbieden van tijd! – is de menselijk meest nabije weg om de tijd in zijn goddelijke dimensie te mogen ervaren, en dat dan nog wel in de concrete gestalte van een mens, die letterlijk tijd-genoot is. Een schone mens is als een brandglas, dat het licht van het Goddelijk Schone in gebundelde straalkracht laat oplichten in verhevigde schoonheid. Ook het gebied van het tussenmenselijke Schone – in liefde en vriendschap – is een kostbaar gebied, dat met regelmatige uitstappen zal bezocht worden in zijn unieke tooi, telkens weer anders, zowel in vertrouwde als in nieuwe vormen. Hieraan mag welke agenda dan ook dus niet tornen! Het lezen van gedichten, romans, biografieën, dagboeken, … zetten ook op het goede spoor; evenals het beluisteren van muziek (liefdesliederen, chansons, aria's uit opera's en operette's) of het genieten van film en toneel, die ook zo ontroerend in beeld brengen dat het Schone ook tragische vormen kan aannemen. Trouwens, het zinnelijk Schone wordt het meest ontroerend en beroerend ervaren in de tussenmenselijke omgang: gedeelde vreugde en gedeeld genot in wederkerigheid. Gedeelde d.i. meegedeelde

vreugde is dubbele vreugde, ook in de mooiste reis: de "reis door het rijk der zinnen".[4]

Even uniek is daarbij het beleven van de eenheid in de verscheidenheid; de vervulling in het elkaar aanvullen: die onuitputtelijke rijkdom van het anders zijn in het samen zijn, in het samen eens zijn in het verschil. Georges Bernanos schreef ooit: "zich kunnen verheugen in andermans vreugde, is het ware geheim van het geluk". En vooral; zingt de verwachtende bruid in het Hooglied niet: "als gij mij beroert, word ik mooi"… Het is de volmaakte vormgeving in eenvoud van zin en zijn: van een samen zijn als Schoon-wording, van de ware "grote schoonmaak" van elkaar …, elke lente van ontmoeting: op-nieuw! Daarom dichtte de dichter René Verbeeck[5])

> "Ik wil met u het leven drijven
> tot in zijn eenvoud,
> die tweevoud is"

Ook het Schone in de wereld kan telkens weer met "nieuwe ogen" ervaren worden: met wakkere aandacht voor de mooie dingen, ook al is het maar "even uit" in en door de straten van elke dag: de schoonheid van gevels, panden, straten, pleinen …, die de kijklust strelen…net als het modernste kunstwerk van een mooie etalage. Gebogen onder het juk kijken zovele mensen echter niet meer op: noch naar gevels en panden, noch naar de wolken, die elke dag hun nieuw verhaal zo mooi vorm geven aan het hemels firmament.

---

4   Diane Ackerman: Reis door her rijk der zinnen. Een cultuurgeschiedenis van onze zintuigen. Baarn, Het Spectrum, 1990.

5   René Verbeeck: op.cit.

Er is het ontdekken van het Schone in een antiek meubel, een moderne wagen met oogstrelend design, van een sierlijk kledingstuk, van een technisch wonder, uniek vormgegeven in een computer, een horloge, een koffiezet-apparaat, een servies … De stoet van schone dingen op aarde is oneindig, en de verzadiging zal ook wel nooit worden bereikt. Ja, de ogen, die schoonheid zoeken, worden nooit moe, want de ervaren Schoonheid schenkt telkens weer nieuwe energie. Laat ons dus allen nieuwsgierig blijven kijken, de neus gedrukt tegen het venster van de trein, die ons door het leven voert: in vervoering!

Dus: "Neem uw tijd!"

Want het Schone wandelt voortdurend om U heen: uitnodigend… De zovele gestalten van het Schone in deze wereld zijn als flonkerende juwelen op de grauwe en quasi eindeloze weg van de monotone tijd. En eigenlijk liggen die juwelen voor iedereen binnen handbereik! Goed geoefend zijn in het verspringen is dus werkelijk een vitale vaardigheid: altijd soepel plots uit de rechte rij van de tijd even uitspringen, waar en wanneer ook: om over te springen in het zonlicht van de goddelijke tijd. En voor alle duidelijkheid: het gaat om verspringen; niét om ver springen! Ver springen is die totaal andere vaardigheid om in de loopbaan zo ver mogelijk te geraken dank zij grote sprongen, over vele hoofden heen.

En vooral, ook de verbeelding is een schatkamer voor de vele gestalten van het Schone, voor velen trouwens een geheime schatkamer. De verbeelding is een zo typisch menselijk gebied én een spel zonder grenzen in het land van de Schoonheid. Dagdromen, als letterlijk een spel zonder grenzen, laat toe om droombeelden van het

Schone te ontwerpen. Dagdromen is de speelse werkzaamheid om de grote levensdroom beter te leren kennen en vorm te geven, én zelfs even uit te proberen in de verbeelding, (nog) veilig beschut tegen de barre werkelijkheid. En zoals reeds werd benadrukt: het is geen luxe om zich elke dag een halfuur terug te trekken – welke time out! – om ongestoord te dagdromen En in dit "droomwerk" zal men zich bewust ook richten naar het Schone in het dagdromen. Net zoals men elke avond ook nog eens dankbaar terugblikt op een mooie ervaring, die die dag bracht, hoe "rot" die dag overigens ook mag geweest zijn. Door die goede gewoonte wordt een mens ook een "plukker, die dagelijks het Schone inzamelt". "Carpe diem. …Pluk de dag!" En het zij hier nogmaals herhaald: dit "pluk"-werk draagt ook bij tot het verwerkelijken van de vreugde-biografie. De Grieken noemden de werkelijkheid: "tas meta tas fantasias", d.i. werkelijk is wat achter de fantasie ligt. De reis van de verbeelding doorheen de fantasieën, aldus de Grieken, is nodig om goed in de werkelijkheid te kunnen landen en aankomen. Bovendien, zo bekomt die werkelijkheid ook haar glans. Een maatschappij, eenzijdig gericht op feit en effectiviteit, kijkt soms misprijzend neer op de verbeelding: "alles louter fantasie!". Deze depreciatie heeft in onze technocratische tijd geleid tot een onttovering van de werkelijkheid, die ook haar mysterie en haar mysterieuze dimensie verloor. Het werd zelfs een instorting van de sacrale, cosmovitale dimensie waarin de mens van weleer de bronnen van zijn diepste vitaliteit vond, zoals Ricoeur scherpzinnig heeft beschreven.[6]

---

6   Paul Ricœur: La sexualité: la merveille, l'errance, l'énigme. Esprit, 1960 (29), 1665-1677.

In een gelukkig leven blijft ook de verbeelding aan de macht, want zij schenkt enthousiasme om stoutmoedig de werkelijkheid haar glans van een betere, nieuwe wereld te schenken. Hoe hoopvol is het niet voor Frankrijk en voor Europa dat Emmanuel Macron, een oud assistent van deze filosofie-professor Paul Ricoeur, zich als nieuwe president met visionaire gedrevenheid engageert voor een nieuwe toekomst, vervuld met durf en hoop. Het krachtige vuur van zijn jeugdig engagement – "en marche!" – voorspelt dat hij meer is dan een meteoor, die in een donkere nacht aan Europa voorbij schiet. (En ook hier: nomen est omen: "Emmanuel", d.w.z. God of het goddelijke met ons).

En vooral zal men niet vergeten dat de geliefde maar (h)erkend wordt als fantastische partner, dank zij de helderziendheid van de verliefde blik (la clairvoyance). De verliefde blik is de helderste kijk op de schoonheid van een mens. En het is bovendien een onverdiende genade! Het is die schouwende scheppingskracht, waarmee in de geliefde zijn of haar "goddelijke plan" wordt waargenomen, en dit met een blik, die juist met helder-klare ogen kan schouwen "wat God met die mens bedoeld heeft". En de liefde wordt dan roeping: zich opgeroepen weten aan dit unieke scheppingswerk te mogen deelnemen. Dit wordt in de erotische ontmoetingen met uiterste intensiteit en totaal zinnelijk de ultieme scheppingsvreugde ervaren… met die diepste zin: "ja, de Schepping gaat voort" (Beuys) door en in het liefdesspel, dat nieuwe Schoonheid op aarde schept … Zo wordt de erotische liefde ook de kosmische ervaring van het Schone. Als de minnaar de geliefde bezingt, zoals bv. In het Hooglied, dan bezingt hij spontaan de schoonheid van de gehele schepping. Vergeten wij ook niet: in de hunkering en het heimwee naar de geliefde beeft ook de kosmische angst van de mens, die zich radicaal eenzaam en afgescheiden terugvindt, verlaten in het uitdijende heelal. "Het wezen van de verlossende liefde is uitbraak uit de eenzaamheid en terugkeer in de goddelijke gansheid. Als zich twee geliefden vinden, zo sluit zich op deze plek in de kosmos de wonde van de eenzaamheid, van de verenkeling ("Vereinzelung")". (Walter Schubart)[7]

7   Walter Schubart: Religion und Eros. München, Becks Verlag, 1941.

Tijd voor de liefde: tijd der geliefden...
uniek belééfde tijd: de ware Lééf-tijd?

———————

"L'amour pour moi est la plus grande des affaires ou plutôt, la seule."

Stendhal

Hoe druk de moderne man of vrouw het in de carrière-maatschappij ook heeft, de liefdesrelatie blijft voor eenieder hoog scoren op het verlanglijstje van een gelukkig bestaan. Ruim een halve eeuw geleden werd een geslaagd beroep nog beschouwd als de voornaamste factor van een gelukkig leven. Sinds het begin van deze eeuw neemt echter "succes (sic!) in de liefde" de eerste plaats in op het verlanglijstje van geluk. En dit over alle wisselvalligheden van het beroep en de hectische levensstijlen heen. En dit blijft zo, ondanks de ruïnes, waarin zovele huwelijken sinds zovele jaren steeds weer terecht komen. Zo zijn er vele eenzame zoekers naar dit liefdesgeluk. Désanne van Brederode, filosofe en auteur, spreekt zelfs van een verslaving aan liefdesgeluk.[1]

Niet de overdaad aan romantische films of T.V.-programma's, wel de datingsites dragen hiertoe bij, alsof met hun belofte van een ruim aanbod en heldere selectiecriteria "succes" zeker is. En als de Ware toch niet komt, ondanks de vele, neen de zéér vele date's (met zovele afspraken, zovele avonden, zovele "eerste ontmoetingen",...) is het begrijpelijk dat men, onzeker, zich zelfs gaat schamen dat het maar niet lukt. Ongemerkt wordt het "onvrijwillig single zijn": het zoeken naar de Ware wordt een verslaving, soms ingrijpender dan tabak, aldus van Brederode. Deze verslaving tast uiteraard niet direct de longen aan. Ze tast wel "het zelfbeeld aan en de waardering van diens eigen leven, waarin kennelijk geen liefde past", aldus van Brederode, die dit terecht dramatisch noemt, niet alleen voor de eenzame zoekers, maar ook voor de liefde, die herleid wordt tot iets dat te krijgen, te maken en als een bezit vast te houden is.

Liefdesgeluk als ultiem hebbeding...

En toch wordt nog op zovele manieren -soms zelfs met de paradox van wat romantische enscenering – naar dit liefdesgeluk gezocht in onze schouwlustige maatschappij, Zo lokt het TV-programma "Blind getrouwd" vele geïnteresseerde kijkers – en kandidaat-deelneem(st)ers! – ,

———————

[1]   Désanne van Brederode: Als ik de liefde niet heb. Tertio, 2018, (19), 995,5.

Het huwelijk

Toen hij bespeurde hoe de nevels van de tijd
In d'ogen van zijn vrouw de vonken uit kwam doven,
haar wangen had verweerd, haar voorhoofd had doorkloven
toen wendde hij zich af en vrat zich op van spijt.

Hij vloekte en ging te keer en trok zich bij den baard
en mat haar met de blik, maar kon niet meer begeren,
hij zag de grootse zonde in duivelsplicht verkeren
en hoe zij tot hem opkeek als een stervend paard.

Maar sterven deed zij niet, al zoog zijn helse mond
het merg uit haar gebeente, dat haar tóch bleef dragen.
Zij dorst niet spreken meer, niet vragen of niet klagen,
en rilde waar zij stond, maar leefde en bleef gezond.

Hij dacht: ik sla haar dood en steek het huis in brand.
Ik moet de schimmel van mijn stramme voeten wassen
en rennen door het vuur en door het water plassen
tot bij een ander lief in enig ander land.

Maar doodslaan deed hij niet, want tussen droom en daad
staan wetten in de weg en praktische bezwaren,
en ook weemoedigheid, die niemand kan verklaren,
en die des avonds komt, wanneer men slapen gaat.

Zo gingen jaren heen. De kinderen werden groot
en zagen dat de man, die zij hun vader heetten,
bewegingsloos en zwijgend bij het vuur gezeten,
een godvergeten en vervaarlijke aanblik bood.

Willem Elsschot[*]

[*] W. Elsschot: Verzameld Werk. Amsterdam, Van Kampen & Zoon, 1960(4).

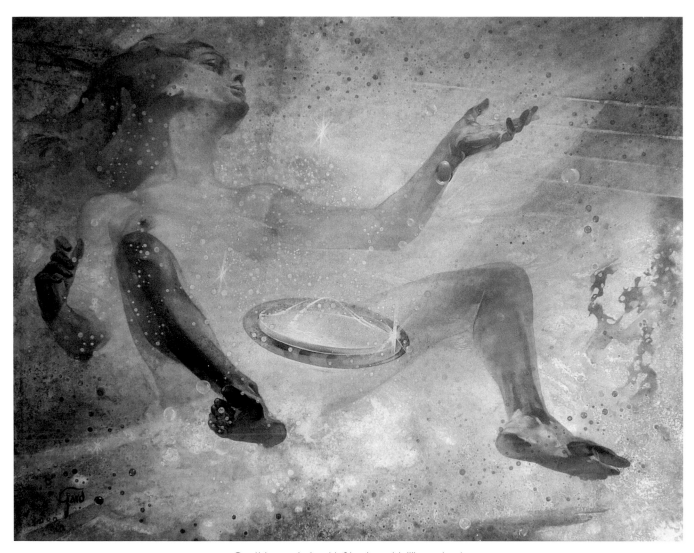

Gard Vanmechelen: Liefde als goddelijk geschenk.

net als allerlei "dating"-programma's, al dan niet aange-
vuld met deskundig relationeel-seksuologisch advies
en belerend commentaar. Ook de risico's op mislukken
worden – even kijklustig! – uitgetest op allerlei plekken,
die "het eiland der bekoringen" in de grauwe werkelijkheid moeten voorstellen. Jeroen Bosch zou zich zowaar
in zijn graf omkeren, moest gij gedwongen worden deze
moderne verarming van zijn "tuin der lusten" onder
ogen te krijgen.

Waarom toch kijkt iedereen direct op, stiekem of met
spontane interesse, als het thema van de liefde ook maar
even aan de horizon opduikt? Dit is héél begrijpelijk!
Want in de schoot van de geliefde, van de intieme medemens kan een mens toch "aan den lijve", d.i. met alle
zinnen intens betrokken, diepe bevrediging ervaren van
het verlangen naar veilige geborgenheid, naar intieme
vertrouwdheid ("thuiskomen bij/in elkaar"), naar lichamelijk, teder contact (diep geraakt en ontroerd worden
door liefkozingen), naar liefde schenken en ontvangen
(zich waardevol voelen voor elkaar, zich bevestigd voelen in de minnende blik, die de beminde op zich weet
rusten, over alle afstanden heen…). Op welke plek op
aarde of in welke situatie kan een mens meer waarde
en waardigheid geschonken worden? (Of, in het tegen-
overgestelde en slechtste geval: het is ook de plek, waar
een mens de diepste vernedering kan ervaren, met de
pijnlijkste kwetsuren en trauma's, en die veel, soms té
veel tijd voor genezing vergen…)

Bovendien, de innigste erotische liefde kan – "van
nature" – ook vruchtbaar zijn, ook al kan en zal zij zich
even volkomen ontplooien in een partnerschap zonder
kinderen. De erotisch vervullende liefde heeft niet de
gestalte van het kind nodig om zich te verwezenlijken.

Toch is het goed bewust te blijven van een essentieel
aspect van ouderschap, vooral in deze tijd van medisch
begeleide bevruchtingstechnieken. Een kind is niet
alleen het product van de versmelting van een zaadcel
en een eicel. De uitdrukking: "een kind verwekken" is
misleidend. Partners kunnen dit echt niet zelf doen,
hoe actief zij dit ook willen. Evenmin kan een techniek
van medisch begeleide "bevruchting" dit bepalen, hoe
hoogmoedig de naam van de behandeling ook klinkt.
"Een kind komt wanneer het wil", aldus het motto van
Prof. Dr. Peter Petersen, die jarenlang paren met onver-
vulde kinderwens begeleidde in een universitair medisch
centrum voor behandeling van onvruchtbaarheid te
Hannover (Duitsland). Elk kind is een geschenk, ontvangen van het leven: het goddelijke leven, het
boven-persoonlijke leven. Het is een gebeuren, dat
mensen enkel in begenadigde momenten mogen ervaren. De innigste ontmoeting van de geliefden kan dit
zeldzame geschenk bieden, tenminste indien de minnaars ontvankelijk zijn: openstaan voor leven, open
staan voor hét Leven. Dit Leven mag dan ook liefde
genoemd worden: de grote allesomvattende mensenliefde. Zulke buitengewone ervaring – letterlijk buiten
het gewone! – bevestigt: zo is de schepping goed en
mooi, de kosmos met de voelbare "harmonie der sferen"
(Max Wildiers). Met dezelfde Geest leeft die Liefde met
een nieuw gezicht voort in het kind, dat zo erotisch
"Geest"-driftig werd verwacht en wordt ontvangen. Dit
is het wonder van elk kind, dat ook zo persoonlijk getekend is met de kleine trekjes van zijn ouders, als gaven
én gebreken gebeiteld en opgeborgen in zijn nieuw
wezentje. "Een kind is wat het is". (Jaak Dreesen)

Ouderschap is dus groots. Het kan zich richten over en
boven de banale lasten van het dagelijkse leven heen,

tenminste als ook veerkracht en rust-tijden gerespecteerd worden. Het gaat om dat hogere leven, om die hogere Liefde, die woont in ouders, die minnaars blijven. Die hogere Liefde neemt intrek in elk gezin, waar mensen samenwonen, die blijven openstaan voor die hogere Liefde, die blijven openstaan voor elkaar: geest-driftig bezield, ook door het nieuwe begin, dat elk kind is. Want een kind is dé dartele Cupido van de grootse Liefde. Dit kind blijft ook de levende en levendige uitnodiging, die elke mens speels oproept de beslotenheid van zichzelf te overstijgen: het moderne eiland van de zelfgenoegzaamheid te verlaten. "Is niet ieder pasgeboren kind een openbaring? Een brief van God?" (Dorothée Sölle)

Als er dan kinderen komen, vragen zij wel veel tijd: door alle andere tijd-planning heen zetten zij de chrono-tijd overhoop, grillig én speels. Maar zij schenken ook speel-tijd, die ze kinderlijk kordaat "opeisen"… In luidruchtig levendige omgang zingen en dansen zij dat hun ge-zin de zin is: ja, de verzamelplaats van alle zin, …hoe groot de wanorde ook is, die er soms ook kan bijliggen.

Toch bevestigt de ervaring dat juist de liefdesrelatie, vooraan in het verlanglijstje, zo vaak mislukt, … ondanks de moderne vooruitgang. Hiervan getuigt niet alleen het stijgend aantal scheidingen. Er zijn ook de vele verwikkelingen: van seksuele burn-out, ontrouw, crisissen en conflicten, soms heel "veelzijdig" verwikkeld, …tot en met zij, die leven als intieme vreemden, (te) dicht naast elkaar… Het moderne liefdesleven heeft blijkbaar ook een moderne kwetsbaarheid in vele vormen en variaties. Dit liefdesleven heeft zijn tijd nodig, wel een heel bijzondere tijd: een onmisbare, soms zo grillige en ook kwetsbare tijd. En het vergt ook een grote en volgehouden inzet en werkzaamheid: een bedrijvigheid, die ver over

(brug)pensioenen heen reikt. Bovendien, het hartstochtelijke verlangen naar samen zijn én blijven moet in feite ook de prozaïsche vorm aannemen en blijven aankunnen om samen de banaliteiten van alledaagse karweien te bemeesteren. Het is de bekende monotonie van "un train de vie". Oorspronkelijk hebben geliefden "vast en zeker" voor de grootse liefde met elkaar gekozen; zelden of niet voor deze saaie monotonie, bv. van het dagelijkse opruimen! Alhoewel; opgeruimd hebben brengt opgeruimd zijn. En de ruimte voor het samen leven wordt ook letterlijk ruimer. Men loopt elkaar minder voor de voeten, men struikelt minder en staat minder snel op gevoelig-lange tenen… zodat botsingen en wrijvingen minder voorkomen. De ervaring op een raadpleging voor seksuele en relatieproblemen bevestigt – en dit met trieste regelmaat – dat vele jonge paren, eens zo enthousiast samen begonnen, door hun groot (financieel) engagement in het beroep in de kortste tijd "uurwerk-slaven met een armband(uur)" worden. En zij plegen – vrij en vrolijk, zich van geen kwaad bewust – roofbouw op de privacy-"werkzaamheden" in huwelijk en gezin. Sowieso zal het liefdesleven gaan wegkwijnen, volgens een bijna onverbiddelijke wetmatigheid, die voor alle leven op aarde geldt. Elke tuin, die niet met toewijding wordt onderhouden, kwijnt weg of verwildert; dus ook de liefdestuin. Een levende relatie is als een mooie plant, die, hoe sterk ook, maar overleeft als hij met vaste regelmaat water bekomt. Die plant overleeft helemaal niet met al dit opgespaard water samen eens per jaar uit te gieten. In dit water – het bekende en fameuze "later"-water! – verdrinkt de plant of rot hij weg …

Zo kan de hooggeprezen loopbaan een aanloop worden naar vernielingen. En de carrièredrift ontspoort in erotische accidenten. En deze erotische verwikkelingen doen zich ook nogal eens voor op de werkvloer: een modern "arbeidsongeval", waarvan de arbeidsverzekering (tot nog toe) niet de schade vergoedt. Soms groeien uit het geweldige paar van weleer nu twee ...gewelddadige partners: "op leven en dood". En dit al dan niet met uitputtende vechtscheidingen "ad infinitum", waarbij de kinderen ongeveer altijd "het kind van de rekening zijn". Een moderne vrouw van deze tijd loopt nog altijd het grootste risico voor fysiek geweld in ... "eigen huis"... Een moderne man van deze tijd loopt ook nog altijd het grootste risico op psychisch geweld in ... "eigen huis"...

Of de geweldige partners van weleer worden gefrustreerde singles, die het toch nog trachten "vrij-gezellig" te maken, dikwijls onder de meewarige – én soms jaloerse! – blik van vrienden of kennissen, die "niet zó kritisch-lastig doen en toch maar (knus!) bij elkaar zullen blijven", (want de afbetalingen lopen ook nog door...). En er zijn de uitputtende drama's van buitenechtelijke relatie's, die slechts uiterst zelden de schoonheid van een opera-tragedie bereiken. Soms wel het hilarisch niveau van een middelmatige operette, meestal met – helaas! – slechte acteurs, en die nogal vals kunnen zingen en zich meestal ook niet houden aan de voorziene partituur... Er zijn de alleenstaande ouders met kinderen, die er te lang en te veel alleen voor staan. En de kinderen? "Gelukkig redden die zich wel", zo klinkt de uitleg van de uitgeputte ouder, die zichzelf wil geruststellen. Hoeveel ervan worden sleutelkinderen van afwezige ouders, zwerfkinderen van carrière-ouders, verloren kinderen in sprakeloze gezinnen, ... of kinderen als prothese in een éénoudergezin?[2]

Het is en blijft (te) dikwijls een schrijnend verloop. Want de meerderheid van de jonge mensen en paren wil van hun leven écht wat maken. De maatschappij verwacht wel dat dit vooral door het werk zal lukken, ... en dit op een manier waarop "men u ziet ... door op te vallen!"... Zo storten zij zich vrij onbesuisd in het werk, al dan niet na een korte, ongeduldige periode van werkloosheid. En, zo druk doende bekomen ze ook snel het begeerde aanzien, waarvan de dure symbolen ook weer door het loon bekostigd moeten worden: de mooie (SUV)auto, de bijzondere (loft)woning, een social life met de aangepaste mode-items, de fantastische W.E.-trips, het subtropisch verlof in exclusieve oorden met het (dure!) label: "silentium" (=stilte!),... De toekomstdromen van deze jonge mensen en paren materialiseren zich dus in carrièredromen, die ze met grote inzet najagen. Ze worden – ongemerkt maar zeker – meegezogen in het raderwerk van de bekende tijdsmachine, die overal aanwezig is en ook hun tussenmenselijk verkeer bepaalt met efficiency-regels... Vele jonge mensen weten wel ergens dat ooit een behendige Charlie Chaplin zich nauwelijks kon redden uit dit meedogenloze raderwerk in het productie-systeem van "Modern Times". Toch doen zij enthousiast mee, ten koste van zoveel, dat men opgewekt "nog even uitstelt voor later"... Het magisch toverwoord om elke frustratie, ook de meest gezonde, bij zichzelf of bij de partner de kop in te drukken is: "later". "Inderhaast" (!) is er zelfs niet de tijd om te beseffen dat uitstel misschien ook afstel kan worden. En hoe frequenter dit uitstel wordt, des te groter wordt ook het risico op afstel. Ook voor vele vrouwen verloopt de stralende emancipatie nog altijd doorheen een uitgestrekt dal met weinig zon: een dal tussen bergen pampers thuis en minder interessante papierbergen buitenshuis, ook met een geringer loon, met minder

---

2   Zie uitvoerig: Piet Nijs: Je werk je leven? Antwerpen – Apeldoorn, Garant, 2009.

Ik beef
als de man
in de trein
zijn been
naast
mijn been zet
en mij zelfs niet bekijkt.

Ik ril als mijn arm
een andere arm raakt
van een heer
die niéts om mij geeft
maar wiens arm menselijk warm
rustig aanleunt tegen de mijne.

Ik kleur
als zijn hand
mijn handhuid omsluit
en ik voel het stille contact
met zijn huid.

Ik wou dat één heer
één hand
één been
mij één nacht
ernstig liefhad.

Ik wou
dat één nacht
tijdeloos zwart
één mens aan mijn hart lag
zodat ik goed was achteraf
en warm
voor allen die mij mild wensen.

Lut Ureel: Gedichten I

werkzekerheid en ook met minder waardering. Veel-zeggend is het Duitstalig boek dat zulke vrouwen prakti-sche oplossingen wil bieden voor de moeilijke evenwichtsoefeningen in de driehoek: "liefde-kind-beroep". Niet toevallig draagt het als titel: "Muttermilch auf seinem Laptop" (Moedermelk op zijn laptop).[3]

En de ontnuchtering kan hard en meedogenloos aan-komen. Want die stress schakelt de erotische stroom onverwacht toch zó snel uit, ja, zelfs ondanks de ooit zó intense start, die nog de "oerkracht van de verliefdheid als een blikseminslag" heeft gekend. En waarom kan dit hemelhoog erotische verlangen zo snel in afkeer omslaan? Het antwoord is eenvoudig: stress is onver-biddelijk voor het seksuele begeren en reageren, dat alleen maar opbloeit in een klimaat van vrede en har-monie. Dit klimaat van vrede en harmonie doet de lust- en contact-hormonen stromen als gelukshormonen. Erotische liefdeservaringen zijn ook daden van een speels gelukkige bedrijvigheid, die als de meest intense ervaring van genot en levensvreugde ook het Schone en het Goede in het leven laat proeven en beamen. Het zijn unieke gelukservaringen. Stress daarentegen wakkert de productie aan van de stress-hormonen, d.i. strijd-hormonen, die voorbereiden op vechten of vluch-ten (fight or flight). In voorbereiding op de "hitte van de strijd" schakelen zij altijd direct de "love-hormonen" uit. De "hitte" van hete liefdes is immers pas voor later: als de veiligheid van vrede en harmonie is teruggekeerd! Dit eeuwenoud en evolutionair gerijpt systeem heeft ongetwijfeld gezorgd voor het overleven en voortbestaan van de mensheid, doorheen duizenden jaren van barre tijden. Maar nu zijn die barre tijden van weleer barse tijden geworden... Nu is het niet meer de strijd tegen wilde dieren of verdediging tegen ontij in de natuur, naar het bekende motto (Darwin): "survival of the fittest", waarbij alleen de sterksten overleven. Neen, in deze tijd van carrière en concurrentie, met samenwerken en tegenwerken, is het nieuwe motto: "survival of the most succesfull", alleen de succesrijken overleven, ... en wel succesvol op elk terrein van de genadeloze strijd. Bovendien, voor de minnaars uit die dynamische groep van "succesfull people" moet en zal ook de "love story" een gestadig succesverhaal zijn: "a never ending story", waarbij dan weer alleen de mooisten overleven![4] De keerzijde hiervan, soms héél pijnlijk, wordt dan: "mooi en meedogenloos"...

Het hoeft dan ook niet te verwonderen dat, bij een kleine of zelfs toevallige hapering in "het optimaal seksueel functioneren", stiekem diepe zelftwijfels kunnen opduiken en gaan knagen aan de hyperactieve man of vrouw. Zo wordt de erotische burn-out de ver-zwegen kwaal, die de burn-out van het werk zal vooraf-gaan, meestal met de duur van ca. één jaar.[5]

En de ijver voor het werk, opgedreven tot wedijver, woekert dan buiten het werkmilieu als naijver: een jaloe-zie, die dan bv. overal erotische rivalen ontwaart... soms met eindeloze, nachtelijke en achterdochtige discussie's tot gevolg. Het slaaptekort neemt wel toe; terwijl de bij-

3   L. Heimberg, Y.D. Köchli: Muttermilch auf seinem Laptop. Zürich, Haffmans Verlag, 1999.

4   Nancy Etcoff: Het recht van de mooiste. De wetenschap van mooi en lelijk. Amsterdam-Antwerpen, Contact, 1999.

5   Zie uitvoerig: P. Nijs: Gesluierde Eros. Erotische burn-out en seksuele verveling. Mechelen, Kluwer, 2004.

slaap afneemt en, zonder de weelde van erotiek en liefde, steeds schraler wordt: het seksuele wordt als obsessie steeds enger genitaal en orgastisch gericht, ook als "bewijs" dat alles nog o.k. functioneert. Meestal beseft men daarbij niet: onzekerheid put uit, tot aan de neerslachtigheid toe. Depressieve gevoelens kunnen dan ook weer afgeweerd worden, allereerst in overwerk, dat de onzekere moet bevestigen "hoe onmisbaar men wel is…". Maar depressie maakt een mens ook altijd onstandvastig met o.m. … te gemakkelijk verliefd worden, waarbij uiteraard ook wel troost en koestering wordt gezocht. Maar de opflakkeringen van verliefdheid met zwakkere zelfcontrole kan zich ordeloos verwikkelen in "one nicht stands", die vooral het slaaptekort vergroten … Daarbij verkiezen "vitale" jongeren wel steeds meer "several nights stands", ook wel om de praktische schikkingen vooraf minimaal te houden. En afwisseling in seksuele partners verzekert natuurlijk niet ipso facto het zelfvertrouwen in een stabiele seksuele potentie. Bij jeugdige mannen komt een zelfmoordpoging in de vroege uren trouwens vooral na een mislukte bijslaap (Pöldinger en Laphardt). Op die wijze verwikkelt zich de carrière-drift letterlijk en concreet tot doodsdrift met zelfmoordgedrag: bij het krieken van een nieuwe dag, hier helaas wel zonder dat zonnig toekomstperspectief: met dé ideale erotische partner aan de zijde…

Wanneer men dit alles overziet, blijft de vraag terugkeren: wie kan in zulke "werkomstandigheden", en met deze negatieve spiraal, de hoge verwachtingen van deze moderne tijd aan erotiek en liefde nog invullen?

Anderzijds blijft er dan weer halsstarrig die overtuiging, – "eeuwenoud en springlevend", net als Leuven zich zo trots aanmatigt! – : "alleen in de liefde zijn we tevreden met één exemplaar"…

"Ik ben nog altijd een romantisch zieltje dat in de liefde gelooft … Maar ik zou me geen tweede keer inschrijven", aldus Marjolein Faes, die geen spijt heeft van haar deelname aan "Blind getrouwd", maar heeft wel "genoeg bagger gezien" (citaat DS, 23 mei 2018).

Het romantische ideaal van de ene ware is en blijft springlevend, ook al zijn er steeds minder, die het een leven lang met dezelfde partner "doen" … Intussen is ook de moderne relatiestatus niet meer zo eenvoudig:

Vrijgezel
Verloofd
Getrouwd
LAT-relatie
Menage à trois
Menage à quatre
Menage à trop
Open relatie
Halfopen relatie
Driehoeksrelatie
Vierkantsrelatie
Hokt samen in commune
Polyamoreus
Vlinder
Platonisch
Scheefschaatser
Friend with benefits
Friend without benefits
Hangt van Tinder af
Soloslim
Het is gecompliceerd
Het zijn uw zaken niet.

(DS, 23 mei 2018)

Maar is dat hoge ideaal, met zijn nadruk op de ene ware, nog wel van deze tijd? Ook Esther Perel, seksuologe en relatietherapeute met een stereokijk en dito ervaring op twee continenten, stelt vragen bij "het dogma" van de monogamie in deze tijd, waarin paren zulke variabele leef- en werkgebieden doorkruisen.[6]

Kan men dan in zulk wervelend leven de "ware Jakob" eerst nog vinden en dan nadien nog een leven lang goed bijhouden, als de huidige – of zijn het: "huid"-ige …? – omstandigheden tot zoveel "erotische verstrooidheid" kunnen leiden? Het lijkt er steeds meer op alsof overspel gaat behoren tot het liefdesspel. In onze technisch gestuurde samenleving zijn er inderdaad, sinds de pil, duidelijk minder eisprongen, wel veel meer zijsprongen… En hoe minder vlinders in de eigen buik, hoe meer vlinders dartel aan het bureelraam lijken voorbij te fladderen… Is het dan niet beter te aanvaarden dat overspel hoort bij het spel, ook bij het liefdesspel? Het is in deze tijd toch bijna "de norm en normaal" geworden, ook gezien de frequentie ervan? "Bijna overal waar mensen trouwen is monogamie de officiële norm en ontrouw de clandestiene", zo stelt Esther Perel vast, terwijl ze als therapeute een plaats wil creëren, waarin de diverse ervaringen met mededogen kunnen worden onderzocht en vooral begrepen in een goed kader: dwz. ten goede van alle betrokkenen. "Want bij overspel ben je nooit met twee", zo heeft Maureen Luyens, ervaren relatie-therapeute ook in het moeilijke veld van ontrouw en jaloezie, steeds weer onderstreept. In hun boek: "Ondanks de liefde. Hoe overleef je een liefdesaffaire?"

beschrijft het therapeuten-echtpaar Prof. Dr. Alfons Vansteenwegen en Maureen Luyens, beide ook psychologen-seksuologen, dat vreemd gaan een proces is en niet zomaar een plotse uitschuiver, totaal onvoorzien. In een affaire "gaat hij of zij dus zijn of haar gang", en dit uiteraard niet alleen …[7]

In dit boek wordt het verloop van een affaire als een "proces(sie)-gang" opgedeeld in zeven fasen, vanaf het ontstaan tot het einde van de verwerking. Origineel en verhelderend is dat elke fase typische kenmerken vertoont, waarop realistisch kan worden "geantwoord" én uiteraard (emotionele) verwikkelingen zich kunnen voordoen of vermeden worden en waarbij dan nieuwe kansen worden aangegeven. Want, wat het verloop ook wordt: álle betrokkenen hebben uit deze crisis wat te leren, zodat ze niet alleen overleven, maar zelfs met meer erotische lust en diepere relatievreugde kunnen verder leven, misschien ook meer vervuld dan voordien, ondanks de doorgemaakte stress en pijn.

En het blijkt overduidelijk: geliefden wensen en verlangen, al dan niet smachtend, in liefde samen te kunnen leven; zij wensen niét de ontrouw, die ze juist vrezen en willen vermijden. Want ontrouw leidt zó vlug tot een crisis: een acute, heftige crisis ("leugen en bedrog"), die ook chronisch kan worden of, misschien paradoxaal, er chronisch aan voorafging. Hierbij is dan ook de vitale vraag voor de vaste (huwelijks)relatie bij de ervaring van overspel: "rinkelen er alarmbellen of luiden de doodsklokken?" (Esther Perel). Want de "totale liefde"

6   Esther Perel: Liefde in verhouding. Een nieuw perspectief op trouw en ontrouw. Amsterdam, Bruna, 2018.

7   M. Luyens & A. Vansteenwegen: Ondanks de liefde. Hoe overleef je een liefdesaffaire? Tielt, Lannoo, 2003.

(100%!) bij de start blijkt nu plots "liefde in verhouding" te zijn (met de letterlijke vraag naar welke (wiskundige) verhouding: 1/3 of nog 2/3?). En wat met de verwarrende emoties? En vergeten we niet: een driehoek is, in de groei van menselijke relaties, niet alleen de eerste maar ook de hoogst geladen emotioneel-sociale molecule van het weefsel, dat mensen met elkaar in gemeenschap verbindt. En ontrouw is een merkwaardige driehoek. Volgens Esther Perel is het een driehoek met drie essentiële elementen: geheimzinnigheid, seksuele alchemie en emotionele betrokkenheid. Het geheimzinnige versterkt de erotische lading: "seks en geheimzinnigheid zijn een zalige cocktail" (Julia Keller). Dit reikt dus veel verder dan de bekende discretie of privacy, die intieme omgang ook geheimzinnig maakt... Seksuele alchemie, als erotisch opwindend mengsel van zinnelijk-sensuele ingrediënten (feromonen inbegrepen!) met een begeren vol erotische fantasieën als "spel zonder grenzen én over de grenzen", is een zó intens ervaren, ver aan de overzijde van een goed ingeoefend seksgedrag of orgasme. De emotionele betrokkenheid kan misschien vluchtig lijken, verdoezeld of ontkend worden, maar is of belooft een hartstochtelijke betrokkenheid met unieke diepgang in de uitwisseling van liefdesgevoelens: tot voordien ongekend en nu pas ontdekt als een goddelijke openbaring van de geheime liefde... Het herleidt zich dus niet tot "een affaire hebben". Het is dus niet zomaar een banale zaak of snel wat "emotionele zaken doen" tussendoor ...: une affaire.

Waarom komt deze driehoek zo frequent, zo onvoorzien frequent, voor in het erotische verkeer tussen de mensen? En waarom werkt zijn boodschap dan zo verwarrend? Hij lijkt de facto precies zo frequent als de rode driehoek in het verkeer, wiens boodschap wél duidelijk is: "voorrang van rechts"... Het lijkt alles bijna zo normaal als een verkoudheid, die ook in wintertijden zo frequent voorkomt. Dus ...niet dramatiseren! Maar misschien evenmin banaliseren! Ook al weet intussen iedereen dat een winterse verkoudheid niet abnormaal is, toch gaat niemand het als een teken van gezondheid beschouwen. De frequentie is dus niét de norm, die bepaalt hoe het hoort. (De griepvaccins zijn er een concreet bewijs van!)

In elk geval zijn er de feiten. Zo zijn er tot nog toe weinig paren, die elkaar blij verrassen met het geschenk van overspel, alleszins niet op een verjaardag of met Valentijn, waar andere speeltjes wel welkom kunnen zijn...

Alle relatietherapeuten bevestigen in koor en vrij eensgezind: Overspel komt niet voor bij paren, die tevreden leven en bevredigd zijn met hun erotische relatie.

1. Bij de confrontatie met overspel zwoegt elk paar zich doorheen moeilijke tijden met uiterste gevoelens van teleurstelling, kwaadheid, ontreddering, zelftwijfels, jaloezie, schuld en schaamte,... Dikwijls wordt overspel het einde van de relatie, soms zelfs levenseinde van een partner (door zelfdoding). Deze zelfdoding is dan wel een tragische vergissing: geen man, geen vrouw is immers de moeite waard om voor te sterven! Ze zijn (meestal) wél de moeite, of liever de lust waard om voor te leven!
2. Soms wordt overspel ook de hergeboorte van de relatie, met een nieuw en realistisch elan van grotere erotische intimiteit.
3. Geen ervaren therapeut(e) zal aan een paar in crisis de weg van ontrouw aanbevelen als "groeihormoon". Net zo min als een kanker wordt aanbevolen of aangeraden om over "kleinzielige" emotionele moeilijkheden

heen te groeien, ook al kan de beproeving door kanker wel emotionele rijping bevorderen.

De erotische liefde kan maar duurzaam bloeien in het hart van een mens met empathie. En het vermogen voor empathie, dat bij elke mens wel is aangeboren, kan maar groeien in een midden dat de empathie uitnodigt, bevestigt en ondersteunt. In een klimaat van: "ieder voor zich …alleszins om het ver te brengen" wordt veel minder aandacht geschonken aan empathie, ook als sleutel voor het verlangen naar innige nabijheid. Ook de vaardigheid om zich in te leven in de belevingen van de ander bekomt veel minder aandacht (in vergelijking met het aanleren van een "effectieve" omgang met de ander als concurrent). Door dit alles kan er uiteindelijk weinig ruimte zijn om ontvankelijk open te komen voor de belevingen van de ander. En men kan slechts beperkt binnen treden in de wereld van de ander. De oude spreuk "de ene zijn dood is de andere zijn brood" wordt zonder verpinken aanvaard én in daden omgezet. Vandaar blijft het een beperkte, ja gebrekkige empathie. Waarbij men niet echt "in de schoenen van de ander kan gaan staan" (hetgeen kinderen juist zo enthousiast nieuwsgierig willen uitproberen!). Bij zovelen blijft dus de competentie tot empathie zo beperkt. Aanvoelen en invoelen in de ander zonder ermee samen te vallen, behoedzaam binnentreden en toch zichzelf blijven in het betrachten en achten van de leefwereld van de ander,…: dit alles is en blijft een lange leerschool, die zonder toegewijde leraars/essen geen excellente resultaten kan brengen. En pas dan kan het verhaal van de erotische liefde werkelijk beginnen als een weergaloos verhaal van ontmoetingen tussen twee "gij"-personen, die intens én dicht aanwezig kunnen en ook durven zijn in elkaars wereld. En bovendien: in de wereld van de ander vindt de bezoek(st)er

dan ook nog maximaal zichzelf terug! Zulke erotische betrokkenheid is niet alledaags en …komt ook niet elke dag voor; ja, komt bij vele paren misschien zelfs nooit voor (en wordt dikwijls ook weinig bewust gemist)! De vreugde en het genot van de erotische liefde, die geboren worden uit het actief betrokken bijdragen aan het verrukkelijk genot van de vreugdevolle ontwikkeling van de geliefde "gij", blijven bij velen dan wellicht ook minder ingrijpend en minder bindend: én met minder trouw. Simpel samengevat: in het moderne liefdesleven is er te weinig "gij"-aanwezigheid van vlees en bloed, te weinig bezielde lijven, te weinig gelijkgestemde zielen, die samen vibreren dank zij fijngevoelige empathie. Of nog eenvoudiger geformuleerd: moderne partners kunnen en willen niet meer zo graag in elkaars schoenen staan. En in de moderne beweeglijkheid worden de geliefden "van voordien" ook sneller uit het oog verloren, misschien ook wel omdat ze niet of nooit zo sterk betrokken empathisch werden ervaren. En met minder gevoeligheid en empathie is er ook weer wel minder pijn en minder na-pijn…bij het weg gaan. Scheiding wordt een bijna alledaags fenomeen, tussen de drukte van zoveel andere gebeurtenissen van elke dag.

Misschien mag hier ook niet worden vergeten dat de betekenis van monogamie in een halve eeuw merkwaardig is gewijzigd. Voorheen betekende het: "één partner voor het leven". Nu betekent het: "één relatie met één partner". En dus was de paradoxale woordcombinatie geboren: "seriële monogamie". Deze seriële monogamie wordt trouwens met valentijnse vlijt beoefend, en dit niet zelden met nogal wat verkeersaccidenten, zoals dat in elk onstuimig en haastig verkeer kan voorkomen. Waarbij de schade-claims wel moeilijker liggen dan in het wegverkeer en lang kunnen aanslepen …

Is de mens wel geschikt en voorzien van de nodige competentie om monogaam te leven? Dit blijft een steeds weer terugkerende vraag bij zovelen, die hiervoor niet alleen interesse hebben vanuit een theoretisch-wetenschappelijk standpunt, want heftige emotie's zinderen snel mee… "Het monogame huwelijk is vooral een ijzersterk businessmodel", aldus de socioloog Van Bavel. (D.S., 24 juni 2018). Bij deze mooie en beeldrijke uitspraak mogen we, ook sociologisch, alleszins niet vergeten dat we nu toch niet meer leven in het ijzeren tijdperk. En dat, dank zij de vooruitgang, ijzer – met de Unie van staal en kolen! – rijkelijk is aangevuld/vervangen door nieuwe elementen in de opbouw van een moderne samenleving: met veel grotere elasticiteit en meer aanpassingscapaciteit …

Deze opmerking is er alleen maar om er op te wijzen dat de zogenaamd wetenschappelijke benadering van het thema "monogamie" nog steeds geschiedt met de klassieke, en – zoals ook hier! – letterlijk met "verroeste" argumenten. Typisch voor deze wetenschappelijke benadering is haar reducerend karakter, met de bekoring om een complex geheel te herleiden tot een deelaspect. Historisch is monogamie inderdaad sterk verbonden geweest met de economische functie van het huwelijk als een zakelijk contract, geregeld tussen twee families – om het (erfrechtelijk) bewaren/vergroten van het familiebezit, zonder vreemde (zaad)inmenging. Daarvoor was toen onmisbaar: de exclusieve trouw van de vrouw. Is dit nu nog een realistisch argument om monogamie te verklaren? Vanaf de zestiende eeuw legde de Kerk de nadruk op de vrije partnerkeuze, waarbij de romantiek enkele eeuwen later "de uniek-juiste liefdespartner" tot romantisch liefdesideaal optilde, met de "eeuwige trouw" inbegrepen. Dit kan uiteraard bij velen tot overspannen verwachtingen en teleurstellingen leiden: teleurstellingen in de reële partner, waarbij men – en dit is toch óók merkwaardig! – meestal wel blijft vasthouden aan het hoge ideaalbeeld. Is dit dan een argument om monogamie als romantische illusie te beschouwen? En in hoever kan de sociologie hier een accuraat antwoord bieden? De sociologie kan ons belangrijke kennis en inzichten leveren over de samenleving (de societas). Zei de grote socioloog Professor Wilfried Dumon niet terecht: "voor ons, sociologen, is de maatschappij hét labo van ons onderzoek". Als er bv. op een dansfeest voor singles – met het oog op partnerkeuze en paarvorming! – 200 dames en 100 heren aanwezig zijn is het sociologisch klaar dat een aantal dames hier "met lege handen" zullen vertrekken. Waarom wélke dame nu juist zonder partner "verkiest" te vertrekken, terwijl de dame naast haar zelfs met twee mannen "verkiest" weg te gaan, verklaart de sociologie niet, vermits het hier toch ook een strikt persoonlijke keuze is… De (niet) gelukte partnerkeuze of de vormgeving ervan kan dus niet herleid worden tot sociologische determinanten, die wel mee het "keuze-veld" afbakenen maar niét het uniek-persoonlijke spel van de wederkerige partnerkeuze bepalen. De spelregels op een voetbalterrein bepalen toch niét welke ploeg de match zal winnen! Maatschappelijke druk en visies kunnen en zullen dus wel een rol mee spelen in het ontstaan van ongehuwd blijven, van monogamie, van polyamorie,… maar zijn er daarom niet de oorzaak van.

Bij de medisch-biologische benadering om monogamie te verklaren is het reducerend karakter nog duidelijker, (wellicht ook omdat het nog meer een simplistisch denken is)… "We zijn maar voor één ding voorgeprogrammeerd en dat is om ons voort te planten" aldus de gedragsbioloog Mark Nelissen (D.S., 23 juni 2018).

Het gaat dus, ook in de mensensoort, om de voortplan-ting in dienst van het soortbehoud als hoogste goed. En elk mensenleven leeft en beweegt dan naar dit ultiem perspectief toe! Waarbij misschien niet mag vergeten worden dat "soortbehoud" voor de mens niet alleen gemeten wordt aan het aantal geproduceerde indi-viduen, maar ook aan het "werken" aan een gunstig overlevingsklimaat voor deze individuen. Dus cultuur-schepping is even onmisbaar als de voortplanting. De individuen van de mensensoort kwijnen weg als ze niet terecht komen in een gemeenschap van mensen, die door taal en cultuur verbonden met elkaar ook verbon-den leven. Toch blijft er een merkwaardige "overschat-ting" van de voortplanting en dit in vele kringen, zelfs als zij onderling sterk verschillen. Pertinent merkt Rik Torfs op, vinnig-scherpzinnig en bedachtzaam zoals steeds: "En voortplanting mag dan al tot vertedering leiden zolang de kinderen klein zijn, ze is intrinsiek, op zichzelf beschouwd, niet per se een hoog ethische daad".[8]

"De teelballen van een mensenman zijn groter dan die van een gorilla: nodig om snel veel zaad te produceren, dat ander zaad te snel af kan zijn", zo voegt Mark Nelissen er nog aan toe… Ook dit is weer een mooie en beeldrijke uitspraak. Maar veelheid en snelheid in het verkeer gaan toch niet altijd goed samen, zo leert het file-verkeer ons dagelijks… Bovendien, het "ander zaad" komt ook van grotere teelballen… En wellicht geldt dit ook voor het "race"-verkeer van de zaadcellen door de vagina op jacht naar het te bevruchten ei, dat ergens, veraf verborgen achter de "baarmoeder-tunnel", glijdend aankomt in de donkere krochten van de eileider … Bovendien blijft de vraag: waarom heeft de gorilla zich tijdens de evolu-tionaire reis ook geen grotere teelballen aangeschaft? Was hij toen al niet slim genoeg om de impact van de factor snelheid te begrijpen, wat de slimme man wel snel inzag? Of was de gorilla niet egoïstisch genoeg om neen te zeggen tegen de opdracht van de zorg voor een kroost met de allures van een koekoeksnest? Vragen staat vrij … net als wetenschappelijke hypothesen!

"Een vrouw blijft op zoek naar goede genen" Ook dit is weer een aandoenlijk mooie uitspraak, met voor mij zelfs weer echt een nieuw inzicht. Uit de klinische ervaring als relatietherapeut – ruim 50 jaren lang! – heb ik immers ervaren dat vrouwen, en vooral de beroepsactieven, inderdaad op zoek blijven, misschien niet direct naar de goede genen, maar wel vooral … naar hun sleutels. En dit uiteraard met nogal wat tijdverlies, óók ten nadele van de liefde (en de genen) en met de nodige frustratie en ergernis er omheen. (Hier kan terecht worden opgemerkt dat het hier wel gaat om een zéér geselecteerde populatie van vrouwen). Heeft ook Freud niet jarenlang gezocht naar het antwoord op de vraag: "wat zoekt de vrouw? ("Was will das Weib?", aldus zijn laconieke formulering). Wil zij een man? Of wil zij seksueel genot? Of mooie, gezonde kinderen? Of een moeder (zijn)? Of een vader voor de kinderen? Of aanzien en rijkdom? Na jarenlang en diepzinnig zoeken, ook in het donker onbewuste, kwam Freud tot het klare antwoord: "de vrouw wil – óók van de man! – … schoenen" (jawel, goed gelezen: "Schuhe")! Maar tot de genetica van dit schoen-verlangen heeft ook Freud niet kunnen doordringen.

Indien de programmatie van de vrouw zich beperkt tot kieskeurige voortplanting met goede genen, die gericht

8   Rik Torfs: Wie gaat er dan de wereld redden? Leuven, Van Hale-wyck, 2009.

is op soortbehoud, hoeft de monogamie – van de vrouw! – toch helemaal niet. Zij heeft een fijne neus en de goede intuïtie, ook om de goede genen te kiezen. De goede voedster-vader kan als een heilige Jozef zich dan toch voor de ganse kroost "van messiassen voor die sterkere soort" inzetten. In het belang van de soort is het toch bijkomstig waar moeder-de-vrouw haar goede vruchten is gaan verzamelen… Zij hoeft alleen trouw te zijn en te blijven aan de goede genen, niét aan de "goede man/voedster-vader". Toch kan men lezen: "En wat als je als man zonder het te weten sterk investeert in een kind dat niet jouw genen bezit? Dat is evolutionair gezien een catastrofe." (Hugh Desmond, D.S., 28/6/18). Evolutionair gaat het om het soortbehoud: toch alleen maar om het doorgeven en verzorgen van de goede genen? Waar zit hier dan de catastrofe, tenzij voor het narcisme van de man, die naïef-grandioos de hoornen draagt? "Mannen houden het beter bij één vrouw" zo kan men lezen in dezelfde D.S.-bijdrage. Het monogame huwelijk is een vrij recente en vooral Europese culturele uitvinding, waarvan het succesverhaal niet zomaar uit valse nederigheid moet verdoezeld worden. Maar weer kan de vraag herhaald worden: is deze "uitvinding" door genetische factoren bepaald, dank zij het aanpassingsvermogen van de mensensoort aan nieuwe situatie's? Evolutie veronderstelt toch de vaardigheid om zich succesvol aan te passen aan nieuwe omstandigheden. Naast een trouwe moeder-de-vrouw "is de vaderlijke investering (+ aanwezigheid) één van de belangrijkste factoren voor het latere succes van het kind" (Hugh Desmond). Het kind vraagt inderdaad jarenlange investering vooraleer het in de wereld van nu de competentie voor succes in de competitie verwerft: "the survival of the fittest". Deze competentie vraagt voor de mensensoort bovendien ook: kunnen investeren in de

toekomst (voor de volgende generatie's). Het zicht van de jager van weleer moet dus wel evolueren naar een verte-zicht met visie op een toekomst voor de volgende generatie(s) in een mooi en leefbaar milieu. En voorlopig is dit alleszins hier op aarde nog niet uitgebouwd. "Jullie volwassenen verpesten mijn toekomst", zo protesteerde de 15-jarige Zweedse Greta Thunberg op de klimaattop van 15 dec. 2018 in het koolzwarte en vervuilende Polen. En de vraag is pertinent: "Waarom jongeren aanzetten tot flink studeren voor de toekomst, als de volwassenen van nu en vroeger niet zorgen voor een leefbare toekomst?"

En zijn juist de succes-kinderen ook bij voorkeur de doorgeef(st)ers van de beste genen? De melodie van de genetica – soortbehoud door goede genen – blijft dus klinken als een echo van een verleidelijke nimf, die "van ergens in de bergen" steeds maar blijft zingen. Toch blijft het een feit: in de wereld van nu met de andere, "harde bergen" van de overbevolking wordt wel, zowel veraf als dichtbij, het grootste aantal kinderen nog steeds geboren in die gezinnen, waar men het minst kan …tellen. De garantie voor de "verstandige" goede genen (b)lijkt en blijft de facto zéér veraf.

"Op zoek naar de goede genen…" Blijft de vrouw inderdaad op zoek, vlijtig gebogen onder het genetische juk, net zoals de arme aren-verzamelaarsters op de "schilderachtige" oogstvelden van weleer? Welk Angelus-klokje zal hier tikken, zodat de gebukte vrouwen zich even kunnen oprichten en verpozen, niet alleen in "la douce France"? Het is niet moeilijk om in zulke "genen-visie" de hunker vanuit de (genetische) bodem naar een beter ras te horen doorklinken, zoals ooit reeds werd gepoogd met het Arische ras. Waarbij deze poging niet tot het sterkste ras, wel juist tot de grootste vernietiging van de mensheid in haar geschiedenis heeft geleid. Een tragisch historische waarheid, die velen van de nieuwe generatie zelfs bijna niet meer weten, …ondanks de zovele verdienstelijke pogingen van "dit mag de mensheid nooit vergeten…". De nieuwe generaties weten het echt niet meer zo duidelijk – noch van de Grote Oorlog, noch van de tweede wereldoorlog – ondanks hun grote kennis van het labo of van de multimedia.

Na ruim een halve eeuw hulpverlening aan mensen met moeilijkheden met zichzelf of met hun relaties in huwelijk, gezin en seksualiteit, is mijn besluit vrij eenvoudig. Tot nog toe kwam geen enkel paar op raadpleging met een hulpvraag vanuit het motief om de mensensoort optimaal in stand te houden of te verbeteren … Zelfs bij overtuigde Vlamingen bleek de verstokte kinderwens niet samen te gaan met het strijdlustig verlangen om Vlaanderen opnieuw groot te maken, zelfs niet bij de meest uitgesproken Vlaamse leeuwen … Dit soort altruïsme voor de soort blijkt de facto dus zeer beperkt en quasi onvindbaar. Kan dit alleen afgedaan worden als een oppervlakkige onverschilligheid van de moderne mensen en partners – "toch zó egocentrisch, nietwaar!…" – voor het genetische krachtenveld van de toekomst, én bovendien zo naïef onbewust van wat hen drijft? Wel is het een feit dat het 1000-tal kinderloze paren, die ik mocht begeleiden bij hun keuze van donorinseminatie, wél uitgesproken bekommerd was voor de "genetische uitrusting" van hun komende kinderen. Hierbij ging het allereerst om een bekommernis vanuit verantwoord ouderschap zodat de kinderen vaardig uitgerust zijn om het leven als gelukkige mensen aan te kunnen. Verbetering van het menselijk ras/ de soort in stand houden speelde hierbij nooit een rol.

Bij het allereerste begin van de kunstmatige inseminatie in de 19de eeuw was dit ooit wél even een hoogmoedige droom van enkele stoutmoedige vorsers: alleen het zaad van "the fittest" kwam in aanmerking om de komende generatie's te verwekken (met het doel te komen tot een "uplifting of the genetic stock", aldus de elegante omschrijving).

En ook met het duidelijke doel de "scherpste doornen uit het menselijk, niet altijd zo fraai karakter" voor altijd te verwijderen, net zoals Burbank toen met zijn selectie-technieken rozen zonder doornen wilde kweken. Ook de Japanners hebben in de 80-er jaren van de vorige eeuw inderdaad "vergelijkend donor-inseminatie-onderzoek" gedaan bij nakomelingen, verwekt met zaad van hoogbegaafde (=I.Q.) donoren, met follow-up van het opgroeien van deze kinderen in een I.Q.-stimulerend of minder stimulerend midden. Of zijn Japanners misschien genetisch voorbeschikt om de "perfecte namaak" te leveren? Bovendien blijft er in dit kader toch ook weer een wat merkwaardig gebeuren. Waarom waaide er bv. toch nog zoveel stof van verontwaardiging op, wanneer in de V.S.A. een (dure) zaadbank werd gevuld met zaad van Nobelprijs-winnaars? Enige grenzen stellen aan de hoogmoed, aan die ongebreidelde technische hybris, lijkt bij velen dus toch (nog) een gevoelige snaar te raken.

Zoals reeds werd onderstreept is het reducerend denkkader van dit wetenschappelijk denken juist zelf wetenschappelijk fout! Een determinante van een gedrag als noodzakelijke voorwaarde is géén oorzakelijke determinante, die een gedrag noodzakelijk veroorzaakt. Zo behoort het spraakvermogen van de mens tot zijn "goede" menselijke genen. Dank zij dit uniek genetisch kapitaal beschikt een mens over de dispositie om de spraak te ontwikkelen. Maar bv. de onzin, die hij vertelt – al dan niet wetenschappelijk verpakt! – wordt niet bepaald door zijn "spraakgenen". Evenmin als de prachtigste gedichten, waarin het genie van de taal door zindert, ook niét door de genen zijn gemaakt! Zo had onze tweede dochter Karlijn een tijdlang een aapje, dat graag met ons mee zat en at aan tafel , waar ook veel werd gepraat. Het is evident dat dit aapje – zonder het nodige genetische spraak-kapitaal – nooit leerde spreken, (en zelfs niet bij machte was woorden na te apen!), terwijl de zusjes naast hem aan tafel wel fel bespraakt uitgroeiden). Uiteraard kan de genetica de welbespraaktheid van de zusjes in de "moeder-taal" (sic!) niet herleiden tot het goede genetische kapitaal, ook al is ze telkens weer bekoord om dit toch te doen. (Sommige fiere ouders zullen deze visie zelfs enthousiast bijtreden, ook al is het een misplaatste fierheid want het zijn niét hun persoonlijke genen, wel het genetisch kapitaal van twee familie's, dat zij doorgeven…). En de genetica vergeet misschien hierbij ook de draagwijdte van de wijze Vlaams spreuk: "woorden wekken: voorbeelden trekken"… Als de voorwaarden vervuld zijn zodat taalvaardigheid genetisch beschikbaar is, moet het spreken nog altijd geleerd worden door en met mensen, die samen spreken. De moedertaal wordt alleen geleerd in een taalvaardig "taal bemoederend" milieu!

Een ander, even simplistisch voorbeeld: ons alfabet bestaat uit een beperkt aantal letters, waarmee een onbeperkt aantal woorden en verhalen kunnen worden geschreven. Ook dit boek is hiervan weer een klein voorbeeld. Zonder alfabet – en de regels van de spraakkunst! – geen geschreven verhaal. Maar het verhaal is niét gedetermineerd en vastgelegd of geprogrammeerd

door het alfabet. Het is de scheppende geest van de schrijv(fst)er – terecht de auteur genoemd – die hier vrij aan het werk gaat, mede beïnvloed door vele factoren uit zijn of haar leven en omgeving.

Dit alles om even eraan te herinneren dat monogamie herleiden tot genetisch-biologische of sociologische determinanten nog altijd wetenschappelijk onzindelijk denken is en blijft. Natuurlijk zijn er neurotransmitters en neuro-hormonale modulatoren en moderatoren nodig om het tussenmenselijk gedrag fijngevoelig mogelijk te maken. Zonder oxytocine, die mysterieuze "super-klever", is geen teder contact, streling of omgang mogelijk; en zonder vasopressine houdt geen hechting stand. Zij zijn voorwaarden opdat teder contact en trouw mogelijk zijn; zij zijn er niét de oorzaak van. Trouw is een tussenmenselijk levensverhaal, dat in zijn geschiedenis kan lukken of mislukken. Het is een gedrag tussen mensen, die aan elkaar met een "blijvend ja" antwoorden en dit in verantwoordelijkheid tot en met een "gij"-persoon. En waarbij het organisme dan "op vraag" vasopressine extra aanmaakt… Of die verbinding standhoudt hangt niét af van de werking der zenuw-synapsen. Evenmin zal een spuit(bus) met vasopressine dus de monogamie kunnen redden.

Mensen zijn geen prairie- of bergwoelmuizen, waarvan het biologisch vastliggend gedrag kan geprogrammeerd worden tot een gedrag, dat wij, mensen, die op deze muizen vanuit wetenschappelijke hoogte neerkijken, trouw of ontrouw gedrag noemen. Monogamie wordt dus niet veroorzaakt of in stand gehouden door de juiste dosis vasopressine/oxytocine toe te dienen. Evenmin is monogamie veroorzaakt door kerkelijke of kapitalistische factoren of onderdrukkingsmechanismen, ook al kunnen deze laatsten de monogamie misschien handig uitbuiten. Genetisch biologische visies rijden in onze maatschappij met haar "aanbiddend publiek" precies nog altijd als T.G.V.-treinen: snel, veilig en betrouwbaar, … zo luidt tenminste de belofte (van deze treinen). Maar ook hier: zonder sporen rijden geen treinen; sporen in goede staat zijn onmisbaar,(en daarvoor zijn o.m. ook "dwarsliggers" onmisbaar…!). Maar de sporen zijn niet de oorzaak waar de trein ons heen brengt, al dan niet met vertraging … Personen en paren kiezen zelf hun reisdoelen, weliswaar al dan niet sterk beïnvloed door verborgen verleiders ("hidden persuaders").

Misschien is de visie van Arthur Schopenhauer, een groot filosoof met een mistroostig gemoed, in haar ontgoocheling duidelijk: "de seksuele lust is een valstrik van de natuur om (nog) onervaren, jonge mensen te vangen voor het soortbehoud". Deze mensen duiken dus niet alleen in bed maar ook in een gevangenis, die hen minstens een kwarteeuw vastzet voor het grootbrengen van hun kroost, d.i. die verzameling van schreeuwerig-drukke gevolgen van het duiken in bed. Zoals in elke gevangenis kan voorkomen, is er af en toe wel een opstand van gefrustreerde gevangenen, die weten dat zij vastzitten. En intussen is de soort (toch weer een generatie) in stand gehouden… Waarbij een groot aantal "slimme gevangenen" om te overleven zich ook wel "penitentiair verlof" toekennen of andere uitwegen vinden, o.a. met erotische escapades… Deze visie is niet alleen duidelijk, maar voor een aantal gevangenen van de monogamie misschien ook troostvol om hun lot te dragen: zowel gelaten …als met de prikkel van een opwindende afwisseling. De socioloog Van Bavel besluit hierbij: "Overspel is de efficiëntste uitweg uit de dwingende monogamie". Inderdaad; een relatie met één partner wederzijds bevredigend cultiveren, meestal omgeven met gezinstaken – "opvoeden is de moeilijkste taak in het leven", aldus Wilhelm Schmid! – vergt een inzet, die de draagkracht van de meeste mensen nogal kan belasten: tot aan de grens van het draagvermogen. En het blijkt snel een grandioze zelfoverschatting, als iemand meent – of juister: droomt? – dit met meer dan één partner aan te kunnen. Voor alle mensen zijn tijd en energie beperkt, alleszins op dit terrein, want erotische ervaringen zijn stekelig weerbarstig aan elk programmeren van de tijd. En hoe vergaat het dan de opwinding van de afwisseling, die zo onmisbaar is om in het "gevangenisklimaat" te overleven?

Bij het overspel ontwaakt men meestal toch wéér in een slaapkamer (of hotelkamer), misschien wel met een ander behang en in een ander bed, … tenminste als er voldoende tijd en geld was om zulke sierlijke kamer te bereiken.

Hoe efficiënt is dit spel? De misselijkheid 's morgens – *"la nausée"* (Sartre) – kan ook hier weer naar de keel grijpen met haar existentiële benauwdheden, die even verdwenen leken te zijn, echter alleen maar blijken uitgesteld te zijn. Is dit alleen het evolutionair – en dus genetisch bepaald! – drama: "omne animal post coitum triste", elk dier wordt zó droevig na de coitus? Of is het existentiële drama niet dat juist bij zovelen de liefdestuin, die ooit met enthousiasme werd aangelegd, zo snel kan omgebouwd worden tot een gevangenis, al dan niet voorzien van het opschrift: "monogamie"? En voor sommigen lijkt of wordt het zelfs een hel, een inferno met het bekende opschrift: "zij, die hier binnentreden, laten alle hoop varen …".

En wat dan met de kinderen, voor wie de liefdestuin van het paar toch een onbezorgde speeltuin zal zijn?

Kinderen wensen een stabiel opvoedingsklimaat in een stabiele thuis. Zij zijn niet gebaat met een wervelend gezinsleven, waar ze 's morgens opstaan met de vraag wie er nu weer naast mama of papa onuitgeslapen aan de ontbijttafel zit en voor hoe lang ... Evenmin zijn zij altijd gebaat met Co-ouderschap, waarbij zij – gedwongen hyper-beweeglijk! – wekelijks tussen twee woonplaatsen reizen. Welke rechter kan de bezoekregeling na de scheiding zo opleggen dat de ouders afwisselend komen wonen in het oorspronkelijke thuismidden van de kinderen, die van hun "thuis" toch continuïteit en stabiliteit mogen verwachten? Want meer dan "bezoek" is de bezoekregeling uiteindelijk niet, zoals het woord: "bezoek-recht" heel ondubbelzinnig zegt. Is het voor de kinderen dus wonen of bezoeken? (Vergeten we ook de moderne mobiliteit niet: ca. 30 % van de bevolking verhuist nu binnen ongeveer een jaar, al dan niet met kinderen in hun kielzog. Niet alleen voor postbodes leidt dit tot problemen!) De visie van Prof. Vansteenwegen ("Liefde is een werkwoord") komt velen (te) hard over, wanneer hij de actuele, "elegante" scheiding met bezoekregeling radicaal in vraag stelt, tenminste als en zolang er minderjarige kinderen zijn.

Elke relatie- en gezinstherapeut kan hier voorbeelden voorleggen hoe het niet hoort. Ooit zag ik een gescheiden paar voor advies wegens moeilijkheden bij de opvoeding van hun nogal opstandig zoontje, net geen 8 jaar oud. Beide ouders waren succesrijke zakenlui, met een "faire regeling" van het bezoekrecht na de scheiding. In concreto: tijdens de week "verbleef" (sic!) het zoontje bij de drukke mama in het Gentse. Vrijdagnamiddag, na de school, spoorde het jongetje elk W.E. naar zijn papa, die sedert de scheiding (samen)leefde en werkte ...in Groningen. Het jongetje bevestigde onverschillig dat hij zelfstandig de reis met drie "overstappen" alleen héél goed aankon. Want hij was "snel om zijn weg te vinden" (sic!), wat de ouders – hierin eensgezind! – niet zonder fierheid bevestigden... Mijn spontaan antwoord dadelijk aan het drietal was: "je zou voor minder met handen en voeten stampend duidelijk willen maken dat hier "iets" toch niet helemaal klopt, ook al ben je pas 8 jaar oud...".

Toen ik na een seminarie in Freiburg (Duitsland) op een vrijdagnamiddag uit een voorstad de tram nam naar het station, kwam een jong meisje met rugzak gezwind en wat haastig naast mij zitten: samen dus vooraan in de tram. Bij de volgende halte was er wisseling van de conducteurs, die gezellig wat woorden wisselden met elkaar. Snel veerde zij recht en ging naar de conducteurs, met beleefd de vraag om direct voort te rijden, gezien zij aan het treinstation dadelijk de pendelbus naar de vlieghaven in Basel moest nemen. (En de tram was reeds meer dan één minuut te laat, zo zei ze mij dadelijk: dus helemaal niet Duits "pünktlich"!). Waarom zo haastig? Vertrok zij misschien, direct van de school, samen met de familie op verlof met het vliegtuig? Zij keek mij aan met haar grote donkerbruine ogen, verwonderd over deze ouderwetse vraag. "Neen", aldus haar beslist antwoord: "zij vloog, zoals steeds, alleen naar Athene voor het W.E.-bezoek aan haar moeder; en dit om de twee weken. En zij vliegt graag! Alles is ook goed geregeld met vliegpasjes. Zij woont hier bij haar papa en zij studeert hier ook graag, want in Duitsland zijn de scholen héél goed en tof". "Dan haalt mama u straks af in de vlieghaven?" "Neen, haar moeder woont en werkt sedert de scheiding terug op het Griekse eiland, waar haar familie woont". Dus ... spoort dit meisje, in de week op school in Freiburg, nog van de vlieghaven buiten Athene

– alleen! – eerst naar de haven van Pyraeus en neemt daar – weer alleen! – de boot naar het eiland: "nauwelijks nog een half uur varen … Haar studies gaan goed; en ook het reizen alleen. Want zij is reeds 9 jaar oud, hoor! …". Toch lijkt de mooie overtocht van dit kind op de blauwe, Griekse zee niet onder dezelfde gunstige, blanke zeilen van de "bateau blanc de Pyraeus", waarvan Melina Mercouri zóó ontroerend zong: met die diep zinderende vibraties van "Heimweh en Fernweh".

Is het verlangen naar een duurzame relatie niet meer dan een illusie? Dit is een terechte vraag, wanneer men naar de vele vormen van mislukte relaties kijkt in deze tijd, die de monogamie en de vele verwikkelingen, verstrikkingen én relatie-experimenten op de proef stelt… En is deze illusie van duurzaamheid misschien dan ook nog genetisch geprogrammeerd? Is dit verlangen toch niet meer dan een onmogelijke droom, die verzwindt als men er zich naar toe keert: net als Eurydikè verzwond wanneer Orpheus zich naar haar omkeerde? Een genetisch geprogrammeerde droom, die – ook weer geprogrammeerd! – zal eindigen in een nachtmerrie … "Een onmogelijke droom dromen / rêver un impossible rêve…", zoals Jacques Brel dit droom-lied tussen zijn tanden met gebalde kauw-kracht liet geboren worden, bijna sissend en met opspattend speeksel … én met "die" overtuigingskracht van een Don Quichote met zijn molenwiekende armen.

Welke plaats kan en mag het relatieleven – met al zijn moderne varianten – nog innemen in een mensenleven, óók in deze tijd? Deze mens van nu is inderdaad ook het resultaat van een lange evolutie van het leven op aarde, die zich met gissen en missen over miljoenen jaren heeft afgespeeld. Vergeten wij hier vooral ook niet: ruim 98%

van het leven op aarde wordt ingenomen door de planten; dus iets meer dan 1% is dierlijk leven. Toch is en blijft het leven op aarde één grote letterlijk levende gemeenschap, waarvan de leden door afstamming met elkaar "verwant" blijven: zovele, soms zo grillige, soms zo mooie takken aan die Grote Levensboom. En allen kennen zij het biologisch imperatief van zelf- en soortbehoud, zoals Darwin aantoonde.[9]

Er "leeft" dus een fundamentele gemeenschappelijkheid met verbondenheid van alle levensvormen op aarde, ook met een fundamentele afhankelijkheid: elk levend wezen is voor zijn voortbestaan betrokken en afhankelijk van andere levende wezens. Wel blijft er hier ook een groot onderscheid. Immers, planten zijn autotrofisch; d.w.z. dank zij het wonder van de fotosynthese (= omvorming van (zonne)stralingsenergie in chemisch energie) leven zij onafhankelijk: "op hun eigen". Zij hebben niet direct andere levende wezens nodig, zoals de dieren, die heterotrofisch zijn en dus afhankelijk voor hun voortbestaan van planten én van andere dieren (zowel als voeding of als gezelschapsdier…). De afhankelijkheid van planten en dieren is dus niet wederkerig. (Waarbij – dit mag wel vermeld worden! – de mens zich recent wel als een zeer vraatzuchtig en destructief dier is gaan vertonen tegenover de andere levende soorten op aarde. De mens was dus ook niet zo handig als de planten "om zich alleen te redden"!).

Bovendien, juist door de stappen én "sprongen" in de evolutie kwam de mensensoort terecht in een bestaan

9   Zie uitvoerig: U. Melle: Planten: een filosofisch-ethische verkenning. Afscheidscollege. Mededelingen Wijsgerig Gezelschap, Leuven, 2018 (Jaargang 64).

met merkwaardig nieuwe lotgevallen. Zo werd, door de rechtop staande positie en de hersenontwikkeling, de mens een te vroeg geboren wezen, dat jarenlange zorg en steun van medemensen nodig heeft om in de (complexe) mensenmaatschappij zefstandig en competent te leven, (vaardig zowel op emotioneel, rationeel als technisch vlak). Bovendien beperkte deze afhankelijkheid zich niet alleen tot een "leerperiode" om volwassen te worden. Door de evolutionair-biologische ontwikkeling – een ware evolutionaire sprong! – is de mens ook genetisch geprogrammeerd tot een wezen, dat een zelfbewuste ik-identiteit "wil" opbouwen. Dit gelukt die mens maar in omgang met medemensen. Hiervoor is hem ook het "evolutionaire geschenk" van de spraak meegegeven als instrument tot samenleven en samenwerken in onderlinge verstandhouding en verbondenheid. De zelfbewuste ik-identiteit, de vaardigheid voor taal, voor verstandhouding en voor verbondenheid verwerft de mens maar bij en door medemensen. En dit niet alleen in de leerfase naar de volwassenheid toe, maar wel levenslang. De mens is dus een merkwaardig en uniek wezen, een sociaal wezen, dat om gezond te leven levenslang "het dagelijkse voedsel van de ontmoeting met de medemens" nodig heeft. Hij "moet" dus een netwerk van relaties opbouwen en ontwikkelen, dat een communicatief netwerk is. Het is een netwerk van dialoog, van omgang, van ontmoeting, verbaal en non-verbaal: van uitwisseling tussen mensen; en dit dus levenslang. Mensen kunnen echt niet zonder elkaar leven en ontwikkelen, hoeveel problemen dit ook kan mee brengen. Zo is de mensheid dus ontwikkeld tot die soort, die het sterkst is én overleeft door onderling samenwerken: de mens is een unieke "super-samenwerker". En hoe sterker bv. één Führer of dictator alleen in een mensengroep de leiding opeist, des te groter is het risico op de ondergang van deze groep, zoals de geschiedenis van de mensheid doorheen de eeuwen dit reeds bij herhaling heeft aangetoond. Bovendien, hoe recenter dit voorkwam, des te vreselijker was ook de destructie van mensen en menselijkheid door de fanatieke afbraak van de samenwerking in wederkerig respect én van de unieke identiteit van elk individu. Alle "burgers" worden dan meestal ook uniform gelijk geschakeld; zelfs liefst in uniform, van religieuze of militaire makelij.

De mens is ook een super-sociaal wezen, uitgerust met de dispositie tot empathie, die kan uitgroeien tot een uniek inlevingsvermogen en betrokkenheid in verbondenheid. Even uniek daarbij is dat de biologische rijping van het menselijk organisme als unieke "ik"-identiteit tegelijkertijd een uniek biografisch levensverhaal draagt om een strikt persoonlijke en tevens tussenmenselijke bloei te gelukken. Totaal "uitzonderlijk" in het leven op aarde is dus ook het feit dat het bij de mensensoort altijd gaat om totaal unieke wezens, met een onverwisselbare "ik"-identiteit, en die – vitaal belangrijk – niet zonder elkaar kunnen leven of overleven. Het gaat dus niet om individuen van de soort "mens", die allen als kopieën gelijk zijn. Er is inderdaad voor geen enkele mens geen tweede "ik", dat identiek is aan zijn of haar "ik", ook al lopen er 6 miljard of meer mensen op aarde rond, die zich allen zichzelf ook met "ik" benoemen, zij het wel met zéér verschillende zelfzekerheid of ik-overtuiging. Ook bij eeneiige tweelingen is er géén identiek "ik" bij de andere tweelinghelft, zelfs al noemt de buitenwereld hen een "identieke tweeling": dus geen identiek ik bij hen, evenmin als een totaal identieke vingerafdruk!

In andere woorden: door de evolutie is de mens genetisch-biologisch geprogrammeerd op binding, die elke mens in zijn of haar leven "moet" uitbouwen. Dit evolutionair-biologisch "moeten" wordt in feite voor elke mens: "niet anders dan willen en kunnen", hoe pover dit kunnen hem of haar soms ook maar gelukt. En dit kunnen vindt dus telkens toch weer een unieke gestalte. Levenslang is die binding nodig, omdat het ook dé plek is voor de vervulling van unieke grondbehoeften van deze mens. Deze basale behoeften zijn in de eerste plaats de behoefte aan nabijheid, aan geborgenheid, aan zekerheid, aan warmte en vooral daarbij de behoefte zich aanvaard te weten. Dit zijn op emotioneel vlak onmisbaar stabiliserende ervaringen, die een mens de overtuiging aanreiken in het leven op het goede en juiste spoor te zijn: voor zijn ik-vinding en ik-bevestiging. En deze ervaringen zijn maximaal intensief, wanneer zich dit alles ook lichamelijk kan uiten en "voltrekken": in lichamelijk doorleefde betrekkingen. Juist daarom zijn intieme betrekkingen ook de "koninklijke weg" naar levensgeluk en -tevredenheid. Zij worden in de wederkerige toewending en het zich schenken aan elkaar zo ontroerend "zichtbaar en voelbaar". En in de innig-seksuele omgang van de erotische liefde voert dit, in alle betekenissen, tot een hoogtepunt van levensgeluk en -genot.

Ook Aristoteles was zich scherp bewust van de existentiële draagwijdte van de menselijke relaties. Zo maakt hij in zijn werk: "Nikomachische Ethiek" een belangrijk onderscheid i.v.m. de samenhorigheid, waarnaar mensen streven. Zo is er de weg van "elkaar vertrouwd worden" met het gevoel bij elkaar te horen: bij (hopelijk vele) vertrouwde mensen (="synoikeiousthai"). Daartegenover is er de relatie tot een betekenisvolle ander in een paar-relatie, waar de vertrouwdheid en de samenhorigheid bijzonder intensief kunnen gecultiveerd en beleefd worden ("syndiastikós"). Aristoteles is de mening toegedaan dat dit wezenlijk en noodzakelijk is voor de mens om zijn identiteit te gronden en zijn gevoel van samenhorigheid te ontwikkelen. Waarbij hij duidelijk nuanceert dat de mens eerder een wezen is dat veel intenser op samen leven met twee ("syndiastikós") gericht is als op het goede samenleven in de staat: als burger van de "polis" of staat. In de ontwikkelings- en gedragsbiologie zijn er natuurlijk veel gegevens, die deze visie van Aristoteles ondersteunen. Bij zuigelingen en kinderen wordt de binding aan de ouders als zorg-figuren biologisch voorgeprogrammeerd: met de grijpreflex en de lachreactie "verzekert" het kind zich toewending, geborgenheid en veiligheid, met de zekerheid van opgenomen en aangenomen te zijn: dé grondpositie van euforie, d.i. van wel gedragen te zijn. En vooral: bij een gave ontwikkeling stopt dit alles niet bij het volwassen worden. Integendeel, bij het einde van de jeugd-fase opent zich de behoefte aan binding vanuit het gezin naar de buitenwereld om bij een intieme partner toe te komen. Terwijl de lichamelijke groei stopt met het bereiken van de volwassen gestalte, is dit niet zo voor de vervulling van de grondbehoeften. De behoefte aan vervulling hiervan blijft levenslang doorgaan. De erotische liefde is, als lusttuin, dus hét gebied voor de vervulling van deze menselijke grondbehoeften. Elke mens heeft vanuit de evolutie, als sociaal georganiseerd zoogdier, de disposities ontvangen om zijn of haar leven zo uit te bouwen dat deze fundamentele behoeften vervulling vinden. En de paar-vorming met de seksuele omgang neemt hier levenslang dé centrale plaats in. Net zoals de mens door het leven leert lopen en wandelen op twee benen, zo zal hij ook leren in een "twee-binding" (Zweierbeziehung) levenslang de vervulling te vinden van de fundamentele behoeften. Een mens is geen duizendpoot; evenmin een insect, dat met drie of vier paar voetjes behendig rond schuifelt in alle richtingen. Een mens kan – meestal ter afwisseling, uit verveling of nieuwsgierigheid, experimenteren – wel eens een trio of een veelzijdig vierspan uitproberen. Ook kan men, met seksuele hoogstandjes, "even" trachten alle lichaamsopeningen seksueel te vullen, maar spierkater en gewrichtspijnen nadien laten meestal duidelijk voelen dat ook die lenigheid haar grenzen heeft. "De lenige liefde" (Herman De Koninck) beweegt zich wel in andere poëtische regionen![10] Het lichaam van de mens is ook zo gebouwd dat simultane seks met meerdere partners anatomisch moeilijk, ja bijna niet mogelijk is, alleszins voor langere tijd.

Seksuele lusten behoren letterlijk tot de hoogtepunten van genot voor de mens. Toch gaat het hierbij niet alleen om het intact functioneren van de seksuele lust op lichamelijk gebied. Een seksuele stoornis is dus altijd ook een stoornis in het niet (meer kunnen) bevredigen van de fundamentele behoeften, én in de kwaliteit van de paar-vorming. En de juiste behandeling van een seksuele stoornis zal dus altijd ook gericht zijn op het verbeteren van de omstandigheden en op het ontplooien van vaardigheden in de intieme omgang, zodat de grondbehoeften (terug) bevredigd kunnen worden. Zonder regelmatige bevrediging van die basale grondbehoeften kan een mens zich in het leven eenvoudig weg niet ontplooien. Integendeel hij zal als mens verdorren. Alle mensen leven immers levenslang met een typische behoeftigheid, waarin ze ook met elkaar verbonden zijn: de nood aan vervulling van die fundamentele behoeften aan geborgenheid, nabijheid, aanvaarding, … zoals die in intieme erotisch-seksuele omgang wederkerig geleefd

en beleefd worden. Dit mogen ervaren schenkt ook een diep en stabiel levensgeluk, met de bijna triomfantelijke vreugde het leven te gelukken in stabiele zelfverzekerdheid en met (zelf)vertrouwen in het leven: "yes, we can!" Samen kunnen mensen het inderdaad: "Yes, we can together". Wie voelt er zich niet aangesproken door deze magische woorden van begeestering?

Echter; hoe stevig de disposities hiervoor ook (aangeboren) zijn, de vaardigheden om de vervulling van de grondbehoeften in de omgang te bereiken moeten altijd eerst ontwikkeld worden én zich blijven ontwikkelen. Zonder oefenen en beoefenen komt het tot verschralen van deze vaardigheden, die juist zo vitaal en onmisbaar zijn. En dit oefenen vraagt uiteraard tijd, veel tijd, én vooral ook toewijding. Voor vele moderne mensen en paren is deze tijd niet beschikbaar, alleszins niet met voldoende vaste regelmaat. In het oerwoud van drukke bezigheden komt de vervulling van de grondbehoeften gemakkelijk in de verdrukking. Bovendien wordt de zorg voor het seksuele genieten dikwijls herleid tot het uitzoeken van technische snufjes om de "lust-prestaties" te vergroten: van Viagra tot seksuele speeltjes … Niet toevallig trouwens was Viagra, sinds 1998 – dus twintig jaren! – op de markt, binnen de twee maanden de meest verkochte pil in de V.S.A. Terecht noemde een bekende feministe reeds enkele maanden later Viagra een "onvolledige pil". Volgens haar ontbrak er in de blauwe pil met haar magische vorm een "reminder", zodat de haastige man de volgende morgen tenminste toch niet vergat nog even te bellen… Het intiem-seksuele genieten (terug) tot ontplooiing brengen vraagt dus van een paar de opdracht om de leef-omstandigheden zo te schikken of te verbeteren dat de wederkerige vervulling van de grondbehoeften (weer) mogelijk wordt.

10   Herman De Koninck: De lenige liefde.

Bij het kind loopt dit alles bijna vanzelf: letterlijk spelenderwijze bereikt het kind deze vervulling van de grondbehoeften in het gezin met de ouders. Tenminste als er zich voor het kind in zijn midden niet te veel conflicten of traumatische gebeurtenissen voordoen (geweld, incest, verslaving, …). Voor de volwassenen wordt dit gans anders: zij moeten de verdere ontplooiing zelf actief in handen nemen. Velen verwachten echter dat – zoals vroeger in de kindertijd! – alles vanzelf goed verder gaat. Of dat, ook net zoals vroeger, de ander (dus nu: de partner!) "het wel voor mij zal doen"! Intiem bevredigend omgaan moet dus niet alleen eerst worden geleerd. Het moet nadien ook blijvend worden beoefend met goede regelmaat; net zoals het gaan of wandelen ook met regelmaat moet ingeoefend blijven. Zonder oefenen en beoefenen wordt elk gaan onzeker, met risico tot struikelen bij een onverwachte hindernis of een onvoorziene extra draaglast. En bij een valpartij klautert men meestal ook zo vlug mogelijk recht. Niemand wil beschaamd of verbitterd blijven liggen op aarde voor de rest van zijn of haar leven! Alleen de doden blijven liggen, en dan meestal nog in de aarde. Niemand wil evenmin een "zitten-blijver" zijn, terwijl de anderen mooi verder reizen. Sommigen klauteren na een val recht op handen en voeten, al dan niet met hulp van "voorbijgangers". Het doel blijft dus voor iedereen, rustig zelfzeker of verbeten koppig: op twee benen verder door het leven wandelen, en liefst ook nog elegant en plezant.

Zoals het is voor het gaan, zo is het dus ook voor het omgaan. Als paar door het leven gaan is inderdaad een leefstijl, die als een basaal verlangen de mens in beweging houdt, zowel vanuit een diep evolutionair verleden als vanuit zijn of haar persoonlijke voorge-schiedenis, die ook teert op een emotionele "voeding" langs minder bewuste wegen.

De werkelijkheid bevestigt echter dat dit verlangen naar een duurzame relatie – "voor het leven!" – en die ook stabiele seksueel-erotische bevrediging schenkt, in zijn verwerkelijking veeleer de uitzondering blijft. Is het dan toch maar een illusie of een droom, zelfs al heeft die evolutionaire wortels, en die zich dan merkwaardig verdicht in het verlangen naar monogamie? De utopie van de monogamie: als een utopisch verlangen naar het beloofde land, dat men nooit blijvend zal bewonen? En dit ondanks het ongeneeslijk hunkeren? Rest er dan een andere uitweg als ontgoocheld berusten, met verbittering of serene gelatenheid in het niet bereiken? Een niet eenvoudige opgave!

Want de bevrediging van de fundamentele behoeften, zoals die wederkerig ervaren kan worden in de erotische intimiteit van twee partners, schenkt ook intens levens-geluk, diepe tevredenheid én vrede met het bestaan. Alle mensen, hoe verschillend ze ook zijn in zovele opzichten, willen gelukkig worden, gelukkig zijn én gelukkig blijven. Het is dé opdracht van hun leven hier op aarde en dat willen ze van hun leven maken. Daarin wil iedereen echt kunnen slagen: zulke levenskunstenaar(es) worden… is dan het ultieme verlangen, dat ook het leven in zijn geheel zinvol maakt en dit leven met zin, ook intens zinnelijk, vervult. En levenskunst is innig verweven met liefdeskunst. Levenskunstenaars zijn ook liefdeskunstenaars: kunstenaars, die het levende kunst-werk van de liefde doorheen het ganse leven uitbouwen en duurzame gestalte geven, over de wisseling der seizoenen, over alle getijden en over alle ontij heen. Ja, zij dromen het – een droom met open ogen! – als een stabiel en stevig schip, dat de stormen kan trotseren, ook al loopt het soms averij op.

Elke mens weet en voelt, vaag of heldere bewust – dat hij of zij persoonlijk geroepen is van het leven zulk kunstwerk te maken. Hoeveel mensen gelukken als geliefden in het scheppen van dit levens- en liefdeskunstwerk? Het antwoord is eenvoudig: het aantal is gering, ja zelfs zeer klein: misschien zelfs "uitzonderlijk" klein … Zeer weinigen gelukken er daadwerkelijk in om een harmonisch en stabiel liefdesleven te léven met de duurzaamheid van één grootse ademtocht, die het hele leven lang inspireert: en met de monogamie als een vanzelfsprekend antwoord vol dankbaarheid. Moet men zich dan daarom verbitterd of ontgoocheld afkeren van dit kunstenaarswerk of zelfs het kunstwerk met geweld kwaadaardig vernielen: uit woede omdat de vormgeving zo zeldzaam "gelukt"? Het gaat hier toch om kunstenaars. En op alle terreinen van de kunst is het aantal altijd zeer gering van hen, die echt grote kunstenaars worden! Wel slaapt er in elke mens een kind-kunstenaar, dat bij zovelen nooit wordt gewekt, wel verwaarloosd of gewelddadig gekneusd. En zelfs al worden zij "gewekt", toch worden dan zovelen nog de gevangenen van een versnipperd leven, waarin ruimte en tijd te beperkt blijven om met toewijding een duurzaam pracht-werk gestalte te geven. De zeldzame, grote kunstenaars zijn dus omgeven door een grote massa van "liefhebbers", die nooit echte kunstenaars zullen worden: zij blijven eerder knutselaars. In de liefdestuin, die in feite een kunst-atelier is, zullen er dus altijd "scharrelaars" blijven, soms bijzonder vaardig in het reproduceren van mislukte kopieën en die zich nu ook bv. langs internet verspreiden. En in die treurige stoet dreigen de echte kunstenaars ook zo onzichtbaar en bedolven te worden, dat men gaat

twijfelen aan hun bestaan. Misschien is dit de grootste nood van het rijke westen, overvol communicatie-media: de relationele woestijn met de verdorring of verschraling van de "taal van de erotische liefde". Met soms zelfs het afsterven van de diepste lust aan die (erotische) omgang, die toch de bevrediging schenkt van de fundamentele behoeften, waaraan geen mens kan verzaken. En blijft de vervulling ontbreken, dan worden zowel zijn geluk als zijn gezondheid beschadigd. Het is verstaanbaar dat moderne sekstherapeuten, die het verlies aan diepgang van de tussenmenselijke omgang in de seksuele intimiteit vaststellen, het terug laten doorstromen van die lust aan innige omgang tussen partners als belangrijkste doel van de seksuele therapie gaan zien.[11] Het "opdrogen" van de gevoels-stromen van empathie en betrokkenheid leidt immers tot een verdorren van het vruchtbare liefdes-land. Empathie en emotionele betrokkenheid vormen immers, als tweetal, de Eufraat en de Tigris rond het paradijs van de erotisch liefde op aarde.

Erotische intimiteit is lichaam geworden relatie, zacht zinderend van tederheid, trillend van hartstocht: met de innigste en warmste belichaming, die de grondbehoeften vervult. Het is die vervulling, die in haar duurzaamheid het heil, de gezondheid en het geluk van de mens waarborgt of herstelt. Erotische intimiteit is dus salutogeen: zij schenkt het diepst doorleefde heil op aarde en is letterlijk levensreddend en léven schenkend. En een sekstherapie met zulke diepgang activeert juist die ervarings- en belevingspotentialen, die in elke mens aanwezig zijn. Dank zij deze therapie kunnen deze krachten

---

11   K. Beier & K. Loewit: Lust in Beziehung. Einführung in die Syndiastische Sexualtherapie. Berlin-Heidelberg-New York, Springer Verlag, 2004.

terug naar voor komen en (eindelijk!) werkzaam worden: met ontplooiing van lust en liefde, met een enthousiast leven, dat "het Hooglied van de liefde" uitzingt in
zinnelijke en zin-rijke verzen, met dans en muziek...
midden in de natuur. "Liefde en muziek zijn de twee
vleugels van de bezielde mens" (Hector Berlioz).

De derde

Je voelt je ongelukkig en alleen.
Je denkt: hij heeft het altijd stukken beter
Hij heeft zijn vrouw, zijn werk... 't Is hondsgemeen
Ik ben de dupe, ik: de kruimel-eter.

Zij heeft de nachten en de weekends, de vakantie,
Zijn kinderen, zijn geld, zijn stand, zijn naam.
Ik een paar uren – met als straf de sanctie
Van eenzaam uitzien uit mijn donker raam.

Dat hij verscheurd wordt tussen twee gelieven,
's Nachts ligt te woelen en bij jou wil zijn
Vertelt-ie nooit: het zou je enkel grieven.
"Je kunt toch kiezen" zou je antwoord zijn.

Want dat een man door duizend zachte banden
Gebonden is aan zijn vooraf-bestaan
En zelfs voor jou niet zomaar weg kan gaan
Aanvaard je niet, maar dat is heus geen schande.

Coenraad van Emde Boas

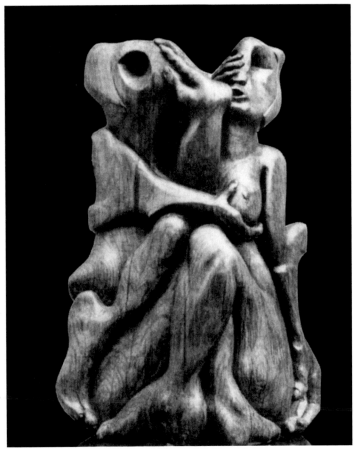

Handen van Tederheid.
Herman Dottermans: De eenzame samenspelers (sculptuur in eik).

Liefdeskunst met verwilderde liefdestuinen…

Een advocaat, met een bekende carrière op het juridisch strijdveld van familiezaken maar nog niet bekend voor zijn poëtische begaafdheden, verwees een echtpaar met scheidingsconflicten voor begeleiding met volgende "inlichting":

> "Het betreft de dame, die
> (zoals elke moeder)
> de verkeerde man
> tegenkwam.
> maar hem,
> na de conceptie,
> en de deceptie
> de vruchten
> en de luchten
> van zoveel liefde
> wenst te ontzeggen
> waarvoor zij zo
> haar redenen heeft.
> (en hij wil overigens
> hetzelfde,
> ontzeggen…)

Lijkt dit "boom-gedicht" niet op een oude treurwilg, eenzaam wuivend in de lusttuin der liefde?

Inderdaad, de moderne liefdesroman wordt door zovelen met de grootste begeestering begonnen. Maar de liefdesmelodie wordt er soms gebracht door een jodelaar, die onvoorzien totaal van toonshoogte kan verspringen: verspringen tussen de berg van hemelhoog weerkaatsende vreugden en het tranendal van diepste ontgoocheling en donkerste woede…

In onze welvaartmaatschappij, met een overvloed aan luxe-goederen, heerst er toch ook nog hongersnood, weliswaar een verborgen hongersnood. Het is de hongersnood aan liefdesvoedsel en aan liefdesvitamines: het hongeren naar een teder en duurzaam contact, veilig vast geborgen in deze hectische tijd. Nochtans ontvangt elke mens bij de geboorte ook gratis hiervoor een geëigend terrein om er een liefdestuin in te richten: als een geschenk van en voor het leven. Wel blijft het zijn of haar opdracht om die tuin te laten openbloeien tot een mooie liefdestuin in bestendige groei en bloei, en waarin het liefdesvoedsel vol vitaminen geoogst kan worden, het hele jaar door, een leven lang… Dit vraagt niet alleen toewijding maar ook voldoende en regelmatige tijd om te "tuinieren"… Deze tijd zal een mens, zal een paar zich niet laten ontvreemden, ook niet door de werktijd, hoe overmachtig en dwingend hij zich ook kan opdringen, ja, hoe onverbiddelijk en meedogenloos hij zich ook kan voordoen,… niet in het minst aantrekkelijk vermomd met …financiële chantage. Dit vraagt van de partners ook overleg – met tijd! – om, met de solidariteit van bondgenoten, samen stelling te nemen en vindingrijk de werk-tijd schaakmat te zetten, telkens weer met de unieke pionnen van de liefdes-tijd. Vinnig en veerkrachtig zal het paar zíjn tijd nemen en de "time out" weer vrijmaken, onverstoorbaar voor de grijpgrage handen van de werktijd, die inderdaad soms meent zich alles te kunnen veroorloven. Helaas vergeten partners nogal eens dat zij beiden hierin de bondgenoten zijn, die solidair samen kunnen optreden tegen de alles verslindende moloch van de carrière-tijd. Want het blijkt een tactiek te zijn van deze moloch om de partners uit elkaar te spelen zodat zij hun onmacht tegen elkaar gaan keren: "gij hadt toch ook beloofd geen extra-opdracht meer aan te nemen …ons laat ge weer in de steek!".

De liefde kan inderdaad wel mirakels doen, maar niét alleen. Iemand, die voor de liefde kiest, zal zijn of haar leven ook richten naar het motto: "ik heb geen tijd om mij te haasten". De liefde doet wonderen bij mensen die met en voor de liefde "leven en werken": samen. En dit schenkt dan de prachtigste groei-wonderen.

Zo werd reeds vermeld dat bv. samen opruimen een onmisbaar dagelijks werk blijft. Want de liefde heeft ruimte nodig om te wonen. En een huis, hoe mooi gebouwd ook, wordt maar een woning dankzij gewoonten, die dit huis omtoveren tot een thuis met veel licht, waar het goed en mooi samen wonen is. Zo ontwikkelt zich een levensstijl, die veilige geborgenheid en vertrouwdheid schenkt: "onze plek op aarde", een uitgelezen plek om het leven te proeven, alle zinnen vol: zinvol… Nergens meer als hier geldt de uitspraak van de Profeet (Kahlil Gibran): "uw huis is uw groter lichaam".[1]

En dit huis bezit bovendien een unieke tuin: de lusttuin van de erotische liefde. En deze tuin heeft ook zijn tijden nodig, volgens zijn groeiritme, ook om doorheen de gang der levensseizoenen zijn groei en bloei te voltooien. Genieten is verwijlen in de lusttuin van het heden, op het ritme van de ademende tijd, "die geen uur kent". "Liefde bestaat hierin dat twee eenzaamheden elkaar beschermen, aanraken en begroeten" (Rainer Maria Rilke).

Het is niet zo moeilijk maar zó nodig dat mensen telkens weer de drukke werk-tijd ontspringen om te vertoeven in de kruidtuin van de erotische liefde, met haar eigen tijden, haar eigen getijden. Geliefden zullen dus met wakkere aandacht rustpauzen vinden in de liefdeswoning: die goede plek ("eutopia"!), die zo gastvrij ontvangt met open vensters en deuren, waaruit klanken en geuren naar buiten en naar binnen stromen: oh … gelukzalige tijd, allen hunkeren er toch naar! Waarom hem dan toch nog uit het oog verliezen?

En de liefdestijd is een rijkgevulde tijd: een hoorn des overvloeds, gedragen door zovele Cupido's, die telkens weer gevleugeld dansen bij de ontroering van de lichamelijke beroering.

---

1   Kahlil Gibran: op. cit.

De wegwijzer van de liefkozing

Aanraken is de weg naar toenadering, een heel leven lang. Dan voelt een mens dat hij of zij leeft én voelt de ander. Want een mens, die iemand aanraakt, laat zich ook voelen. Een mens, die door niets of niemand nog aan-geraakt wordt, verliest het contact met het eigen lichaam en met zichzelf. Hij of zij wordt een vreemde voor zichzelf én voor de anderen. Niet alleen wordt hierbij het levendige contact verloren. Die mens verdort als mens in eenzaamheid en zal ook als mens afsterven, lang vooraleer hij of zij dood gaat (Wilhelm Schmid). Menselijk contact voltooit zich in het elkaar voelen: op een eerbiedige, tedere en tactvolle wijze. Aanwezigheid ervaren is immers: "eraan", en dus niet: er af, "veraf"! Het aanraken, zoals bij knuffelen, strelen, omarmen, liefkozen, … is niet alleen een oervorm van omgaan met elkaar. Het is ook dé grondvorm, waarin, de tederheid zich kan ontvouwen: on-middellijk, zonder afstand en wederkerig. Want voelen is altijd ook gevoeld worden en zich laten voelen, wederkerig! Het gevoel wordt terecht het moeder-zintuig genoemd: hét zintuig van de ganse huid, waarmee elke pasgeborene aanwezigheid ervaart. "In den beginne was het voelen"… niet het woord! En door de wegwijzer van de liefkozing zal die pasgeborene "ja" tot het leven zeggen en graag leven: blij gestreeld, geknuffeld en gekust. Zo zal hij zich "goed in zijn vel voelen". Het eerste ik-gevoel van het kindje is "le moi-peau", zoals de Franse psychologie zo mooi beschrijft: het "huid-ik", dat later ook het "huid-ige ik" wordt, een competent ik voor het ganse leven: één en al in het nú de ander voelend! Elke mens wordt geboren als een "voeldiertje", dat levenslang maar zal gedijen in een "aanrakingsklimaat", dat menselijke warmte onmiddellijk, d.i. zonder middelen ertussen, laat voelen. Vitamine C is dagelijks onmisbaar voor de lichamelijke gezondheid; vitamine T (Tederheid) is dagelijks even onmisbaar voor de mens als bezield wezen. Zonder deze vitamine T komt het tot "scheurbuik van de ziel" (Theresa Crenshaw).[1]

Onze "verte-zintuigen" (ogen, oren) hebben afstand nodig én houden op afstand. Daarom kan het erotisch liefdesgevoel zich ook niet ontwikkelen zonder voelen: hét ervaren van aan elkaar aanwezig zijn. Het voelen vervoert geliefden naar die "staat van genade", waarbij de geliefden "uitbreken" uit het harde harnas van de tijd. "Verliefd worden is een ontluiken (épanouissement) van de wereld door de ander", aldus Ton Lemaire[2]. Het is ook een ontwaken in een andere tijd: de tijd, waarin de mens echt leeft, met lichaam en ziel; de tijd,

1   Theresa L. Crenshaw: The Alchemy of Love and Lust. New York, Putman's Sons, 1996.
2   Ton Lemaire: De tederheid. Baarn, Ambo, 1964.

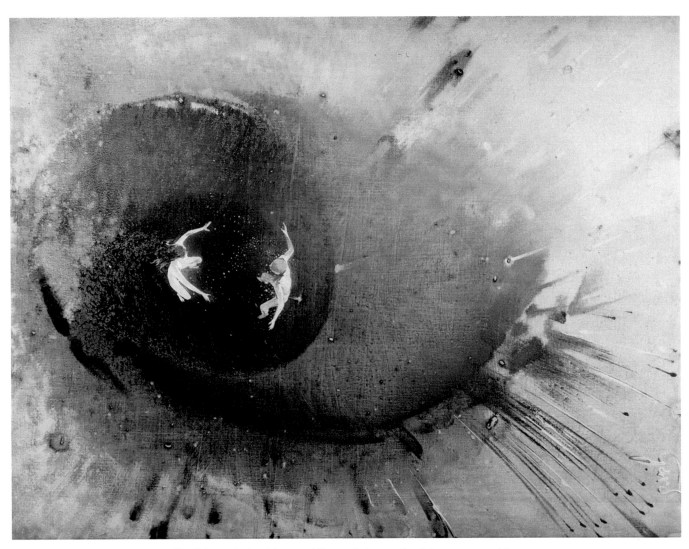

Gard Vanmechelen: Het ogenblik van de begroeting is kosmos-vereniging.

waarin de gevoeligheid voor het samen zijn groeit als relatielust en de relatiecultuur tot bloei brengt.

"Elk ik is een wij", aldus de wijze uitspraak van dichter Leonard Nolens.[3]

Inderdaad, aan de oorsprong van elk ik ligt een wij, hoe hartstochtelijk sterk of hoe schamel en pover dit "wij" ook gestalte kon nemen. En elk ik blijft levenslang maar groeien dankzij ontmoetingen, warme contacten en samen zijn met wij-mensen: ouders, familieleden, leraars, vrienden, buren, collega's, tot onbekende naasten. Al dan niet op verre reizen: "geen "ik" zonder "wij". Maar de voornaamste en mooiste wij-plek op aarde wordt ingenomen door de erotische partner: tussen alle anderen dé wij-mens par excellence ... En de ontmoeting met zulke unieke mens wekt verwondering, met eerbied en schroom voor het wonder, dat in deze ontmoeting geschiedt.[4] Het ware "wij" wekt toe-wij-ding en gedijt in deze sacrale toewijding! Een indiaans spreekwoord zegt: "één indiaan alleen onder een deken bevriest; twee indianen samen onder een deken kunnen niet bevriezen". Dan worden beiden inderdaad verwarmd door de erotische stroom, die alleen tussen twee mensen zijn energie vindt en zich, ook als een wonder, oplaadt bij elke ontlading ... En is die erotische warmte niet de mooiste vorm van medemenselijke warmte? Vladimir Kaminer, een Syrisch schrijver, die de tragische gruwel van de oorlog in zijn land zo nabij kent, verklaart terecht: "onze warmte is onze mooiste eigenschap als mens. En warmte is het belangrijkste goed, dat wij aan mensen kunnen verder geven". En deze schrijver is niét weinig fier op zijn naam (Kamin = haard). Voor zijn verre voorouders – zo ligt in de familienaam vastgelegd – was warmte zo belangrijk dat zij als familie-beroep gekozen hebben om bouwers van haarden te worden: zodat het haardvuur warm kan branden in de gezinswoning (Der Spiegel, Interview: 14 maart 2018).

Partners leven en bestaan slechts bij de gratie van hun lichaam, van elkaars lichaam. Afzonderlijk "hebben" zij elk hun lichaam; samen "zijn" zij elkaars lichaam. Zo genieten zij het bestaan als samen zijn: bij de gratie van elkaars lichaam, dat zij ervaren als de tempel van de heilige Geest-drift. En de seksuele organen zijn dé ontmoetingsorganen, uitverkoren voor de erotische liefde: dé organen, die lust en liefde zo speels kunnen "be-werken" als speel-tuigen van het liefdesspel. En zo samen ervaren erotische partners zich "verslingerd" op elkaar, ja, in elkaar, net als het mythologische paar, Philemon en Baukis, waar de geliefden als het ranken van klimop voor eeuwig in elkaar vergroeien.

---

3   L. Nolens: Klara-interview, 14 april 2008.
4   C. Verhoeven: Inleiding tot de verwondering. Utrecht, Ambo, 1967.

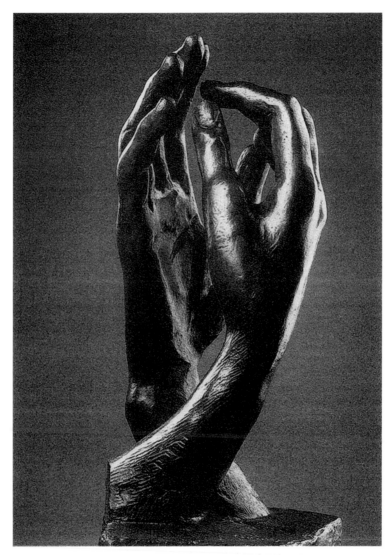

August Rodin: "*Cathédrale de la Vie*".
Handen: kathedraal van het Leven…

De liefkozing houdt de lééftijd mooi bewogen…

Je handen strijken neer
als vogels zonder geluid
en brengen me weer thuis
in mijn eigen huid.

(Mus)

Elkaar aanraken is en blijft voor partners een sacrale ervaring van de sensuele levenslust en van de erotische liefde.

Het is een levenslange wandeltocht doorheen het landschap van elkaars lichaam: met heuvels en dalen, met nestelplekken om te verwijlen, terwijl het orkest van de zintuigen de zoete muziek van het samenleven blijft spelen: soms verstild op de achtergrond, dan weer als een juichend concert. Het is dé symfonie der zintuigen: partners, erotisch met elkaar verbonden, blijven elkaar beroeren met hun stem en hun blik. Zij spreken de sprakeloze taal van de vlijtige vingers: een hand, die spreekt; een stem, die beroert. "Een stem, die beroert…" En die blijft beroeren, ook in het weten van de wijsheid van de profeet: "een stem kan de lippen, die haar vleugels gaven, niet meevoeren" (Kahlil Gibran). Inderdaad die lippen, die kus-lippen, die thuis blijven als een veilige haven…

Zoals een ge-bergte een verzameling bergen is, zo is het ge-voel een verzameling van voelen van alle zintuigen, op de vele liefdestochten, die telkens weer worden ervaren in dit kostbaar landschap met zovele heuvels en dalen van het erotisch bezielde lichaam. Een landschap, dat met de jaren steeds vertrouwder wordt en waar het goed is om wonen: in de liefdeswoning, gelegen in het mooiste thuisland. En deze gevoeligheid – het zij nogmaals herhaald! – wordt gewekt en blijft in bloei door "de wegwijzer van de liefkozing": vanaf het prilste levensbegin én die ook levenslang zal duren. De vingerafdrukken van de liefkozing zijn onuitwisbaar, want het zijn sporen van de liefde: de enige sporen, die niet door de tijd worden weggevaagd!

"En ik herinner mij zijn handen:
twee maten tederheid
legde hij tegen mijn aangezicht."

(Li-Young Lee)[1]

Tederheid schenkt een stevig-stabiel weelde-gevoel en is hét kompas, dat de richting naar de echte Lééf-tijd aangeeft.

---

1   L. Li-Young: Twee maten tederheid. – In: Wereldwijd, 1998, (289), 27.

Dit erotische gevoel is als de helder fonkelende poolster aan het blauwe firmament boven het liefdesleven op aarde…

En, zoals hier reeds herhaald werd, dit voelen moet ook levenslang dagelijks gevoed worden (… om de nacht-voeding niet te vergeten!). Dit vraagt uiteraard ook dagelijkse zorg voor het eigen lichaam. En de dagelijkse zorg voor het eigen lichaam is dus geen teken van eigen-liefde, wel van dankbare liefde tot de partner en tot de schepping, die dit lichaam schonk. Dit lichaam verdient ook de aandacht en de tijd voor gezonde voeding, voor een sportief leven… Zo is ook voldoende tijd en zorg nodig voor het (samen) kiezen van die kleding, waarin men zich behaaglijk goed voelt en die de expressieve kracht van het lichaam aantrekkelijk vergroot als "een tweede huid". Mooi verzorgde en passende kleren accen-tueren de persoonlijkheid, met de glans van het Schone. Ook erotisch aantrekkelijke kleding, zoals zijden onder-goed of lingerie, is een uiting van eerbied voor het intieme van elkaars lichaam, waar geliefden met schroom thuis komen in de ultieme privé-kamers van het "levend huis voor elkaar". Vanzelfsprekend is en blijft dit alles aan de overzijde van bv. een oppervlakkige behaagzucht, zoals dit soms door verzuurde mensen wordt afgedaan. In het ontkleden van elkaar ruist de golfslag van het leven, van de natuur: het geritsel van het zich openen en slui-ten, zowel in de innigste tederheid als in de uiterst enthousiaste hartstocht. En vooral, erotische partners zullen bij elkaar hun naaktheid zo natuurlijk dragen als het mooiste kleed, dat geurt met de unieke merkstempel van de eigen erotische lichaamsgeur. En dat bovendien extra gecultiveerd kan zijn met het uitverkoren parfum, dat dit mooiste kleed nog expressiever laat geuren. Het vraagt een fijne neus om het uitgelezen parfum te kun-nen kiezen als geschenk voor de geliefde! Want geuren zijn en blijven zulke onvatbare verleiders, die in de lucht zowel blijven hangen als voorbij drijven… Geuren wek-ken de verbeelding: ze doen dagdromen… En de neus bezit immers dit oeroude zintuig van de geur: het eerste zintuig, dat in de evolutie is ontstaan. En het is een ori-gineel zintuig, dat zowel verleden als toekomst in het heden kan waarnemen. Met een merkwaardige ervaring van de tijd in het heden: zowel de nagelaten geursporen van wat reeds in de tijd voorbij is (= verleden tijd), als de eerste geuren, die zich reeds aanmelden van wat en wie er aankomt in de toekomst.[2] De geur kan dus de tijd vloeiend één maken, en met één inademing de mooiste herinneringen intens oproepen! Geuren bepalen ook in beslissende mate hoe heerlijk lekker het eten of de wijn smaakt: ongeweten beslissen ze mee over de smaak in het leven én in de liefde. Zo verstaan we de uitspraak van een bekende dame met hoge erotische lading over haar nachtjapon: "in bed draag ik alleen Chanel 5".

En toch nog even ter herinnering. Bij herhaling werd hier reeds onderstreept dat een haastig leven met als echo: "nu nog geen tijd" het genieten vernielt. Want genieten is verwijlen, met grote langzaamheid, in de lusttuin van het heden, dat zijn tijd mag duren … In deze tijd zonder tijd zal dus elke mens, elk paar, met grote beslistheid de unieke tijd voor de liefde met voorrang beschermen en behoeden. En doorheen de levensseizoenen zullen de tijden van de liefde met hun eigen ritme en duur dankbaar erkend blijven én met respect behandeld.

---

2   Piet Nijs: De geur van de liefde. In voorbereiding.

"Vieillir c'est ralentir" zo bevestigt de Franse uitspraak niet zonder elegantie. Maar welk voordeel! Als met de jaren alles langzamer wordt, dan zal de reis van het genieten ook wel trager verlopen: dus ook de lichamelijke liefdesreis zal langer gaan duren, zowel met een langer voorspel, een inniger hoogtepunt, en met een langer nagenieten, dat kan blijven duren.

Liefkozen is een heilige bezigheid, die alleen met wijding en toewijding tot voltooing komt: tot wijding van die unieke wij-mens. Zulke omgang is heilig: brengt heil, is helend, maakt de verstrooide, versnipperde mens terug heel: is inderdaad een wijding: sacrale "wij"-ding …

Het moderne leven in deze tijd is echter voor velen een vreemd mengsel van gejaagd activisme en monotone sleur. En liefkozen heelt de kneuzingen van de vele botsingen in dit versnipperd leven. De erotische liefdeservaring wil ook geschiedenis maken: elkaars biografie zijn én schrijven, met alle zinnen open, en ook … in zinnen zonder woorden. Het is elkaar telkens weer ontmoeten in het dagelijkse wonder van het liefkozen, dat zich letterlijk voltooit in het terug loslaten van elkaar: met eerbied voor elkaars tempo en elkaars ritme. Ja, met de vaardigheid én vindingrijkheid elkaar toch telkens terug te vinden, ondanks de blijvende verschillen in tempo en tijden, zelfs met de verschillen in het vinden van de out-momenten. Zonder afscheid is immers geen nieuw weerzien mogelijk, zelfs als men elkaar bij het voorziene terugzien gemist en ("weer"!) niet gevonden heeft! Het is het leven dankbaar genieten en met een enthousiasme, dat ontspringt uit alle zintuiglijke registers: (samen) horen, graag zien, elkaar voelen , (kussend)proeven, ruiken, samen bewegen, zingend en dansend… Vrijen vraagt vrije tijd, d.i. de tijd als een ware bevrijdingstijd, waarin partners elkaar helpen, zowel bij het opruimen van egocentrische spinsels en illusies tegenover elkaar, als bij het opruimen van de uiterlijke hindernissen van verplichtingen in beroep, die altijd toch weer zo gewiekst inspelen op de eerzucht of "please-factoren". Vrijen vraagt vrije tijd, ook vrij van overspannen verwachtingen, die men even beslist moet kunnen opzij zetten en loslaten als die steeds maar eisende agenda, die zo verfijnd vastpint met zijn atonale muziek van piep-signalen. En zoals reeds bevestigd werd: in deze tijd wordt er meer gezoemd dan gezoend! Sinds ruim een halve eeuw propageert de maatschappij het seksuele ook eenzijdig als coïtale prestaties met multiple orgasmen: de successtory van de "seksatleten". Terwijl seksuologen – onder tijdsdruk? – nu ook nog het regime van de "speed-coïtus" aanbevelen: zoveel mogelijk in zo weinig mogelijk tijd, met het nieuwe ideaal van de 3-minuten-coïtus. De chronometer wordt dus ook de praktische bedgids. Is dit een nieuwe toekomst voor de ouderwetse drie-minuten-wekker voor een zachtgekookt eitje? Van de speed-date een spurt in rechte lijn naar de speed-coïtus. Wie kan zich in die "ren-stal" in goede gezondheid houden voor de vereiste topprestaties, en dan liefst nog "met propere lakens"?

Elk paar heeft bovendien altijd ook nog extra tijd nodig: veel langzame tijd als leertijd om de erotische taal en het woordenloze vocabularium te verrijken met nieuwe vormen en variaties van de intieme omgang. Het is immers de intiemste vorm, waarin twee mensen elkaar kunnen aanraken én ook raken: elkaar vervoeren tot aan het opperste genot of, helaas, elkaar ook kunnen storten in de diepste smart. En toch: ook in tijden van tegenspoed, overwerk en uitputting, zullen paren tijd blijven nemen en de liefde durven bedrijven, ook al is dit dan soms slechts beperkt bevredigend, zelfs met de keerzijde van, af en toe, een seksuele mislukking. Paren onderschatten vlug het risico op vervreemden van elkaar, wanneer intieme omgang langere tijd uitvalt, omwille van beroepsredenen (missie in buitenland, "nu even té druk", …) of van gezondheidsredenen (ongeval, …) of gewoon door verstrooidheid omwille van te veel stress (naar het bekende motto: "vanavond niet schat!").

Tederheid en innigheid zijn de sleutels van het geluk! En hier mag wel worden herhaald: let op om tenminste deze sleutels niet te verliezen, want het zijn de kostbaarste en … er liggen geen dubbels binnen handbereik …

De kus: kortste afstand tussen twee mensen

In onze prestatie-maatschappij zijn paren dikwijls te eenzijdig op coitus en orgasme gericht, waarbij de frequentie van de seksuele betrekkingen wordt aanzien als een maatstaf voor de kwaliteit van de relatie. Helemaal ten onrechte is dit wel niet. Maar niet de coitus is de meest gevoelige indicator van de liefdesrelatie; wel de kus. Het is de erotische kus, die de kwaliteit aangeeft én uitdrukt van de liefdesrelatie. De kus is de thermometer, die door de jaren heen de warmte en de innigheid van de erotische relatie zal blijven aangeven. Toch wordt het kussen in drukke tijden snel verminderd en soms zelfs vergeten. Vooral mannen lijden hier aan een vroegtijdig en selectief geheugenverlies … Terwijl iedereen toch weet dat kussen een mens vergezellen doorheen het hele leven en ook zo uniek tekenen: een mooie, grote regenboog van de welkom-kusjes bij de geboorte tot de allerlaatste afscheidskus op het sterfbed.

Er wordt in onze maatschappij wel veel en gevarieerd gezoend: ouderlijk, broederlijk, zusterlijk, liefdevol, toegelaten, gestolen, overspelig, doorvoeld of oppervlakkig, berekend of spontaan, gemeend of vals … In dit moderne oerwoud van kussen is het dus onwaarschijnlijk belangrijk een vrijplaats voor de intieme liefdeskussen vrij te houden én te behoeden: klaar en duidelijk in ruimte en tijd beschermd met het goed leesbaar bordje "verboden toegang voor onbevoegden". En de diepe tongkus is het prototype van de intiem-erotische kus: een totaalervaring, die minnenden zo diep en sensueel kan beroeren, met alleen het erotische gevoel als veilige gids. Want zonder innige verbondenheid is het tongzoenen niet te genieten. Zulke zoenen zijn niet te veinzen (en ook niet te koop in de prostitutie als seksuele variatie …!).[1]

Kussen is een kunst, die – zoals elke kunst! – haar eigen leertijd vergt en haar be-oefentijd vraagt, uiteraard in gunstige omstandigheden, die ook discretie en geborgenheid voor het intieme waarborgen, veraf van drukte en gedruis… Want kussen wekt diepe resonantie's bij alle mensen. Alle mensen zijn ooit als zuigeling geboren, met de (borst)voeding en warme koestering als diepste spoor van innige toewending en veilige geborgenheid. Daarom blijft samen eten – en de culinaire cultuur! – levenslang onmisbaar en speelt zulke grote rol in de gezondheid en het geluk van elke mens. Daarom komen strelen en zoenen van de borsten alleen voor in het liefdesspel van de mens; niet bij andere zoogdieren. De kus is tevens een overwinning op de beet. In het kussen laten partners aan elkaar ook wederkerig voelen – tot in hun tedere en tere mondcontacten – dat zij elkaar niet

1   J. Vermote & P. Nijs: De kus. Over de kortste afstand tussen twee harten. Tielt, Lannoo, 1993.

Kussen

Kussen is een troon van morgenlicht
Waar men heersen leert, en nederknielen.
Kussen is een kostbaar evenwicht
Tussen mensenhart en mensenziele.

Kussen is een wonderlijk akkoord
Waar de zielen in elkaar verglijden.
Kussen is wel 't Goddelijkste woord
Dat uit mensenmonden kan gedijen.

Kussen is een zomer-avondgaard
Waar de vruchten tot verlangens rijpen.
Kussen is een stonde op deze aard
Waar de mens de hemel leert begrijpen.

Kussen is het eerste tere spel
Waar we 't grove leven mee begroeten.
Kussen is het allerlaatst vaarwel
Van de mensen, als ze sterven moeten.

Alice Nahon, 1896-1933

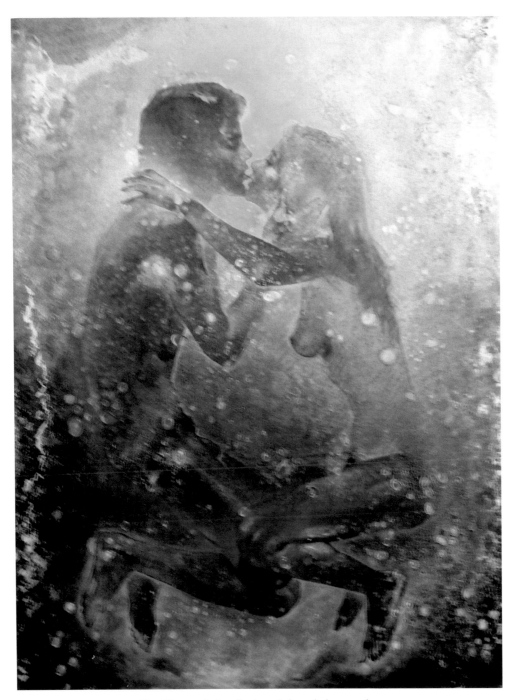

Gard Vanmechelen: De kus als kosmische ervaring.

agressief afbijten. Kussen is de ervaring en de uitdrukking – metterdaad! – dat partners agressieve tendenzen in zich meesterlijk speels "ontwapend" hebben tot in de erotische "overgave" van het zoenen …met gesloten ogen. Ook bij misverstanden of conflicten vergt het niet alleen "liefde als wil" om zich niet zelfgenoegzaam terug te trekken en om niet "van zich af te bijten"… En het vergt soms ook grote edelmoedigheid om de partner niet alleen de hand maar ook de kusmond te reiken. Zo schenkt zoenen metterdaad verzoening. "Uit het hart gegroeide zoenen laten het goddelijke proeven", zo klinkt de dankbare ervaring van een oudere dame met een rijkelijke ervaring in het kussen tot op hoge Lééf-tijd, terwijl zij ook tevreden terugblikt op een lang en "goed gestreden huwelijk" (sic!). Een goed gestreden huwelijk telt immers geen slachtoffers of verliezers, alleen winnaars en bondgenoten…

De liefdestaal: vurige tongen, die kunnen zwijgen

Echte minnaars – "voor het leven"! – vinden en onderhouden de weg naar elkaar levenslang door het vlijtig beoefenen en genieten van elkaars mondigheid: een drievoudige mondigheid. Er is de mondigheid van het samen eten en drinken als fijnproevers, zowel bij het dagelijkse brood als bij de feestmaaltijd. Er is de mondigheid van het erotische zoenen, dat teder en hartstochtelijk de erotische liefde viert en proeft, vol inspiratie: "… ik wil uw adem drinken!" zo zingt toch het operette-lied. En er is de mondigheid van het samen spreken, waarin het gevoel van samenhorigheid opbloeit in de stilte van het elkaar beluisteren en toespreken: tot in dit hemelse gevoel van gelijkgestemde zielen… Een woord is de tederste aanraking van het oor, dat luistert. Er is geen zachtere manier om "iemand bij het oor te nemen"! En luisteren is de zoetste gehoorzaamheid …in het zich laten betoveren door die zo zacht zinderende stem. En dan is er de spraak, de samenspraak der geliefden. Want die samenspraak der geliefden is een unieke spraak: met woorden elkaar beroeren en ontroeren: vibratie's, die door elkaars lichaam trillen, wanneer er tijd is voor de ziel, voor elkaars ziel: een uniek, ja, hemels interval, boven en buiten, ja zo veraf van die technische geluiden van de moderne tijdsmachine met haar rusteloos gefluit, gezoem en geronk van motoren! Elkaar blijven toe horen is elkaar blijven toebehoren: zo horen partners ten volle bij elkaar. En zo hoort het ook! Hoe ontroerend, vervuld van heimwee en verlangen, blijft de zang van die zoekende stem in de muziek van Bach: "Ruft uns die Stimme…"

Elkaar beluisteren is dus de koninklijke weg, die altijd ook voert naar de stilte van het luisteren: van het zwijgend samen zijn en waarin de innigste samenspraak bijna onhoorbaar wordt. Zo is de taal der geliefden die wondere samenspraak van lieflijke, elkaar toegefluisterde woorden, die in stilte – bijna onhoorbaar – overgaan in de lijfelijke tederheid van het liefkozen zonder woorden. De samenspraak der geliefden is dus dit wondere mengsel van tedere woorden en zachtzinnige liefkozingen.

Slechts in de geborgenheid van "het huis der woorden" groeit toch bij elke mens het ware zelf in en door de zelfonthulling (self disclosure) bij elkaar: een uniek ervaren waardering, die de zelfwaardering sterk en stabiel maakt. Het is de plek, waar de sobere weelde van complimenten aan elkaar tijd en ruimte zo behaaglijk kan vullen: als welriekende ruikers, die de menselijke waardigheid sieren…, telkens weer sieren in verwondering. "Geef een mens een pluim en hij krijgt vleugels", aldus één van de prachtigste memento-uitspraken van de Bond zonder Naam. Trouwens, bij elk heerlijk samen eten en drinken, al dan niet feestelijk, hoort ook de goede gewoonte van een nagerecht van wederkerige complimenten – "de cœur à cœur" –, die als een geurige ruiker worden meegenomen en de herinnering blijven opfleuren als stille getuigen.

> "Woorden zijn rijpe granaatappels;
> zij vallen op aarde en openen zich.
> Al het innerlijke wordt naar buiten gekeerd,
> de vrucht geeft haar geheim bloot
> en toont haar zaad, een nieuw geheim".

(Hilde Domin)

Is de menselijke stem niet het mooiste en zuiverste instrument, dat de ziel van een persoon onzichtbaar onthult op een totaal uniek zinderende wijze, en véél beter herkenbaar als de vingerafdruk? "Une voix qui touche…," (Clerguet): tot in de ziel geraakt worden door die stem, die de ruimte rondom ons vult… Zovelen kennen deze ervaring, dat een stem zo zacht blijft nazinderen, ook al is het gelaat van de onbekende spre(e)k(st)er reeds vervaagt zoals een spiegelbeeld in een rimpelend water… Niet toevallig start een verliefdheid dikwijls met de "betoverende" vibratie van de stem van een persoon, van wie men misschien nog nauwelijks het gelaat herinnert. Zo kan een verliefdheid inderdaad starten. De profeet (Kahlil Gibran) zei toch: "een stem kan de lippen, die haar vleugels gaven, niet mee voeren". Een stem, die dan wel van lippen doet dromen… Ook Odysseus moest ooit, op zijn terugtocht naar huis, zichzelf vastklinken aan de mast van zijn schip, om niet uit koers te geraken door de verleidelijke stemmen van de sirenen… Ook Camille Saint Saëns laat in zijn opera "Samson en Dalila" hunkerend en blij verwonderd zingen: "mon cœur s'ouvre à ta voix: …mijn hart opent zich voor uw stem…" Ook al toont de bittere ervaring

hoe groot de menselijke onbetrouwbaarheid kan zijn, en dit dan juist dank zij de verleiding van die listige stem, die ook zo vals kan misleiden. Een tong kan soms scherper worden dan een vlijmscherpe dolk!

Inderdaad, voor de unieke liefdes-klank van elke mensenstem opent het hart van de mens zich onweerstaanbaar, net zoals de kelk van de bloem zich 's morgens opent voor het zonlicht.

Anderzijds kennen zovelen ook weer de ervaring hoe een krakende stem elk verder contact kan afbreken: een "zaag"-stem, die elke wel-gestemde mens middendoor zaagt. En er is ook die harde stem, waarin de hard-vochtige agressie nauwelijks ingehouden doortrilt, dreunend als een aanrollende pantserwagen.

Gelukzalig de mens, die in zijn of haar leven rijkelijk gezegend wordt met dit geschenk van "stemmen horen", telkens weer in unieke vertolking – net zoals in de muziekstad Mechelen! De muziek van woord en klank is de "ongehoorde (!)" ervaring van de luister van het luisteren. En dan nog wel in een maatschappij, waarin de geluidsvervuiling en de ont-luistering steeds maar toenemen onder de dictatuur van de visuele massamedia, die belust zijn op sensatie en (kijkcijfers)succes, én met een verbod op discretie en op eerbied voor het intieme.[1] Reeds Dante heeft gezegd: "lawaai is de uitvinding van de duivel".

Zelfs het starten van de samenspraak is tegenwoordig voor jeugdige partners niet eenvoudig. De kennismaking gebeurt dikwijls in letterlijk oorverdovende omstandig-

---

1   P. Nijs: De luister van het het luisteren. Leuven, Peeters, 1996.

heden (megadancing, concert,...). Men hoort elkaar letterlijk niet, vermits de drempel van 90 decibels luidruchtig wordt overschreden door het geproduceerd lawaai, dat men ook muziek noemt. De geluidsvervuiling is dé onzichtbare plaag van deze tijd, die de mensen steeds meer "verdooft" met toenemende gehoorbeschadiging. Wie loopt hierbij niet het risico van een blijvend oorsuizen of tinnitus? Een mens kan het stil maken; en moet het in deze tijd vol kunstmatige geluiden zelf stil maken: ook en vooral voor de samenspraak. Het beoefenen van de samenspraak vergt telkens opnieuw de beslistheid om hiervoor ruimte en tijd vrij te maken zonder stoorzenders (TV, radio, telefoon, gsm, iPhone,...). Tijd voor samen spreken: "hiervoor is er bij ons geen tijd meer over", aldus de overtuiging van vele paren. En toch staat het T.V.-toestel bij de gemiddelde Vlaming tot ruim vier (=4!) uren per dag aangeschakeld. Van een trouwe stoorzender gesproken! Daarom willen sommige therapeuten alleen nog een paartherapie starten op voorwaarde dat het paar tijdens de hele duur van de therapie ... verzaakt aan T.V. kijken. Deze voorwaarde is heel begrijpelijk: T.V. verlamt de samenspraak. T.V. verlamt de partners, die misschien nog wel naast elkaar zitten, maar niet meer bij elkaar. Zij zijn precies verlamd als konijnen voor de lichtbak van de stroper!

En vergeten wij toch niet: de samenspraak is een heel bijzondere spraak; niet zomaar een extra taal, die we snel even in een avondcursus bijleren, na of naast een andere vreemde taal. De spraakkunst van de samenspraak is de vaardigheid om "ons", d.i. gij en ik, aan het woord te laten komen; en dit in een taal, die woorden voor gevoelens vindt. Dit is wel een heel bijzondere spraakkunst: de spraakkunst, die gevoelens, verwachtingen, dromen, illusies en belevingen in woorden kan

vertolken en meedelen. En, uiterst belangrijk: door oefenen kan iedereen dit leren, zelfs een man! ...

Net als iedereen kan leren niet (aan) te klagen, maar steeds een aanmoedigende formulering te gebruiken... Zo kan men ook de gewoonte leren zinnen alleen positief te formuleren en geen ontkennende zinnen meer te gebruiken. Voor velen is dit een héél ongewone oefening op bijna onbekend terrein! Een mens kan ook – en vrij snel! – afleren in de verleden tijd te spreken, ... en proberen alles in de toekomstige tijd te formuleren. Dit schenkt dan bovendien nog de directe ervaring dat liefde ook een wil is, die toekomstgericht vorm wil geven en nemen. En het schenkt de ervaring dat men het verleden ook kan loslaten; dat men het achter zich kan laten en niet (meer) alles moet meeslepen in die reuzenrugzak vol frustraties. En de gevoelens van teleurstelling, ontgoocheling, woede, onmacht, verdriet,... meedelen is deze gevoelens aan de ander bekend maken; het is niét kwetsen. Als dit meedelen kwetst is het omdat er, naast het meedelen, óók nog een (ongeweten) drang was om te kwetsen, om stiekem wraak te nemen, zo heimelijk wrokkig. Of dat men zich zo onduidelijk heeft geuit dat de ander dit als een kwetsend bericht heeft ontvangen. En een misverstand, d.i. elkaar mis verstaan, is snel daar wanneer bv. één partner, die met schuldgevoelens zit, zich door overgevoeligheid (te) snel beschuldigd of gekrenkt voelt. En voor de gekwetste is hier de vraag: wil ik mijn gekwetstheid mee delen of wil ik de ander mijn pijn laten voelen door óók (weer) pijn te doen? Klare taal spreken in de samenspraak vraagt inderdaad een levendig oefenen en beoefenen, ... ook met voldoende tijd en ruimte, veilige beschut, en vooral met voldoende energie en interesse. Want door te veel lawaai verdoofd, worden uitgeputte partners ook doof voor elkaar: "laat me nu eindelijk eens wat met rust!" ... Alleen: deze selectieve doofheid beschermt hen niet tegen verdere uitputting ... die de voorbode kan zijn o.m. van een erotische burn-out. Geen samenspraak zonder aanspraak; geen inspraak zonder tegenspraak ... Uiteraard vraagt dit "vurige tongen", die blijven geloven in het paasmysterie, omdat zij door de erotische liefde de "verrijzenis van het vlees" hebben mogen ervaren: een verrijzenis, die blijft doorgaan als een wonderlijk gebeuren . De "vurige tongen" moeten ook kunnen ... zwijgen. Verhalen is niét herhalen! Verhalen wat zo moeilijk bleek, hoe aangrijpend en intens dit ook was, is niet dit telkens blijven herhalen. Zo kan het heilzaam zijn voor de goede verwerking in elk gesprek slechts bv. 10 (= tien!) minuten te wijden aan het uitspreken van de moeilijke emoties. Dit beperkt ook het risico in de slachtoffer-rol te verzeilen. En dan blijft er nog ruim de tijd (= klein uur!) voor het samen uitzoeken van positieve uitwegen uit de moeilijke impasse. Bovendien, het verwerken van sterke emoties of ervaringen vraagt ook altijd de stilte: stille tijd als verwerkingstijd, waarbij eenieder bij zichzelf alleen kan zijn en zich "terug bijeen kan rapen", ongehinderd door de ander: de onmisbare zelf-verzameling!

Met (te) veel tijd pleegt de moderne werkstijl telkens weer roofbouw op het zo private domein van de gewoonten van het innig samen zijn. De tijd voor de innigheid van het samen zijn vraagt wel dat er in de ándere tijd, nl. in de werktijd, ook een sterke en standvastige bondgenoot blijft met uiterst krachtdadige vinnigheid en beslistheid om de roofbouw op de liefdestijd te beletten. En de samenspraak heeft juist extra tijd nodig in crisis-tijden. Extra tijd om samen te spreken; niet om zich zwijgzaam te isoleren en letterlijk stom naast elkaar te leven.

Zoals reeds werd vermeld, neemt in deze tijd een crisis in een paar frequent de vorm aan van overspel. Bij overspel zwoegt en wankelt bijna elk paar: een aardbeving in de gevoelens (schuld, schaamte, teleurstelling, bedrog, vertrouwensbreuk, ontgoocheling, verlatingsangst, woede, haat, ...). Het heeft de allure van een psychisch trauma, met alle gevolgen van dien en niet zelden: de dood van de ooit zo intense liefdesrelatie. Toch kan overspel ook een verrijzenis-effect hebben op een bijna comateuze liefdesrelatie, tenminste als de inzet en de wil – met de nodige extra tijd! – voor de "reanimatie" er nog zijn, en best dan ook met deskundige hulp. Want inzet en hulp zijn nodig; vanzelf lijkt het niét te lukken, want alles, wat gebroken is, herstelt niet zomaar vanzelf. Ook een relatie-breuk geneest dus nooit "zomaar" vanzelf. Iemand, die dit toch verwacht, heeft geen groot geloof in de liefde, wel een misplaatst bijgeloof. Of loochent halsstarrig de ernst en de beschadiging door de breuk. En psychische wonden genezen ook altijd veel langzamer dan lichamelijke wonden!

Liefde moet dus niet alleen tijden van eenzaamheid kunnen overleven. Moderne liefde moet ook werktijden overleven. Ja, het gaat, in deze modernste tijd, om de liefde te kunnen en blijven léven in tijden ... zonder tijd! En dit vraagt van de moderne minnaars in deze tijd een grote waakzaamheid, die men niet met een prikklok kan veilig stellen. Onmisbaar voor het paar is hier de besliste bondgenoot, die het romantische liefdesideaal dient en daarbij realistisch de grenzen bewaakt én verdedigt zonder toegevingen en zonder bereidheid tot compromis. En het zal een taaie bondgenoot zijn, die deze opdracht van jaren aankan, en ook onverstoorbaar blijft voor welke bekoring ook, zowel voor de bekoring van geld als voor die van macht of eer. Wordt die alerte bescherming niet volgehouden, dan komen er, vroeg of laat, toch nog "inbraken", die de woning der gewoonten vernielen: een ontwijding, die eigenlijk ook een inbreuk is op de huiselijke vrede in deze gezegende plek. (Helaas kan men geen klacht neerleggen voor inbreuk op de huiselijke vrede wegens "storende werkhinder"…) En wanneer deze nestelplek, zo onmisbaar voor elke mens, verdwijnt blijven er alleen ontheemden over zonder heimat. Zijn zij de echte asielzoekers in deze maatschappij des overvloeds?

De verbeelding is ook het werkgebied van het herinneren: het levendig oproepen van het Schone, dat men op zijn of haar levenstocht reeds mocht ervaren. Zo komt een mens in direct en diep doorleefd contact met zijn of haar vreugde-biografie (Verena Kast). De samenspraak zal dus ook met vaste regelmaat mooie gebeurtenissen van de relatie terug ter sprake brengen (reizen, feesten, ontmoetingen, …) want dit levendig herinneren – met "vurige tongen"! – brengt ook de mooie emoties terug aanwezig: de onmisbare elementen voor de verdere groei van de relatie. Zulke bewuste toewending – bv. elke dag een half uur, 's morgens of 's avonds stilstaan bij een mooie herinnering – behoedt ook deze vreugde-biografie. Daarom is het ook zo mooi én nuttig dat een paar zich in zijn woning omgeeft met mooie herinneringen: foto's of voorwerpen als stille getuigen, die prachtige hoogtepunten uit de levensreis steeds aanwezig houden binnen het blikveld. Zonder zichtbaar mooie herinneringen kan de levensreis nogal eens verdrongen worden door een "lijdensverhaal", dat een mens eenzijdig kan overheersen en de leeftijd soms zo somber maakt. En vooral: de schone herinnering en de verbeelding schenken energie; ook energie om het leven (weer) actief in handen te nemen. Niet toevallig was een slagzin van de onstuimige meirevolte van '68: "de verbeelding aan de macht" (*l'imaginaire au pouvoir!*) tegen het establisment, dat zo vernederend was in zijn berekenend denken en zo eenzijdig gericht was op geld en macht.

Tenslotte: ondanks zoveel hoopgevende tekenen (bv. klimaatspijbelaars) lopen vooral de jeugdigen risico op verdwaling. De kerken, die sacrale oorden van stilte, lopen leeg. De megadancings, die lawaaierige oorden van drukte en gedruis, lopen vol …

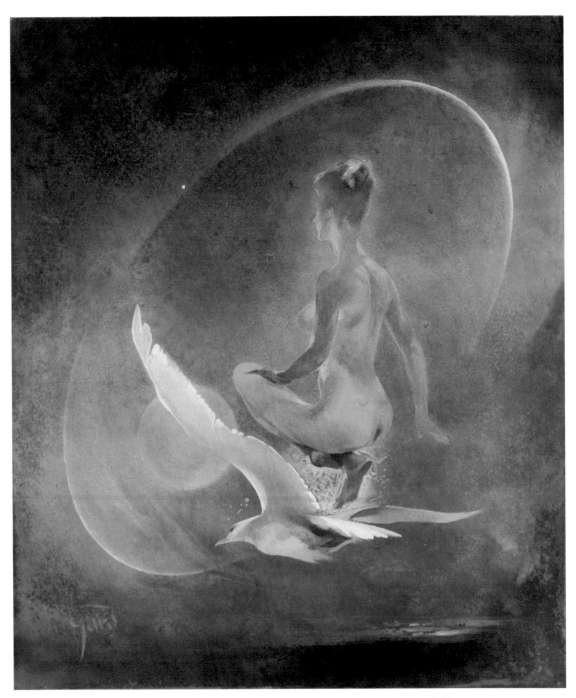

Gard Vanmechelen: Eros: hunkerend heimwee naar vrijheid en naar liefde …

De nieuwste tijd: ontmoeting en partnerkeuze in de virtuele leefstijl

---

Ruim de helft van de dertigers en ouder zoekt nu de partner via internet, ook met de hoop dat het snel(ler) zal gaan. En met de hoop dat het "zoeken" ook efficiënter zal gebeuren: meer keuze-mogelijkheden bij afnemende tijd om zich, naast de werkagenda, ook nog met dit "keuze-werk" bezig te ("moeten") houden. Dikwijls is hieraan reeds een stoet vooraf gegaan van initiatieven van vrienden en collega's, die met de beste bedoelingen ontmoetingen via etentjes, sport- en/of cultuuractiviteiten hadden opgezet met mogelijks "interessante kandidaten". Bij sommigen lukt dit; bij anderen niet. Hierdoor overwinnen velen dan toch wel de "ouderwetse" scepsis tegenover datingsites. Want ruim de helft der "bezoekers" blijft bevestigen dat zij eigenlijk liever toch niet deze weg kiezen… Want het is in het begin toch wel een andere weg, die echt wat wennen vraagt. Zo is er, reeds bij de start met die "zoekmachine" (sic!), het wat onbehaaglijke gevoel dat men een "relatie-markt" bezoekt. Het (meestal) prijzige toegangsticket drukt de geïnteresseerde "met de neus op de feiten", wanneer hij of zij zich naar dit "shoppingcenter" begeeft. En een shoppingcenter, dat dan ook letterlijk nog onzichtbaar is,…net als de mogelijke partner, die men zoekt… Het lijkt dan ook plots zó anders als "in die goede oude tijd", die precies toch diep in het (ook weer "oude") gemoed lijkt ingegrift te zijn… Toen waren de stappen op de weg naar de Grote Liefde precies toch wél zo eenvoudig klaar en vooral zo veilig. Toen begon alles altijd met een ontmoeting, soms schijnbaar zó toevallig, op een plaats en een tijdstip, waar men er soms helemaal niet direct bewust mee bezig was en zeker niet op voorbereid. Er was toen – "ja, hoe onvergetelijk!" – even die haperende blik ("oh! dat ogenblik van die blik: ja écht zo ingebrand…"), even maar een aarzelende geste, de trillende neusvleugel, de bijna onzichtbare siddering in de "onverschillige" houding, de zacht zinderende stem, die even uitschuift, de handen met een sprakeloze boodschap, een "uniek" parfum of een lichaamsgeur, die vluchtig binnendringt én overweldigend blijft na-hangen als een toverwolk … Genoeg "stof" toen om even halte te houden, … en zelf "zomaar" een gesprek te beginnen of van de overkant te "doen" beginnen. En vooral: stof genoeg om te beginnen dromen… Maar welke woorden-wisseling is er dan op gang gekomen! Want terwijl het gesprek begint wordt dit gesprek onzichtbaar voortgezet op het terrein der … verleiding met veelzeggende blikken, een verwonderde mimiek, een houding, die ontdekkingsvreugde uitstraalt … Één ding is voelbaar duidelijk: alle zintuigen worden in hoogste intensiteit verzet. Zij reageren als uitgestoken zoekende tentakels van de verliefdheid en de verkenning, die, als een frisse fontein in het zonlicht, onvoorzien de grijze dag kleurt met een regenboog. Het is de bekende "coup de foudre": de blikseminslag van een ontmoeting, zo totaal uniek, waardoor men letterlijk van slag is. Maar het is wel een genade-slag, die leven en toekomst letterlijk in een nieuw perspectief, in een nieuw licht zet. En dit alles alleen door dit wonder gebeuren op zich, dat precies "vanzelf zijn werk doet en zijn werking uitoefent" zonder andere hulpmiddelen. Ja, het lijkt zelfs wat op een religieuze bekering: alles wordt nieuw in dit wondere licht, dat ook beleefd wordt als een onverdiend geschenk van een goddelijke genade! Uiteraard zijn hier ook nog twee andere, mooie wegen mogelijk. Zo kan zich vanuit een wederzijdse erkenning én herkenning van een persoon – via werk of andere regelmatige contacten – ook een erotische tederheid ontwikkelen, die dan langzaam groeit langs een weg van vele attenties, zowel kleine als grote. Regelmatige treinvertragingen naar het werk bv. kunnen hier, langzaam maar zeker, op het goede liefdes-spoor zetten! N.M.B.S.-vertragingen kunnen dus ook prachtige neveneffecten bieden, waarvoor deze "gezegenden der vertraging" eeuwig dankbaar blijven. Ook een gestadig groeiende waardering van een persoon – meestal doorheen een langere "neutrale" tijd met regelmatige contacten (het werk bv.) – kan een goede voedingsbodem zijn, waarin wederkerige gevoelens van erotische tederheid stevig en stabiel tot bloei kunnen komen. Maar centraal in al deze wegen blijft steeds: de "tastbare werkelijkheid" van de ontmoeting in levende lijve, met zovele subtiele interacties dank zij het zacht zinderende orkest van de zintuigen.En hierin kan plots één zintuig als solist alle aandacht op zich trekken.

Welk contrast met de weg van de internet-ontmoetingen! Hiervoor wordt eerst "een profiel" aangemaakt, dat op internet wordt gezet en (steeds weer) kan worden verwijderd, letterlijk bliksemsnel. Dit profiel is een (zelfgemaakte/zelfgekozen) verzameling van psychosociale kenmerken: status, beroep, midden, hobby's, interesses, dromen, verwachtingen, al dan niet verfraaid met muziek, teksten, kunstfoto's, etc., waarmee iemand zich als mogelijke partner wil laten kennen. En hiermee begeeft men zich dan op een terrein, dat men niet werkelijk ervaart of ziet. Het is immers een virtueel gebied, "bevolkt" met virtuele profielen. Aangemaakte profielen komen hier dan bij elkaar op het scherm, hopelijk toch zo goed computergestuurd en (statistisch) berekend als concordante clusters van variabelen/eigenschappen, die bij elkaar (kunnen) passen als een goede match… De partnerkeuze begint dus in feite met een eerste selectie uit deze virtuele profielen, trefzeker aangereikt door een computer, die wel supersnel clusters van bij elkaar passende eigenschappen berekent, maar die met zijn "blinde ogen" geen unieke mens kan waarnemen. De partnerkeuze begint dus met een soort van … "vissen in een onzichtbare vijver", waarin men – uit tijdsnood! – best meerdere lijnen tegelijkertijd uitzet. Het doel is toch de interesse van de "afwezigen" wekken met "signalen" van het eigen profiel als lokaas. "Contact" begint dan als er profiel-interactie gebeurt, wanneer een ander profiel reageert (of meerdere!). Maar een vis, die bijt, is nog niet gevangen. Integendeel, meerdere malen "tikt" een vis even aan, soms heftig, om dan plots te verdwijnen, d.i. het profiel van de "visser" te verwijderen: zomaar en bliksemsnel. Dit vraagt van de visser ook weer even wennen om dit verdwijnen/schrappen zonder enige uitleg niet als een afwijzing te ervaren. Wel wordt men hierbij ongevraagd geconfronteerd met een merk-waardige nieuwigheid: de zoektocht naar een duurzame relatie verloopt in een "ontmoetingsveld", waar het principe van de onmiddellijkheid nogal meedogenloos regeert. Want als men niet dadelijk reageert op een boodschap – misschien is er bv. eerst nog een dagtaak van enkele uren af te ronden! – … heeft de boodschap-per reeds afscheid genomen.

Waarbij de visser ook zichzelf meestal beschermt – gedo-seerd engagement! – door met verstrooide aandacht naar meerdere lijnen tegelijkertijd te turen … of nóg maar een nieuwe lijn uit te gooien. Hoe groot is het verschil nu tussen de Internet-visser, die al dan niet ongeduldig "blijft zitten" turen naar zijn of haar dobber (op het scherm!), en de verliefde jager van weleer, die op zijn echte levenstocht door de liefde getroffen werd en gefascineerd álles in beweging brengt om het (zinne-lijke!) spoor van zijn of haar "liefdesprooi" te volgen, ja te veroveren! Bovendien; de selectie, of juister: de voor-selectie voor een reële ontmoeting gebeurt via Internet op een virtueel niveau. De "klassieke" signalen, hoe klein ook maar zo "verwarrend", en die het verliefde begeren wekken, ontbreken hier immers totaal: een oogopslag, een geur, het bewegen (het benenspel!), de stem, de stiltes, etc. etc., … Zowel op biochemisch (bv. de feromonen!) als op psychologisch niveau (ero-tische signalen…) blijft het dus eerst volledige wind-stilte. De onmisbare lichamelijke en tegelijkertijd emotioneel (intuïtieve) dimensies, die het amoureuze zo diep én diepzinnig wekken, ontbreken. Er staat letter-lijk een scherm, rationeel en steriel, als een venster, dat anderzijds juist uitzicht wil bieden op hét levens-gebied, waar een mens verwacht het grootste geluk en het diepste genot te vinden …

Waar blijft hier, op de virtuele wegen van internet, nog plaats voor de romantische liefde? Waar blijft het roman-tische liefdesgevoel met dat onstilbaar heimwee? Of moet de moderne mens, die rationele scepticus, zich met dit scherm ook beschermen én afschermen tegen die laatste illusie van de romantische liefde, die hem nog rest nu die andere illusie, nl. van een Goede God, dood is (verklaard)? Zowel vele moderne filosofen als ervaren therapeuten zijn intussen ervan overtuigd geraakt dat de romantische liefde de bron is van veel onheil en lijden, net zoals de godsdiensten ook oorzaak zijn geworden van veel onheil. Het is dus best dat de moderne mens immuun wordt tegen de oorzaken van zulk onredelijk en onzinnig lijden! Lopen in deze tijd zovele relaties op de klippen – zie: stijgende scheidingscijfers! – door te hoge romantische verwachtingen? De verliefde is een roman-tische dwaas, die met het hoofd in de wolken zich te pletter loopt tegen de betonnen muur van de werkelijk-heid, "die géén sprookje is". Zo klinkt de meewarige uitleg met de bekende glimlach, waarbij men het ver-standige hoofd schudt…niet zonder spot of misprijzen. Of lopen nu zovele relaties op de klippen juist door een gebrek aan romantische verwachtingen? Of door een gebrek aan romantische inzet? Een gebrek aan inzet door (té) veel verstrooide aandacht voor allerlei bezig-heden, al dan niet goed gepland in het alledaagse leven met zijn zakelijke opdrachten zonder einde …? Lijden ook de zogenaamd realistische therapeuten en filosofen misschien wel wat aan een existentiële depressie, waar-bij – zoals bij elke depressie – de vaardigheid om te dromen en de creatieve fantasie afnemen? En angst is en blijft hierbij de grote boosdoener, in wezen een irra-tionele angst, ook al is die verpakt in wetenschappe-lijk-rationele argumenten. Er zijn inderdaad de hoge cijfers van scheidingen. En er is de angst, die irrationele angst, om verlaten te worden. Zonder huwelijk zijn er immers geen scheidingen.

Is het huwelijk dan de oorzaak van scheidingen? Dan is de logisch directe oplossing eenvoudig: niet (meer) huwen! Dit klopt niet met de werkelijkheid rondom scheidingen. De meeste mensen in scheiding scheiden ook met de hoop snel en wél (terug) de "goede partner" te vinden. Soms zijn ze trouwens reeds met een nieuwe "betere" relatie begonnen, vooraleer ze goed en wel gescheiden zijn. Dit alles is niet zo logisch, wél psychologisch te begrijpen.

Als men wat existentieel depressief is – en dus met beperkte verwachtingen! – ziet men de werkelijkheid van zijn bestaan met andere ogen. Het uniek prachtige winterseizoen bv. met de glinsterende vracht van de besneeuwde bomen, zonnig in de blauwe winterzon, verdwijnen dan achter de donkere vooruitzichten van hoesten, bronchitis, snotvallingen, griep en pijnlijke gewrichten… Het is inderdaad tot nog toe statistisch normaal dat er in de winter meer luchtweginfecties voorkomen. Maar toch is dit niet "normaal" gezond; wél een teken van slechte preventie en ongezonde levensstijlen. Alleszins is het misplaatst het winterseizoen met de romantische ervaringen – ook van de warme winteravonden samen rond het haardvuur! – te willen afschaffen. Even misplaatst blijft het ook om iedereen aan te raden de winter te mijden.

Iedereen weet dat men met het hoofd alleen niet de goede zin in het leven vindt. En liefde is een aangelegenheid van het hart en kan dus leiden tot hartsproblemen, … zelfs met schele hoofdpijnen er bovenop … (Verliefden kunnen door te grote nabijheid soms scheel naar elkaar kijken … En ex-verliefden kunnen nadien lijden aan schele hoofdpijn … Beiden hebben zich immers "wat" miskeken.)

En het hart uitschakelen is ook geen goede optie: zonder kloppend hart laat het brein het trouwens ook afweten, zelfs binnen de twee minuten … De afstand tussen hoofd en hart is wel redelijk groot en de zenuwverbindingen tussen beide (nog) niet zo efficiënt. Het is wel zo dat de overbrugging met het goede evenwicht – over die afstand heen! – wel aangereikt én bereikt kan worden door … "de tedere hand van de romantische liefde". Die tedere handreiking baant de weg naar het goede midden en zij houdt ook het "goede midden tussen verstand en hart" (Peter Petersen). Best lijkt ook wel de hals niet te hoogmoedig te strekken. De mens is geen giraf: die heeft wél een lange hals ontwikkeld om te vermijden dat zijn kop los in de lucht hangt!

Terecht merkt Rika Ponnet op dat niet onze verwachtingen het geluk in de liefde in de weg staan; het zijn onze angsten (D.S.-Interview, 13-14 okt. 2018). En zij pleit voor meer ambitie en inzet in de liefde: voor de romantische liefde. En zij benadrukt dat die romantische liefde niet blind is: "ze laat je net heel scherp zien". Daarvoor moet een mens natuurlijk ook met voldoende zelfvertrouwen en zelfzekerheid durven en kunnen geloven in zijn of haar talent voor de liefde: met de (zelf)zekerheid van een kunstena(a)r(es), niét met het geprutst van een knutsela(a)r(es)… Inderdaad; wie kent er vandaag bij de prille start van de hopelijk meest ontroerende reis van het leven (nog) die zalige goede (zelf)overtuiging: "welk geluk zal de (nu nog onbekende) partner te beurt vallen, omdat hij mij mag leren kennen"? In de werkelijkheid is het op dit gebied helaas veeleer kommer en kwel, twijfel en onzekerheid alom! En vooral belangrijk is hier: durven vertrouwen op de eigen intuïtie, ook al luidt het motto krachtig overtuigend: "kies verstandig". Terwijl de intuïtie zacht zegt: "kies wijs"; dus niet alleen maar verstandig: kortzichtig of krenterig. Een partnerkeuze is geen muggenzifterij! Het advies van Rika Ponnet is duidelijk: "Vrees je angsten. Volg je verlangen".

Ook is hierbij een onverstoorbare houding nodig, die zich krachtig blijft afzetten tegen de moderne trend van scepsis en misverstanden over de romantische liefde, die zo populair blijven. Deze misverstanden zijn eigenlijk hardnekkige pogingen om angsten weg te lachen en zijn net zo (in)efficiënt als fluiten in het donker bij angsten voor het donker.

Want de romantische liefde heeft bij velen wél donker-duistere kanten, die geen plaats krijgen in het heldere licht van hun rationele kijk op het leven, waarin alles veilig gepland moet kunnen verlopen. Ook hier is de boodschap van Rika Ponnet over de partnerkeuze langs de virtuele wegen van internet ondubbelzinnig: "Tinder is het sluitstuk van een evolutie, waarbij we de liefde als boekhouders zijn gaan benaderen. We hebben een checklist van uiterlijkheden en interessegebieden die we denken te moeten afvinken. Dat werkt niet, de enige logica die verliefdheid volgt, is een emotionele".

"Mijd de romantische liefde met haar overspannen verwachtingen, die niet anders dan kunnen teleurstellen". Welnu, zulk hyper-modern advies is in feite een advies uit angst. Bovendien; hooggespannen verwachtingen zijn nog geen overspannen verwachtingen. En de erotische liefde behoort tot het hoogste goed voor een vervuld mensenleven. Dus is hier ook de hoogste kieskeurigheid aan de orde: én verwachtingsvol én hoog gespannen. De mens, niet alleen de romantisch verliefde mens, is een wezen met behoefte aan hechting en aan binding. Behoefte aan hechting en binding zijn de twee benen om als mens zelfstandig te bestaan en ook onmisbaar om naar een "gij" toe te gaan: met de vervulling van het samen zijn en van ontmoetingen. Zij vormen het dragend weefsel van de romantische liefde, zoals het leidmotief van dit essay poogt vorm te geven. Ook de mens van de romantische liefde weet dat hij broos en kwetsbaar, ja gekwetst is. Juist de tederheid in de romantische liefde schenkt hét antwoord op het tere en gekwetste van de geliefde, die behoedzaam en behoedend wordt bejegend, over alle hartstochten heen met die erotische wijsheid: "Laten we zacht zijn voor elkander, want dit leven is een onduldbare pijn" (Ton Lemaire).

"Je kunt je leven prima op orde hebben als single, maar dat neemt niet weg dat de meeste mensen beter af zijn als ze met iemand samenleven" (Rika Ponnet).[1]

Hoeveel nabijheid en distantie voor waarachtige intimiteit in dit samenleven het optimum is blijft een bestendige opdracht, die alleen het paar zelf telkens weer kan en zal bepalen: en het is een blijvende slingerbeweging, die dit zoeken ook zo boeiend houdt. Alleen is wel (snel) duidelijk dat het maximum aan intimiteit nooit, ja nooit het optimum is en blijft. Wel is de aanbeveling duidelijk: "Maar laten er tussenruimten zijn in jullie samen zijn. De eik en de cypres groeien niet in elkaars schaduw." (De Profeet Kahlil Gibran).

---

1   Zie uitvoerig: Rika Ponnet: Alleen met jou. Tielt, Lannoo, 2018.

Misschien tonen deze kritische bedenkingen rondom ontmoeting en partnerkeuze in deze virtuele tijd ook aan dat ze geschreven zijn door iemand van een oudere generatie en nog van "vóór de oorlog" van de virtuele revolutie. In die "tijd van toen" was de werkelijkheid letterlijk nog tastbaar eenvoudig; ook de werkelijkheid van de partner, met wie "voelbaar", dank zij alle zinnen, contact werd gelegd én uitgebouwd. Dit is nu radicaal anders geworden voor elke nieuwe generatie, ook met nieuwe vormen van samen zijn. Voortaan kan men immers met reële partners samen zijn in de reële wereld en (daarnaast) met even "reële" partners in de virtuele wereld, zij het wel wat anders als voorheen.

En in beide werelden precies wel met dezelfde emoties (én verrassingen!). En ook in de virtuele wereld lijken deze partners niets te missen, zelfs niet het lichaam, dat men vroeger toch het "bezielde lijf" noemde. Kan dit een nieuwe vorm van ontrouw, ja van virtuele bigamie worden, wanneer men bv., naast het leven met de part- ner in de tastbare werkelijkheid, ook nog vele uren, ook nachtelijke, doorbrengt met louter virtuele contacten met een virtuele partner, die men niet tastbaar, noch echt voelbaar kent en toch zoveel toevertrouwt? Of is dit een nieuwe vormgeving, een nieuwe gestalte van de radicale ambivalentie, die de mens zo eigen is én eigen blijft? Een mens wil telkens weer en toch zó, zó graag twee dingen tegelijkertijd: alleen zijn, maar dan weer niet te veel, …én samen zijn, maar slechts juist dicht genoeg: zeker niet té dicht of te lang… Wat wil die mens dan eigenlijk? Dan jaagt hij of zij fanatiek "bezeten" een begeerde en begeerlijke relatie na; om die dan weer even fanatiek te ontvluchten … Ja; wat wil die mens nu eigenlijk?

Samen komen én weer uit elkaar weggaan behoren blijk- baar tot de autonomie en de ambivalentie in hechting en binding. Horen ze bij elkaar zoals: "welkom, wel- kom!!" en "tot weerziens!"? Voor ambivalentie in het gevoelsleven is er echter in de moderne happy people- of happy partners-ideologie onder het dwingende motto van "succesfull Life" precies geen enkele plaats. De opdracht van succesfull people moét onverstoorbaar en ook zichtbaar blijven doorgaan, waarbij elke mogelijke hindernis spelenderwijs moet worden opgeruimd. Dit alles eist natuurlijk een stabiel krachtige drive, die ook bij deze moderne "helden" wel veel energie kan kos- ten… Het kan bijna niet anders dan dat dit tot een onderbreking of zelfs tot een schipbreuk zal leiden, naar het bekende motto: "les héros sont fatigués…(d'amour)". En het is begrijpelijk dat sommigen besluiten om dan maar elke passie uit hun leven te bannen. Dit is echter niet zonder gevaar: de verveling zal snel gapend om de hoek loeren. "Maar het leven zonder passie is zó leeg", zo zei toch de meest passionele wielrenner ooit, Eddy Merckx. En terugblikkend op een veelzijdig leven geeft Christian Leysen, geslaagd ondernemer en 64 jaar jong, ook graag en gul dit advies voor het leven: "Je moet in het leven vroeg genoeg tijd maken voor je echte passies" (interview: De Tijd, 27 okt. 2018).

Zijn mijn vriend(inn)en op internet nu dan echt mijn vriend(inn)en geworden? En is internet ook mijn fami- lie geworden? Het wordt inderdaad wel dikwijls beweerd en geschreven, of juister: ge-sms-t. Bij wie kan men als jeugdige – én ook later! – nu nog "altijd én direct" echt veilig terecht? Vroeger was er de "trouwe en beste vriend(in)", bij wie men, elkaar in de ogen kijkend, steeds terecht kon met alle zielsverdriet of diepste verlangens. Men had geen geheimen voor elkaar en kende elkaar door en door: "wij samen in wel en wee", omdat "wij juist – letterlijk! – vriend(inn)en voor het leven zijn". Of zoals Cicero ooit samenvatte met Romeinse welsprekendheid: "idem velle, idem nolle": eensgezind hetzelfde willen of niet willen. Nu kan de jeugdige ook nog zijn of haar hart direct en altijd uitstorten op internet, zelfs bij vele vrienden, maar in feite wel totaal onbekenden, én juist met de zekerheid – als een nieuwe veiligheid! – dat hij of zij deze onbekende vreemden nooit zal ontmoeten of in de ogen kijken. De vriend(in) van vroeger was iemand, die blijft; bij de nieuwe vriend(in) van nu kan men altijd geruisloos én spoorloos verdwijnen en "voor goed". Het lijkt er anderzijds ook wel op dat niet alleen bij jeugdigen de eigen familie bestaat uit (ver)vreemden, met wie er weinig contact is. Op restaurant (en thuis!) zit men wel samen aan tafel, en samen heel bedrijvig: elk op zijn of haar smartphone … Vanuit ouderwets gezichtspunt lijken het wel vreemden, zwijgend samen aan eenzelfde tafel. De gezinsleden brengen dus duidelijk meer communicatie-tijd door met verre vreemden dan met elkaar, ook tijdens de etenstijd. Die verre vreemden weten trouwens van elkaar dat men elkaar het zekerst kan bereiken tijdens etenstijden aan voor elkaar vreemde eettafels! De moderne communicatie-middelen maken de fysiek-lichamelijke nabijheid steeds meer onbelangrijk. Bovendien, voor vele bezorgde ouders verliezen hun jonge en jeugdige kinderen te veel tijd met spelletjes op internet. Dit is trouwens dikwijls ook zo. Én trouwens niet alleen voor jeugdige mensen! Maar anderzijds mogen deze ouders niet vergeten dat het (in)spelen op internet ook een inoefenen is van een vaardigheid, vingers én brein, professioneel onmisbaar voor de nieuwe toekomst, die al is begonnen. Anderzijds

kunnen ook volwassenen te veel tijd verliezen op internet; bv. om verveling en leegte – vooral qua contacten (relatie-breuk) – te vermijden of te vergeten. Uren doelloos surfen op internet – "wilfing" – kan dan een nieuw afhankelijkheid worden en een nieuw symptoom van depressie(afweer). Blijkbaar is een stevig niveau van tevredenheid met gevarieerde lustbevrediging in het dagelijkse leven ook een voorwaarde voor een creatief gebruik van internet én een effectieve bescherming tegen het verdwalen op dit wereldwijde (spinnen)web.

En welke mens droomt en verlangt niet naar een mooi leven, vervuld met gedeeld geluk in verbondenheid én wil toch ook weer de voordelen van een onafhankelijk alleen zijn? Internet lijkt deze droom te kunnen invullen met zijn virtuele mogelijkheden, die ook onbegrensd lijken. Hier zou de mens dan – eindelijk! – ongestoord en ten volle het levens- en liefdesgeluk kunnen genieten, veilig beschermd tegen agressieve uitbarstingen en wrijvingen. Want die vallen in het werkelijke leven ondanks alles tóch telkens weer binnen, zelfs als de angst om dit te vermijden permanent waakzaam blijft … Erotische liefde is immers tastbare omgang, in zovele vormen en variaties. En het dramatische in deze omgang komt met diezelfde tastbare omgang hoe dan ook altijd mee binnen. Als men aangeraakt wordt, hoe rakelings ook, wordt men altijd ook geraakt,…ja getroffen, mogelijks zelfs gekwetst. "Gequetst bin ic van binne", zo klinkt het ontroerend – en treffend! – in één van onze oudste Vlaamse liefdesteksten. Strelen is dé uitgelezen liefdestaal zonder woorden van de zwijgende handen: huid aan huid, zowel teder zacht als met de intense nadruk van de hartstocht. Het is elkaar in kaart brengen bij elkaar: elkaar verzamelen uit de alledaagse

verstrooidheid. Strelen is helen. En dit is zelfs zo levens-
belangrijk dat, waar en wanneer er niet meer
(medisch-technisch) geheeld kan worden, vooral
gestreeld zal worden. Vanaf de geboorte is de mens
dagelijks aangewezen op lichamelijk contact en dit
blijft zo levenslang. Want het zij nogmaals herhaald:
een mens, die niet meer regelmatig wordt geknuffeld
en gestreeld, zal vroegtijdig oud worden en sterven als
mens, lang vooraleer hij dood gaat.

Maar … waar gestreeld wordt zijn er altijd ook wrijvingen, niet alleen lichamelijke, niet alleen aangename.
Welke nooit eindigende opdracht om deze wrijvingen
tussen twee zo verschillende mensen met zo verschillende lichamen en met zo verschillende gevoeligheden,
zowel lichamelijk als emotioneel, liefkozend aan te
nemen. En het anders zijn van de geliefde ander – aan de
overzijde van de gedroomde eenheid! – zonder ergernis
toch trachten te blijven aannemen en omarmen, koes-
terend en strelend … is en blijft géén oogstrelende
sinecure! Het is begrijpelijk dat de moderne bindingsangst bij zovele mensen aanwezig is, zowel bij jeugdigen
als bij ouderen, om die moeilijke opdracht te ontwijken.
Als dit zonder bindingsangst toch gelukt, zal de angst
voor de agressie tegen de geliefde ander deze mens niet
verlammen noch op de vlucht doen slaan naar virtuele
verten. Want in dit laatste geval blijft internet een
gevaarlijk interbellum: een nieuwe "werkelijkheid", die
ongrijpbaar en onbereikbaar ligt tussen de werkelijkheid
en de fantasie, als een technische fata morgana of
luchtspiegeling van de nieuwe toekomst.[2]

Toch mag de belasting voor het menselijke brein van
de snelheid en de veelheid van de informatie-vloed
niet worden onderschat, naast de terugkerende
nieuws-"bombardementen" met gewelddadige inhoud.
Dit brein is doorheen de evolutie tot goede competentie
gegroeid om met schaarste om te gaan, niét met overvloed. De nieuwe mens uit de virtuele wereld weet nu
"iets of een beetje over alles" en steekt schril af tegen de
mens van voorheen, die met eruditie een beperkte maar
excellente kennis en levensvisie bezat. Ja, de meta-
morfose van de homo universalis van weleer naar de
homo virtualis van deze tijd is indrukwekkend. Voor
sommigen is hij zelfs onherkenbaar geworden!

Een vriend(in) was vroeger voor het leven, net als hopelijk
ook de partner, die terecht levenspartner of levens-
gezel(lin) werd genoemd. Maar ook inzichten, kennis en
voorwerpen werden voor het leven verworven: als een
goed gepland bouwwerk, stap voor stap en vooraf over-
legd; met voorzichtig sparen samengebracht. Nu is het
een meer toevallige en intuïtieve weg, waarin meegenomen wordt wat nu "toevallig" goed past, maar ook snel
kan worden verlaten, even "toevallig". Ook als men "uit
grote liefde met intuïtieve zekerheid" nog kiest om te
huwen…weegt de beslissing niet zo zwaar, vermits scheiden "toevallig" ook bijna even goed kan… Dus niet te
lang en niet te diep nadenken… Want dit zou eerder als
aarzeling of twijfel worden beschouwd. En dit geldt evenzeer voor het beroep: bij meerdere mogelijkheden ook
best onmiddellijk instappen, uitproberen en, zo nodig,
bij de eerste hapering vlot verlaten naar een volgende
beroep "op proef", …tot men het beoogde doel heeft
bereikt. Ook hier zal tijd nemen voor overleg beschouwd
worden als geringe motivatie of traagheid: een gevaarlijk
anachronisme voor de gejaagde werk-cultuur.

---

2   Zie hiervoor uitvoerig: Serge Tisseron: Virtuel, mon amour. Penser,
aimer, souffrir à l'ère des nouvelles technologies. Paris, Albin Michel, 2014.

Men kijkt nu ook niet meer – zoals voorheen – samen, als paar of als gezin, naar T.V.-programma's zoals "familie" of "buren": om er nadien over na te praten of te dromen. Misschien ook omdat er nu minder en minder op buren en familie wordt gebotst in het dagelijkse leven, is er de welgekomen uitweg om een eigen virtuele familie te scheppen én waarmee men quasi eindeloos naar eigen zin kan inter-ageren: een virtueel spel zonder grenzen.

In het gebruik van de moderne communicatie-middelen speelt zich ook een merkwaardige verschuiving af. De telefoon van weleer was een geniale uitvinding om, ondanks grote afstand, toch met elkaar te kunnen spreken en horen, oor aan oor dichtbij. Met de moderne versies van gsm en I-phone wordt er nu steeds minder met elkaar direct gesproken (of ingesproken!) dan wel berichten verstuurd, (of daarnaast ook de virtuele wereld in-gereisd). Vroeger rolden de bolletjes van de rozenkrans ("paternoster"!) rustig met dagelijkse vlijt door de vingers, terwijl gebeden werden gepreveld. Nu kunnen de vlijtige vingers dansend op het I-phone-scherm nauwelijks nog halte vinden. En "klein duimpje" kan hierbij nog nauwelijks volgen! In Japan ontstaan reeds nieuwe chirurgische dagcentra om de duimgewrichten, door dit nieuwe overwerk beschadigd, te herstellen. Mensen horen elkaar dus letterlijk minder want ze spreken ook minder, zelfs per telefoon. Het samenhorigheidsgevoel wordt niet meer zo daadwerkelijk en dagelijks gevoed, waarbij dus ook het gevoel kan toenemen van alleen zijn, van eenzaamheid, zelfs tot aan de vereenzaming toe.

Via internet kan een virtuele partner "tot virtueel leven worden gewekt" (of uiteraard ook meerdere partners).

Zo kan Cybersex dan in dit virtuele huis wel een bijzondere kamer of speeltuin bekomen, waarbij de concrete inrichting niet zelden geïnspireerd is door modellen uit de pornografie. Of dit als geleide fantasie ook in de werkelijkheid leidt tot een meer vervullend seksleven met een rijkere erotische woordenschat voor beide partners zal de concrete werkelijkheid moeten uitwijzen. Intussen is in de seksuele hulpverlening cybersex ook een actueel thema geworden als een nieuwe verslaving. Het is een verslaving, die, zoals elke verslaving, verwoestend is voor het sociale en beroepsleven en hier dan nog specifiek vernielend voor het erotische relatieleven. Misschien is, mits aangepaste behandeling, het vooruitzicht op herstel hier wel veel gunstiger als bij verslavingen aan drugs of substanties (alcohol, sigaretten). Bovendien gaat het om een "safe sex-gedrag", dat wel veilig beschut tegen seksueel overdraagbare aandoeningen (aids,…). Waardoor het dan misschien ook weer als een minder gevaarlijk risico-gedrag wordt beschouwd. Hierbij worden dan de risico's voor de persoonlijke erotische groei of zelfs voor een scheefgroei onderschat. Bij cybersex kan de virtuele lustpartner immers naar believen – "naar wellust"! – worden geprogrammeerd en als een willoos lustobject zonder enige inspraak worden behandeld of "gebruikt". Als de "gebruiker" in deze vorm van lust-bevrediging verstrikt en vastgeraakt, wordt zowel de visie als de vaardigheid tot een gelijkwaardige partnerrelatie ernstig bedreigd. Van een ware, gelijkwaardige seksuele emancipatie kan en zal er dan nog weinig sprake zijn, zoals feministen terecht opmerken.

Men mag trouwens niet vergeten hoe sedert het einde van de jaren 80 van vorige eeuw door de telecommunicatie-explosie de pornografie zich wereldwijd heeft verspreid én uitgebreid als worldweb, dat ook meer op een wereldwijde schimmel leek en overal kon doordringen tot in de verste uithoeken. En in het spoor hiervan "bloeide" het sekstoerisme, dat soms zo "edelmoedig" verpakt werd als ontwikkelingshulp van inwo(o)n(st)ers van de rijke landen aan de armste medemensen op deze aarde, die ook en vooral arm waren aan mensenrechten. Maar deze pornografie en prostitutie blijven – ook in het rijke westen – nog op een bijna heimelijke wijze verantwoordelijk voor een vernederende attitude in de erotische omgang tussen man en vrouw. Deze ingesteldheid verklaart nog steeds waarom zo dikwijls "zij wil wat hij wil". Dus de verwachting van de man bepaalt wat de vrouw seksueel wil; en dus niét wat zij zelf echt wil … De vrouw is en blijft nog steeds "het beheerste geslacht" dat zij is geworden (Sandra Konrad: Das beherrschte Geschlecht. Köln, Piper Verlag, 2018). In de interactie van het seksuele begeren en reageren worden vrouwen vooral "responsief" opgewonden: door toewending, aandacht en interesse, een blik, een woord…, die de stemming van het relationele oproepen en laten voelen. En dan verlangt de vrouw ook naar lichamelijk intieme toenadering, door erotisch begeren bewogen. De man reageert eerder én sneller op strikt seksuele prikkels: in "kortsluiting vooruit op de seksuele hoogspanning", zodat de vrouw – om te bevallen – snel over haar grenzen laat heengaan. Dit blijft dan zéér veraf van haar weg van toenadering om de partner te ontdekken en samen nieuwsgierig elkaar én lustgebieden te verkennen. Ook in deze modernste wereld en nieuwste tijd kan een vrouw nog elke dag wakker worden in een omgeving, die haar uitnodigt, al dan niet subtiel dwingend, om… in de eerste plaats te bevallen (succes, applaus, …) eerder dan zelf te bepalen wat zij zelf echt wil en wenst. "Voor de vrouw blijft de blik van de man belangrijker dan de wil van de vrouw zelf". In feite gaat het hier zelfs

ook om een westers mannelijk handelsmodel. Met geld kan de vrouw daar gebracht worden, waar de man haar wil. "Het vrouwelijk schoon" is dan ook in de aanbieding als een duur product, dat … "aan de man moet gebracht worden" en als duur product verhandeld en verkocht: een prachtsieraad in bezit van de man en dat zijn succes schitterend elegant bewijst. Hoe krachtig dit nog meespeelt in de zogenaamd bevrijde en geëmancipeerde maatschappij blijkt ook uit de succes-stories, die het in de massamedia nog altijd blijven doen met grote kijkcijfers. Of het nu gaat om de "miss-verkiezingen" of een programma als bv. "boer zoekt vrouw". In de keuze van de miss-koningin beslissen tenslotte de geldende parameters van schoonheid en erotische aantrekkelijkheid van het top-model, hoe creatief, inventief en intelligent zij daarenboven ook mag zijn. En ook in het boer-programma worden de vrouwen nog om de tuin geleid, meestal trouwens een grote en soms verre tuin. Of is het hier een variante van de omgang van de boer met zijn loeiende veestapel, waar hij toch ook en hij alleen zijn zoogdier(en) uitkiest.

Ook in deze tijd wordt dus nog steeds, stiekem en indringend, aan de vrouw haar opdracht voorgesteld: de vrouw zal zich in de eerste plaats oriënteren volgens de verwachtingen van de ander(en), d.i. de man(nen); en dus niet volgens haar eigen wensen en verlangens. En dit alles kan natuurlijk ook subtiel meespelen bij het begin van een nieuwe relatie, met een eenzijdig overschatten van de verwachtingen van de man, die "beslist" over de attractiviteit van de vrouw én van de relatie. In deze visie én in het benaderen van elkaar spelen dus nog steeds invloeden uit de omgeving een beslissende rol, zowel vanuit de maatschappij als vanuit het gezin van herkomst, waarin dit alles ongemerkt is binnen gesijpeld. En internet met zijn vele toepassingen en variaties speelt hierin een bekrachtigende rol, die de ongelijkwaardigheid tussen man en vrouw in stand houdt én suggestief bekrachtigt. Zowel de porno-interacties met de modernste technische snufjes als het plotse weg-klikken van elkaar bij virtuele contacten, en dit "zomaar" bij het minste uitstel of de minste hapering, bevestigen dit. Niet alleen de vrouw wordt hierdoor vernederd. "Zulk cliché degradeert en verlaagt ook de man tot een dom en stompzinnig wezen, dat altijd en alleen maar seks wil, maar over relatie, seks en erotiek gewoon niet kán spreken" (Süddeutsche Zeitung, 14 okt. 2018).

Ja, naast het goede, dat groots en dreigend is, bestaat de alledaagse
menselijke goedheid. De goedheid van een oude vrouw die een krijgs-
gevangene een stuk brood brengt, de goedheid van een soldaat die een
gewonde vijand uit zijn veldfles laat drinken, de goedheid van de jeugd
die medelijden toont met de ouderdom, de goedheid van een boer
die een oude Jood op zijn hooizolder verstopt.
Die goedheid is zonder getuigen, zinloos en toevallig. Maar ze is ook een
eeuwige goedheid die als kerndeeltjes verstrooid ligt in het leven en zelfs
in de diepste waanzin een weerstand mogelijk maakt tegen het lot.

Vassili Grossman: Leven en lot.

Tijd en Schenken …
… Tijd om te Schenken …

De Bijbel heeft prachtig verwoord dat alles zijn tijd heeft en dat de mens ook zijn of haar tijd zal nemen voor de vele werkzaamheden van het leven. En dit alles binnen de tijd, die aan een mens wordt toebedeeld, of juister: die aan een mens wordt geschonken. Tijd schenken … De tijd is inderdaad het mooiste geschenk in dit leven en van dit leven, waardoor de leeftijd echt de vervulling van de "Lééf-tijd" kan bereiken: een actief doorleefde levenstijd, en die dan zowel boeiend als ook vermoeiend kan en mag zijn. In elk geval is duidelijk: hier zal het devies zijn: "ik heb geen tijd om mij te haasten!"… Dus: laten we allen de tijd van dit leven nemen om te léven: onze leef-tijd aannemen én opnemen! Om met lang- zaamheid een lang en mooi leven te leiden: huppelend, hinkelend en verspringend als een kind, draaiend en kerend, meesterlijk spelend over zovele tussentijden … Zulke stoet van levendig-blije activiteiten brengt dan ook de wijsheid van de leeftijd: "Wijsheid is het terug- vinden van de ernst, waarmee we als kind speelden" (F. W. Nietzsche).

In een nieuwe versie voor de moderne mens klinkt de bijbelse boodschap van weleer nu dan ook als een nieuwe uitnodiging: een uitnodiging om zichzelf tijd in zovele vormen te schenken.

Neem uw tijd…
* om te lachen, want lachen is muziek voor de ziel;
* om te spelen, want spelen is het geheim van de jeugd;
* om te lezen, want lezen is de bron van wijsheid;
* om te rusten, want rusten is een voorwaarde om te slagen;
* om goed te doen, want goed doen is de weg naar geluk;
* om na te denken, want nadenken is een werktuig voor welslagen;
* om lief te hebben, want liefhebben is het doel van het leven.

Vervulde leeftijd is dus ook liefdestijd: de tijd en de getij- den, waarin samen geleefd wordt met en voor de liefde. Reeds Dr. Albert Schweitzer bevestigde: "de enige sporen, die een mens na zijn leven hier op aarde kan nalaten, zijn de sporen van liefde …". Een kunstenaar worden in de omgang met de tijd lijkt dan ook wel één van de grootste uitdagingen in deze tijd te zijn. En vandaag de dag geldt dit wel voor ongeveer elke mens!

Ook Stefan Klein, die weergaloze wetenschapsjournalist uit Duitsland, pleit radicaal voor een nieuwe tijdscultuur.[1]

En hij waagt een poging om concrete stappen te definiëren. "Zes stappen lijken (hem) daarvoor essentieel; deze zijn bedoeld om beter tegemoet komen aan het eigen ritme van het lichaam, het denken en de mechanismen van de menselijke waarneming. Ze vullen elkaar aan, maar kunnen in willekeurige volgorde uitgeprobeerd worden.

In de eerste stap gaat het erom de stressbelasting te verminderen. De tweede stap moet leiden tot meer plezier en productiviteit door in harmonie met het eigen lichaamsritme te leven. Stap drie behandelt de compensatietijd – met andere woorden de vrije tijd. De vierde stap is erop gericht het heden bewust waar te nemen. Met de vijfde stap wordt een poging gedaan om het vermogen zich op één bezigheid te concentreren te verbeteren. De zesde en laatste stap is een uitnodiging om verantwoording voor onze voorkeuren af te leggen en onszelf te beschouwen als vormgever van onze tijd en niet als slachtoffer van de omstandigheden. De zes stappen hebben een gemeenschappelijk thema: we kunnen meer invloed uitoefenen op de tijd die we beleven. We zijn geen slaven van de klok, maar heer en meester over onze tijd".

Terecht schrijft Kris Gelaude, die haar leeftijd altijd zo vervuld kan be-leven met poëtische woordkracht: "Leeftijd is de tijd die je krijgt om in jezelf te durven geloven" (Kriskaarten, 2018).

In wat nu volgt wordt verduidelijkt dat in jezelf durven geloven ook een geschenk is: een geschenk van een bijzondere ontmoeting, die voor elke mens onmisbaar is: de ontmoeting met een "Gij".

Zichzelf tijd schenken…
… zichzelf en anderen tijd schenken …

Als schenken dan zó belangrijk is in een mensenleven, stellen zich wel enkele vragen. Wat is schenken eigenlijk?

Vanwaar die behoefte om te (willen) schenken? En is schenken inderdaad dé bezigheid, die mensen zo gelukkig maakt?

Doet schenken echt leven: "wie geeft, die leeft…"? Bezorgt het schenken een mens inderdaad zijn diepste levensgevoel: het intens ervaren van de leeftijd als echt actief geleefde leeftijd? Gebeurt dan juist in het weg-schenken de grootste zelf-vinding? En waarom en waarvoor zou dit alles dan zo zijn?

"Het leven is mij geschonken; alles in het leven is mij geschonken, … en ik voel mij zo beschonken" … Geschonken en beschonken: twee woorden met slechts één letter verschil, … en toch twee werelden van verschil, véél meer dan alleen maar een actief en passief voltooide vorm van het werkwoord.

I   Het betreft een zeer lezenswaardig én aanbevolen boek: een echte handleiding met gebruiksaanwijzing, die ook inzicht biedt! S. Klein: Tijd. Een gebruiksaanwijzing. Amsterdam, Ambo, 2007. Ned. Vertaling van: Zeit. Der Stoff aus dem das Leben ist. Eine Gebrauchsanleitung. München, Fischer Verlag, 2006.

Misschien kunnen wij die wondere en unieke bedrijvigheid van het schenken wat verduidelijken door eerst even de oorsprong en de ontwikkeling van dit wondere werkwoord toe te lichten.[2]

De oorsprong van het woord is reeds, onder verschillende schrijfwijzen, terug te vinden in het oud en middel-Nederlands, (en ook in het (middel)Hoogduits en in het oud-Duits). Voor alle duidelijkheid: het woord "schenken" heeft verband met het woord "scheef", (zoals het nog in het oud-Noors "skakker" (= scheef) duidelijk aansluit bij "skenka" (= schenken). Bij zijn oorsprong is schenken dus: het goed scheef houden van een vat bij het overgieten in een ander vat. Schenken is dus een vloeistof uit één vat, dat daarvoor geëigend is, in een ander vat gieten. Typisch voor dit schenken als gieten is dat niets verloren gaat bij het overgieten, heen en weer: de hoeveelheid blijft dus dezelfde.

Nadien werd de betekenis verruimd tot uit-gieten: uit-schenken van drinkbare vloeistof (water, wijn, thee,…) in (drink)bekers, glazen, kroegen, kopjes. Ook werd de betekenis verruimd tot andere handelingen en voorzieningen – niet alleen het "overgieten van vloeistoffen" –, die nodig zijn opdat een gezelschap zijn drank bekomt, bv. thee of wijn.

En, zonder nog de verwijzing naar overgieten, gaat het dan om het aanbieden van drank aan gasten: "hier wordt geschonken", zoals het nog in grote letters geschreven staat op de gevel van een oude afspanning langs een landweg, die nu naar de vlieghaven van Maastricht voert. Een wel echt nieuwe verruiming kwam er – los van drank of vloeistof! – met de betekenis van een gift doen of iets als gift verlenen. Het is een wijze van geven die voor de ontvanger een zekere onderscheiding brengt en ook wel een wat plechtige vorm kan aannemen, die in de gewone omgang of in de spreektaal ongebruikelijk is. Het is een schenking, die eer, erkentelijkheid en erkenning van de schenker uitdrukt, ook t.o.v. anderen, voor wie ook het (materieel) kostbare duidelijk blijkt. Zo kan het de vorm aannemen van een zeker ritueel gebeuren, bv. bij het schenken van een adellijke titel, een medaille, een landgoed (al dan niet met titel), … leverancier aan het hof, etc.… Hierbij voegt zich ook het inzicht dat men, in tegenstelling tot lenen of verkopen, niets van of voor wat werd geschonken, (financieel) zal terugkrijgen noch terugvragen (net zoals in het kinderliedje: "teruggevraagd wordt naar de hel gejaagd!"). Niet alleen een voorwerp, maar ook een persoon/een mens kon het voorwerp van schenken worden, bv.: – zij schonk haar echtgenoot acht kinderen; – hij schonk de aanbidder zijn dochter ten huwelijk. Ook zelfs een "deel" van een persoon kon zo geschonken worden: de bruid schonk de prins eindelijk haar hand (d.i. samen met haar hand schonk zij zichzelf hélemaal en zij aanvaardde en nam hem tot echtgenoot). Het schenken heeft zijn activiteit aldus uitgebreid van een materieel goed of bezit naar niet materiële goederen, die ook een gunst of genade of welwillendheid uitdrukken. Zo schenkt God barmhartigheid en zijn zegen aan elke (zondige) mens, aan wie het levenslicht werd geschonken. Mensen schenken elkaar vertrouwen, vergeving, vergiffenis, een glimlach,…geluk. Typisch hierbij is de richting: naar en voor een medemens. Het gaat hier dus om een intentie, een bedoeling, die echt

2   Woordenboek der Nederlandsche Taal, 's Gravenhage – Leiden, M. Nijhoff – A.W. Sijthoff, 1889-1936 (Reprint: Stichting Instituut voor Nederlandse Lexicologie, Leiden, 1993).

gratuit zal zijn: aandacht schenken, gehoor schenken. Zo is een blik schenken aan een onbekende aan deze mens letterlijk aanzien schenken, ongevraagd. Schenkingen, eens gedaan, blijven – juridisch – van kracht en kunnen niet worden herroepen. Schenkingen kunnen ook alleen maar geschieden tussen levenden (met een akte bij de notaris): "Schenking is eene overeenkomst, waarbij de schenker bij zijn leven, om niet en onherroepelijk, enig goed afstaat ten behoeve van den begiftigde die hetzelve aanneemt" (B.W., a. 1703). "De wet erkent geen andere schenkingen dan schenkingen onder levenden".

Het geschenk heeft historisch dus een rijke inhoud, die wel een ganse en merkwaardige ontwikkeling heeft doorgemaakt: van het eerste scheef houden van een vat bij het overgieten tot de hoogste culturele "transactie" in deze moderne tijden. De allereerste betekenis, nl. wat over gegoten en/of ingeschonken wordt (drank, vloeistof), is eerder op de achtergrond geraakt. (Toch blijft er nog steeds groot vertrouwen en geloof in de goede afloop, bv. voor een kennismaking/ ontmoeting, wanneer er ook een drank(je) kan geschonken worden … op een terrasje).

En de context of het kader bepalen dan in grote mate welke inhoud het schenken biedt. Zo kan het de concrete uitdrukking zijn van huldiging, verering, erkenning, dankbaarheid, onderdanigheid, onderworpenheid, toewijding, offer aan God of de goden, dienstbaarheid of liefde. Maar het kan ook een instrument of middel voor manipulatie of omkoping/ zich laten omkopen worden (cfr.: "hij is onkreukbaar eerlijk: nooit zal hij geschenken aannemen"). In oneigenlijke zin is

ook geschenk al wat God of de Natuur aan de mens als aangeboren of verworven gave heeft toebedeeld: het spraakvermogen, de kennis, de vrijheid …: "het edelste, dierbaarste, het rijkelijkste geschenk". (Maar tegelijkertijd ook is de kennis "… het geduchtste geschenk", gezien het misbruik én de schade, die aan mens en natuur mede door dit verschrikkelijk (!) mooi geschenk worden aangericht).

In dit perspectief zijn talenten ook geschenken en nog wel van een goddelijke natuur: van een genadevolle uitverkiezing. Zoals ook kinderen een geschenk uit de hemel worden genoemd. Maar het hemels hoogtepunt onder de geschenken is en blijft de vrouw:

"De vrouw is een pronkjuweel der aarde,
Het kostelijkst geschenk, dat ons te beurte viel."
(Spandaw, 2, 50).

Wanneer schenken doorheen de eeuwen zulke overdaad aan betekenissen heeft ontwikkeld, wordt de vraag misschien nog interessanter: waarom houdt de mens zich dan toch zo bezig met schenken en geschenken? Want een mensenleven zonder schenken en geschenken lijkt precies onmogelijk; alleszins een gelukkig leven. Uiteraard is schenken maar mogelijk, indien er iemand is, die het schenken kan aanvaarden en die dus ontvankelijk openstaat om zich te laten beschenken. Zoals hier nog verduidelijkt zal worden kunnen bij sommige mensen meer hindernissen in de weg staan voor het ontvangen dan voor het schenken. Terecht kan men zich ook de vraag stellen: dragen schenken en geschenken dan inderdaad op een zo unieke wijze bij tot een gelukt leven?

Geschenken: onmisbaar voor een gelukkig leven?

Wat is een gelukkig leven?

In deze tijd wordt gelukkig leven nogal vlug herleid tot een gezond leven, niet alleen op nieuwjaarsdag, waar de wens: "gelukkig nieuwjaar!" meestal nuchter wordt samengevat tot: "en vooral gezondheid in het nieuwe jaar; want dat is en blijft toch het voornaamste …". Ongeweten wordt daarbij de moderne trend van medicaliseren gevolgd. De gezondheid wordt vooral gezien als afwezigheid van lichamelijke stoornissen en/of van psychische moeilijkheden. En in het perspectief van de moderne apparaten-geneeskunde is gezondheid dan een storingsvrij functioneren van het psycho-fysisch apparaat "mens". Zulke kortzichtige kijk – een "medisch-technische myopie", al dan niet voorzien van een elektronenmicroscoop – biedt geen uitzicht op gezondheid als een tocht naar gelukkig leven als tevreden mens in deze tijd. Trouwens, deze geneeskunde lijkt zelf steeds meer verstrikt te geraken – of ongezond? – in haar eigen tegenstrijdigheid tussen een hectisch spaarprogramma in de sociale gezondheidsvoorzieningen enerzijds en de gigantische uitgaven in de technische en prothesen-geneeskunde anderzijds.

Aan de overzijde van deze technische benadering is er ook een visie, die gezondheid beschouwt als een opdracht tot heel en heil worden van de mens doorheen zijn zo wisselende levensloop. Zulke heel-kunde, in de oorspronkelijke en heil-zame zin, ziet deze heilzame heelwording alleen ten volle gebeuren in de ontmoeting: in het samenzijn en in het samen werken. En deze ontmoeting met de evennaaste is dé plek, waar de mens zijn levensgeluk gestalte kan geven. Het is immers de plek waar hij een vervulling kan vormgeven én antwoord vinden voor de oorsprong van zijn … heimwee. Deze vervulling geeft hem zin: zin in het leven, zin om te leven: ook om samen te leven met de medemens(en). En hét typische kenmerk in die omgang met de medemens is de tact: een tactvolle, ja eerbiedige omgang, dank zij een ontwikkeld vermogen tot tederheid en tot empathie.

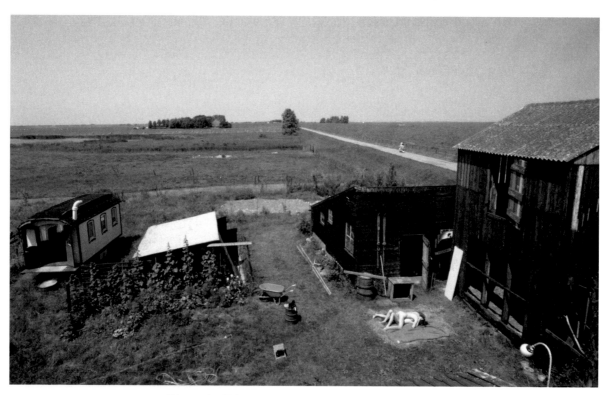

Ed van der Elsken: Vrijend paar in een tuin, Edam (1970).
Is dit ... de moderne "Tuin der lusten"? (Jeroen Bosch).

Het verlangen tot schenken ontspringt uit een wondere liefdes-bron – de Eros-warmte

En dit uniek vermogen tot tederheid en eerbiedige omgang ontwaakt in de prille jeugd, nog vóór de puberteit.

Vooraleer een kind de drempel naar het volwassen worden overschrijdt, is er dus de genade van het ontwaken van het liefdesgevoel: als "een advent-rijk voorgevoel van alle latere liefdes- en vriendschapservaringen" (Henning Köhler).[1]

Dit ontwaken is het gewaar worden van de "warmte-kwaliteit van de Eros", met de ervaring en de openbaring van een "Gij" als de goddelijk mooie gestalte van de ander. En die "Gij-ervaring" wordt vanaf dan het voor goed en levenslang gericht zijn op een Gij als dé gestalte van de ander: al mijn ogen kijken vanaf nu altijd uit naar "gij"en kijken ook altijd op naar dit "gij". Eeuwige jeugd – "youthfulness" – heeft dus niet zozeer te maken met fysieke, lichamelijke verschijning en elastische vezels. Eeuwige jeugd verwijst naar het behouden van die jeugdigheid door de stralende Eros-warmte en haar creativiteit in zovele vormen. Levensenergie en vitaliteit zijn er dus om creatief verbruikt te worden. En creatief betekent tenslotte altijd: vormgevend actief zijn in het tussen-menselijke ontmoetingsveld van een "gij".

Het blijft trouwens ook een alledaagse medische vaststelling: een mens, die zich door andere mensen gesteund, erkend en gewaardeerd weet, heeft bij een lichamelijke aandoening betere vooruitzichten om hiermee klaar te komen dan de mens, die zich alleen gelaten of miskend voelt. Gebrek aan sociaal-emotionele warmte brengt een mens in een toestand, die ook ongunstig is voor zijn immunologisch afweersysteem. Wat dus werkt als bevorderend voor de gezondheid, in de ruimste zin van het woord, zijn de waardering en de achting met wederkerig respect en tactvolle behoedzaamheid. Of dit alles eenvoudig samengevat: wezenlijk is een praktisch liefdevolle omgang met de medemens, alleszins wanneer hij in nood is (Henning Köhler).

Creativiteit speelt zich af tussen de mensen: dus altijd in een tussenmenselijk gebied. En de mens geeft vorm aan de wereld, juist door zichzelf in die wereld gestalte te geven. En de werkplaats hiervan, zowel de grootse als de bescheiden alledaagse, is het tussenmenselijke relatie-veld. Toont burn-out niet aan – bijna als een epidemie – hoe zovele mensen gekrenkt en gekwetst worden, omdat zij weerloos overgeleverd zijn aan anonieme

---

1   H. Köhler: Vom Ursprung der Sehnsucht . Die Heilkraft von Kreativität und Zärtlichkeit. Verlag Freies Geistesleben, 1998. Dit prachtig werk wordt hier in zijn basisinzichten samengevat.

sociaal-professionele verhoudingen, waarin zij verkommeren omdat hun creatieve verbeelding én haar bronnen verdorren. Er is immers altijd ook dit heimwee, oer-vertrouwd met het diepste zelfgevoel, om erbij te horen als een onmisbare medewerk(st)er aan een "groots kunstwerk". En dit kunstwerk is ook van een hogere orde. En juist dit radicaal hunkeren loopt leeg, als er een ijl gevoel van overbodigheid ontstaat. Bij zo velen ontstaat er nu juist het gevoel afgestorven te zijn: zich niet (meer!) als mede-vormgever betrokken en gewaardeerd te weten op maat van de eigen capaciteiten. Zovelen beleven zich als gevangen in een tredmolen, zonder uitzicht op een opengaande horizon van groei of scheppende activiteiten. En dit drama komt voor zowel bij ongeschoolde handarbeiders als bij academisch gevormden: leraars, dokters, ingenieurs, managers ... En ook bij media-mensen in de "schijn-werpers" (sic!), die – zoals elk kunstlicht – worden aan- en uitgeschakeld.

In de Eros hunkert ook het heimwee: het heimwee als een dubbelstroom naar vrijheid en naar liefde. Hoe kan de moderne mens dit alles in zijn leven nu nog vorm geven? De mens van nu brengt toch de helft van zijn wakkere levenstijd door in een werkmidden, dat voor velen eerder een dorre woestijn lijkt voor deze dubbelstroom én voor zijn bronnen. Wie voelt zich dan nog opgeroepen om dit tweestromenland tot een modern paradijs van aards geluk om te vormen? Want zowel het scheppend vermogen als het vermogen om teder lief te hebben zijn beiden manifestatie van onze "hoop- en heimwee-substantie" (Henning Köhler). Is het niet een grootse opgave voor elke mens bij te (mogen) dragen en mee te werken aan die schepping van "het menselijk mogelijke" (Richard Wisser)? En door deze bijdrage, hoe bescheiden ook, de hele mensenwereld tot meer glans te brengen. Deze

grootse opgave bevordert de gezondheid, zowel van de individuele mens als van de ganse samenleving, zelfs hoe klein en bescheiden deze individuele bijdrage dus ook blijft. En in elk geval is de inzet hiervoor ook een krachtige bescherming tegen ontvreemding en vervreemding, die zich nu steeds meer uitzaaien als een kanker, kwaadaardig op zovele plaatsen in de maatschappij. Want er blijft voor zovelen de zelf-ontvreemding in de "vrijwillige" gevangenis van een markteconomie, die ook deze unieke gestalten van scheppende vormgeving zal verkopen als consumptie-goederen. Tenminste, voor zover het scheppend vermogen zich nog kan uiten in een wereld van productie-ketens!

Ja, het begeesterd én begeesterend werk-engagement bestaat juist in het kunnen en mogen meewerken aan het bouw-werk van "een wereld, zoals de wereld die nog niet gezien heeft" (Rudi Dutschke). Het is een wereld waarin de warmte altijd weer binnenstroomt in de jeugdig gebleven ziel. En haar ook het vermogen voor de Gij-zin ("der Du-Sinn") verleent: de Gij-zin, dit wonderlijkste menselijke vermogen ... In dit perspectief wordt de gezondheid ook helemaal niet gezien als afwezigheid van lijden of afwezigheid van conflicten, die altijd ook pijn en spanning meebrengen. Gezondheid is niét: vrij zijn van lijden en conflicten. De gezondheid wordt ook beschermd door de vaardigheid om tegenslagen of beproevingen te kunnen opvangen zonder blijvende beschadigingen. Het gaat dus ook, in een ruimere context, om het kunnen aanvaarden van licht én schaduw in dit leven: dankbaar aanvaarden van gul geluk en pijnlijk gemis.

En vooral; er is de aandachtige bekommernis – met tedere aandacht en liefdevolle solidariteit! – dat de misdeelden ook een plaats in de zon zullen bekomen. Ja, dit reikt zelfs zover dat deze mensenliefde – in geval van noodsituatie's – aan de zwakkeren van deze maatschappij liefdevol voorrang geeft. Dit staat diametraal tegenover de trend in de maatschappij, die zwakkeren als "niet (meer) productief en dus nutteloos" onzichtbaar wil maken. Het is deze trend om hen, als gehandicapten of als bejaarden, af te voeren naar geëigende instellingen of bewaarplaatsen, die de maatschappij dan ook nog minimaal (financieel) mogen belasten. Het moderne mooie en succesvolle leven moet precies "gereinigd" worden van alle vlekken, die menselijke tekorten of falen tonen. Misschien is de echte milieuvervuiling alles wat dit heimwee naar vrijheid en liefde beschadigt, vernielt of vergiftigt!

Is een mens niet juist dan op het stevige spoor van "zin in 't leven", wanneer hij of zij zijn of haar unieke waarde ervaart in de zelfervaring, dat elke mens een kunstenaar is (Beuys): mét die opdracht om een levenskunstenaar te worden.

Het is dus de bezielende ervaring – al doende! –: "ik geef mij vorm in de wereld". En dit unieke vormgeven van mijn gestalte in mijn leven geschiedt juist samen met het meer humane vorm geven van de wereld, waarin ik leef. En dit scheppend actief zijn is met Eros-warmte doordrongen, want het is bezield door een toegewijd zijn aan de "Gij-wereld" ("Du-Gewidmetheit"). Dan gaat het ook niet meer om een technisch beheersen ("beherrschen") met machtige kennis, maar wel om het behartigen ("beherzen"). Behartigen is bewogen zijn door de moed voor het Goede en het Schone als een goedmoedige mens . Het is de bescheiden wereld van de "kleine goedheid" (Lévinas), en waarvan "de linkerhand

niet weet wat de rechterhand geeft". En het hart is hier terecht het goede midden, dat verstand en gevoel samenbrengt in de stroom van de Eros-warmte, die ook de scheppende fantasie vleugels geeft.

Zichzelf gestalte geven als levenskunstenaar geschiedt dus tegelijkertijd met het relatie-veld creatief vorm te geven en aldus de wereld in al zijn weerbarstigheid ook een meer humaan gezicht te schenken. Dus: aan deze wereld meer schoonheid schenken gebeurt vanuit de vaste overtuiging dat "de Schoonheid de wereld zal redden" (Dostojevski).

Dit schenken sluit direct aan bij de oorspronkelijke betekenis van schenken: overgieten. Inderdaad, als ik mijzelf in vorm "giet" – zoals dit bij het gieten van een bronzen beeld gebeurt! – gebeurt dit met het "overgieten" in een relatie-midden of een "Gij-wereld", die hiervoor de onmisbare moule en module is. En zo giet ik mijzelf uit en over tot verdere vormgeving van een humane wereld. Dit schenken is dus een merkwaardig vermogen, dat groeit door geven – "overgieten zonder verlies" – en niét door eenzijdig vermeerderen van "mijn rijk" door bezit of eigendom. De groei van de individuele mens én van de humane wereld geschiedt dus levenslang door die uniek-typisch menselijke activiteit van het schenken! En dit schenken kan maar levenslang blijven doorgaan, indien men zich niet "leeg schenkt". Bij het schenken mag de schenker ook zichzelf niet vergeten!

In concreto: de warme bakker bakt en verkoopt graag lekkere broodjes, ook opdat de bakkerij lang en geurig blijft floreren. Dan kunnen de zijnen goed en gelukkig leven en kunnen zij ook, zonder armoede, voor hun ontplooiing vrije toegang genieten tot kunst, cultuur en ontspanning … met goede smaak. Deze warme bakker bakt niet direct om edelmoedig de hongersnood in de wereld te minderen, waarbij hij alles zou moeten wegschenken. Wel bakt hij ook lekkere broodjes en gebakjes met de hoop en de verwachting hierdoor aan velen, die dit alles bij hem aankopen, extra feest- en tafelvreugden te … schenken. Zijn handel is dus ook een "gij"-gerichte bedrijvigheid, dus met zowel productieve als creatieve eigenschappen. En de warmste vreugde van de warme bakker ligt waarschijnlijk niet in het bereiken van zijn materiële, productieve doelstellingen maar wel in het verwezenlijken van zijn immaterieel en creatief doel, d.i. "gij"-gericht schenken van tussenmenselijke vreugden. Hij maakt de wereld inderdaad humaner voor deze mensen, die mooi en lekker samen genieten, met meer smaak in het leven! Voor de markteconomie, gericht op winstbejag, is het materiële doel eenvoudig en klaar: meer opbrengst, meer eigendom en meer rijkdom. In de economie van het schenken is het immateriële doel steeds "gij"-gericht, vermits het ook geestelijk spiritueel is. Beiden kunnen dus goed samengaan in onderling wisselspel en in onderlinge harmonie. En waarschijnlijk is het zelfs zo dat in de handelseconomie het schenken de ultieme drijfkracht is, die blijft bezielen. Zodat geld ook de schepping van een meer humane wereld mee mogelijk maakt. En dit alles geldt uiteraard niet alleen in concreto voor de warme bakker. Dit alles geldt evenzeer voor de uitgever van boeken – "mooie uitgave!" (sic) –, de handelaar in keuken- of koelkasten, het bouwcentrum met betonstenen, de "doe-het-zelf"-bedrijven, etc., etc. …

Nochtans, een geschenk kan men niet zomaar te geld maken: het zal niet verkocht worden volgens de regels van de handelseconomie, vermits het altijd een immaterieel goed is. Geschenken zullen gedeeld worden, zodat ook anderen meegenieten. Geschenken zijn er om te schenken, om verder te schenken… Geschenken bevorderen dus een kringloop van … schenken. (Een grappige variante hiervan is de bekende verrassing dat de oorspronkelijke schenk(st)er zijn/haar geschenk na een zwerftocht van verder door-schenken onvoorzien als geschenk terug mag ontvangen!). Geschenken bewerken/schenken dus ook verbindingen tussen de mensen, vooral dank zij de immateriële "goederen", die ook spiritueel- geestelijke waarden betekenen. Zij integreren de mensen onderling in de samenleving en verbinden hen in een wereldgeest ("spiritus mundi"). Daarentegen splitst de "harde" markteconomie de mensen in verkopers en kopers en zal de samenleving dus eerder verbrokkelen en verdelen door vele tegenstellingen zoals: rijken en armen, werkgevers en werknemers, etc. … Uiteindelijk willen toch alle mensen hier op aarde eenvoudig goed leven: in harmonie met zichzelf en in harmonie met hun omgeving. Zij wensen zich ook goede contacten en verbindingen met de anderen. En vooral: zij wensen ook een uiterlijk klare en innerlijk heldere kijk op de grotere samenhang der dingen.

Dit alles wordt niet bereikt door materieel bezit alleen. Wel de spiritueel-geestelijke waarden, die door geschenken worden aangereikt, kunnen hier een antwoord brengen. Daarom pleit Gottwald als economie-filosoof voor een geschenken-economie, die hoogdringend de markteconomie moet vervangen.[2]

---

2   Zie uitvoerig in: F.-T. Gottwald: Die Ökonomie der Gabe – Wirtschaften mit Geist und Seele. Mülheim/Baden, Auditorium C.D., 2008.

En dit schenken ontspringt uit een krachtbron, die de ganse mens met warmte doorstroomt, zowel in zijn denken als in zijn voelen. Het bezielt ook zijn lichaam vanuit het onstuimig kloppend hart. Zoals reeds werd vermeld gaat het hier om een bijzondere "eeuwig borrelende bron" van enthousiaste jeugdigheid. (En is dus een radicaal andere jeugdigheid dan deze met een rimpelloze strakke huid of dank zij een frenetiek fitness-programma…). In onze nuchtere controle-maatschappij heeft er op zovele plaatsen een verlies of vervluchtigen plaats gevonden van deze medemenselijke warmte. Ook de scheppende fantasie wordt door zovele controle-regel(tje)s in haar bewegingsvrijheid beknot. Lévinas roept dan ook terecht op voor "een zelfwording door verantwoordelijkheid voor de ander". En hoe minder het concrete leven van een mens in tegenspraak is met dit heimwee naar liefde en vrijheid, des te sterker doorstroomt hem de Eros-warmte in lichaam en ziel. En dit schenkt hem een leven, vervuld van blijdschap en vreugde, van hartelijkheid en ondernemingszin, van positieve interesse in de wereld en van warme toewending naar elke medemens, veraf of nabij. En dit belet uiteraard niet dat tragische conflicten of catastrofen kunnen voorkomen; wel beschermt het tegen het afglijden in gevoelens van hulpeloosheid, hopeloosheid, reddeloosheid en cynisme. Elke mens is in wezen een creatieve mens: een mens, die de wereld humaner, mooier, … wil maken, bezield door zijn of haar liefdes-

en vrijheidskrachten. En deze krachten vragen alleen maar om te worden aangesproken, om erkend en gevoed te worden zodat zij in werking kunnen treden. Is bevordering van de gezondheid dan niet allereerst bij elke burger van deze tijd bewust het individuele scheppend vermogen te versterken en te bemoedigen? En vooral deze burger ook bewust te maken van zijn of haar onvervangbare bijdrage in het werken aan een meer humane wereld. En vrij worden is aandachtig en opmerkzaam worden – steeds meer en steeds beter! – om zich te laten aanspreken door een "Gij": het is het wakkere geheim van het gevoelig worden en blijven voor de liefde in de omgang met de medemens. En deze gevoeligheid is in de eerste plaats niet een behoeftig verlangen naar liefde, noch een verwachten om liefde te mogen ontvangen. Neen, in de eerste plaats gaat het om een daad-krachtig verlangen: het verlangen om daden te stellen, daden van mensen-liefde. En welke daden wil deze mens "doen", als mens vol heimwee en hunker naar vrijheid? Deze daden zijn werkwoorden, die tussenmenselijk gericht zijn: koesteren, behoeden, verzorgen, bevorderen, helen, de leefruimte tussen en voor de mensen goed en mooi maken, … Het gaat dus om een geheel van daden, die erop gericht zijn de behoeften van de ander te voldoen; de ander vrede en bevrediging te schenken. Of samengevat: het daadkrachtig verlangen is een verlangen om te schenken.

Schenken...

Ik schenk mijzelf aan jou op rijm
omdat het preutser klinkt
en minder stinkt naar stal en stieren:
min libido van tuchtige koeien
en hengsten op de voorjaarswei.

De milde meers woelt mals haar weel'ge vormen boven.
Uit donker diepe voren geurt kernig 't akkerland.
En van de polders werd het schaamhaar weggeschoren,
zij wachten naakt en wulps wellustig op de regen.

Prostituée of geen, ik kleed mijn honger in:
mijn driftig kreunen in een zin van woorden
wat als een bronstig klagen klonk, vindt mensenstem en tong:
'k verhef het hunkrend beest tot tamgetemde zeug.

En bied U gepolijst mijn stramgestriemd wit lijf,
mijn warme zinnelijkheid gecultiveerd tot kunstzin,
mijn donker roepend bloed in dienst van hoger leven
gelijk Teilhard de Chardin en de evolutie leren.

Kortom ik ben een mens of liever ik probeer het
en streef ernaar te zijn dat psychisch hoger wezen
dat liefheeft als een beest, maar sublimeert
tot geest wat het woest en wild begeert.

Lut Ureel: Gedichten I

Schenken zijn "gij"-gerichte daden

Schenken richt zich altijd tot personen. Ook wanneer men iets schenkt aan een "goed werk", wordt dit altijd altijd ook verder door geschonken aan mensen. Ook al blijft ook hier, af en toe, het risico dat geschenken onderweg verdwalen en niet de bestemmeling bereiken en blijven kleven aan grijpgrage handen. Schenken is in wezen altijd een "Gij-gericht" handelen. En dit handelen is altijd ook een waagstuk: zonder zekerheid hoe het ontvangen wordt. Bovendien is en blijft het schenken een "investering zonder rendement": intresten zijn niet te verwachten, zo stelt de geld- en markteconomie nuchter vast! Hij of zij, die schenkt, gelooft ook wezenlijk niet in het "praktische nut" van het schenken, en zeker niet in het eigennut ervan. Het is letterlijk gratuit. Het is genade, die geschonken wordt: zomaar en onverdiend, ja, zonder verdienste. De schenker verdient er letterlijk niets mee en toch weet hij zich rijkelijk beloond! Want door te schenken leeft hijzelf rijkelijker in een meer humane wereld. Of met andere woorden (letterlijk: ook in de etymologische betekenis!): door het schenken als "overgieten van dit levend water" (!) komt de tuin van de humane wereld meer tot bloei. En die mooie tuin wordt "vanzelf" ook aan de schenker terug geschonken. (Ook hier blijft het dus "overgieten en terug gieten, … zonder morsen!) En op dit schenken van liefde kan en hoeft niet gespaard te worden. Evenmin kan dit gierig of "hebzuchtig bewaard worden voor later". Op een hoger

(tussen)menselijk niveau is er voor de schenker dus wel winst, zij het immateriële: de schepping van de humane wereld wordt voortgezet en wel met nieuwe kunstwerken van mensenliefde. En deze kunstwerken maken, zoals gezegd, ook de wereld van de schenker mooier! Het heimwee om te beminnen en bemind te worden, samen met het verlangen naar een wereld van tederheid en toewijding, hartelijkheid, menselijke warmte en geborgenheid, … vindt een nieuwe invulling, ja, een nieuwe gestalte van vervulling. Langs deze wondere "omweg" wordt elke mens bij het schenken telkens weer zoveel terug geschonken! Maar deze wondere weg verloopt wel volledig zonder de klassieke en zo moderne egoïstische reflexen: "Wat heb ik eraan? Hoeveel krijg ik nu terug? Wat levert dit mij op?" Dit tussenmenselijke gebeuren voltrekt zich ook aan de overzijde van jaloezie, nijd of afgunst; want de persoonlijke rijkdom van allen groeit hier steeds verder door het schenken. De ware rijkdom groeit door het schenken!

Zulk ontwerp van een echt humane levenskunst komt in deze tijd bij velen over "als een pure utopie" én frontaal in botsing met de overtuiging – door radicale desillusie? – dat er zoveel als mogelijk moet geprofiteerd worden. Want alles is na de (zo) korte tijd van leven hier op aarde toch voorbij en verbruikt. Dus zoek vanaf nu zoveel orgasmen en zoveel partners als mogelijk …

Alleen telt wat geteld kan worden! Tegenover de "lekkere seks", die men tenminste "in de hand (!) heeft, wordt het schenken van erotische liefde dan beschouwd als alleen maar "louter fantasie met zijn tweeën". En vooral zonder enig tastbaar nut! Zoals er kleurenblindheid bestaat – niet zonder risico's, als men aan een gevaarlijk kruispunt rood en groen licht niet kan onderscheiden … –, zo bestaat er blijkbaar ook een blindheid voor het spiritueel-geestelijke: én met uiteraard ook ándere risico's in het tussenmenselijke verkeer … Dit is dan een spijtige en moderne variante van een "cool" bestaan met een gevoelloosheid, waarin de Eros-warmte van de hartelijke omgang niet meer gevoeld kan worden. Welke blindheid, welke gevoelloosheid! Zei de Kleine Prins (de Saint Exupéry) niet: "men ziet slechts goed met het hart; het wezenlijke is onzichtbaar voor de ogen…" (*on ne voit bien qu'avec le cœur; l'essentiel est invisible pour les yeux*).[1]

In het teken van de Eros-liefde staat en bestaat een mens altijd met dankbare verwondering in het leven. En zeker in het licht van de liefde tot een zuiver goddelijk "Gij" – met een uniek grote letter G! – is het credo in dit Leven verstaanbaar: "het leven is zo wonderlijk mooi, (ook ondanks zoveel dat gebeurt…), ja het is een wonder mysterie…" (Kardinaal De Kesel, Klara, Palmzondag 2018).

In deze tijd wordt op die levenskunst dikwijls meewarig neergekeken, terwijl er juist zo frenetiek gejaagd wordt op geluk: het lijkt op een echte verzamelwoede (van "toppunten"!). Die levenskunst? "… Het is niet meer

dan een verzameling zinsbegoochelingen van bevlogen denkers en dromers. Zij zijn de laatste heilsprofeten, die met grote gestes en moeilijke woorden om aandacht roepen in de woestijn van het moderne leven: een fata morgana!", aldus de meewarige reactie. Het zij misschien zo; maar dan mag vooral niet vergeten worden dat de vele overlevenden, op doortocht in deze woestijn, óók dorsten naar water, naar het "leven brengend water", dat ook zal binnenstromen voor een vruchtbaar en scheppend liefdesleven. Zodat de dorstigen niet verder verdorren maar wel enthousiast de levenstocht kunnen voortzetten: met zin in het leven; in een zinvol leven. Zin in het leven, waarin elke levenslustige mens ook hunkert naar een zinnelijk en zin-rijk liefdesleven, dat altijd ook zacht, warm en vochtig is: geen dorre, droge woestijn met knoestige harde takken, taaie vetplanten of reuzengrote stekelige cactussen. Cactussen zijn niet te kussen! En zoals reeds werd onderstreept: in deze tijd des overvloeds breidt zich de honger naar contact uit als een echte epidemie: een contact-hongersnood met die "scheurbuik van de ziel" (Thérèse Crenshaw) door tekort aan "vitamine T": tederheid.

En zoals ook reeds werd verduidelijkt: de liefde (be)leven is geen Wellness-kuur, zonder conflicten en uitdagingen, zalig wegdrijvend in totale ontspanning zonder einde …in subtropische wateren. En dit volgens het slaapverwekkend motto: "Do not worry; be happy!" Zulke "koninklijke rust" is niet alleen een moderne illusie maar ook een ontworteling: een vervreemding van de oorsprong van het heimwee, dat elke mens zo vol verlangen reikhalzend gaande houdt, zowel in het leven als in de liefde. Door de liefde te leven woont de "Gij"-gerichte mens ook in een magische wereld – het werk-atelier van de kunstenaar! –, waarin de

---

1   A. de Saint Exupéry: Le petit Prince. Paris, Gallimard, 1960.

"gedroomde mens" achter het concrete gelaat van de ander tot levensopdracht wordt. En al wat in dit kunstatelier van het leven tot stand wordt gebracht zijn werken, variaties en vormgevingen van die grondervaring: ik – "Gij". Het is het levende grondwoord: "ik-gij", zoals Martin Buber dit zo ontroerend en helder heeft beschreven. "All you need is love!" Zo zongen de Beatles met zachte vibraties, en in een kloppend ritme (van het hart!); want zij waren immers zo modern romantisch én geniaal bewust van de goddelijke draagkracht van de boodschap, die zij uitzongen…

Toch staat dit grote liefdesveld voor elke mens onder een permanente spanning van twee met elkaar vervlochten behoeftes, die altijd ook elkaars tegenspelers blijven. Er is de behoefte aan zelfbevestiging en stellingname van het ik enerzijds; er is de behoefte aan uit zichzelf treden anderzijds. Beide behoeftes komen altijd in een spanningsveld terecht, wanneer een mens een ander mens nabij komt. De behoefte aan ont-grenzing naar een "Gij" botst altijd weer met het streven naar de eigen autonomie van het "ik", dat in ik-afgrenzing ongedeeld zichzelf wil zijn. En het verlangen naar trouw, dat ontwaakt bij het verlangen naar samen zijn met een "Gij", richt zich naar de principiële onverbrekelijkheid van het samen-zijn als een "verzekering" bij de wederkerige toewijding aan elkaars "gij". En dit valt, als keerzijde, samen met de altruïstische behoefte en het vermogen om letterlijk "ontwikkelingshelper" van de ander te zijn in de volle zin van dit woord. Het gaat immers om het unieke vermogen de ander te mogen helpen een levenskunstenaar te worden. Welk geschenk: het kunstwerk van het eigen leven vindt dus zijn gestalte in de scheppende bijdrage aan het levenskunstwerk,

dat de ander wordt. De vreugde van dit schenken is dus vreugde vinden in de vreugdevolle groei en zelfwording van de ander. Het schenkt dus de duurzame levensvreugde van zich te mogen toewijden – als kunstenaar van het leven! – aan het echte humane levenswerk, waartoe men zich opgeroepen weet: trouw en standvastig meewerken aan het levende kunstwerk van de zelfontplooiing, dat de levensopdracht is van de beminde naaste. Het gaat immers, zoals reeds werd aangetoond, om het mee-werken aan het levensplan, "zoals God dit met deze mens gemeend heeft" (Dostojewski). "De goede partner is de partner, die mij op mijn juist levenspad houdt" (Walter Dmoch). Hij of zij "kijkt immers met het hart" (de Saint Exupéry) én helderziend ("*la clairvoyance*") en trouw geeft hij of zij dus niet af, niet toe en niet op, vooral als de partner zelf moedeloos de armen zou laten hangen … En zulke duurzame inzet en trouw als standvastige toewijding liggen dus aan de overzijde van een "exclusiviteit" als bezitsaanspraak, waarvan de wortels altijd teruggaan op angst, zelfonzekerheid en gebrek aan vertrouwen. In dit laatste geval wordt de ander ook egoïstisch gebruikt/misbruikt als kruk voor het zelf-onzekere en gebrekkige ik. Dit alles maakt onmiddellijk ook weer duidelijk dat authentieke liefdesrelaties geen wellness-kuren zijn met wederzijdse zelfbevrediging, noch onderhandelingen met praktisch-klare afspraken: "voor wat hoort wat". Evenmin is er in een hartstochtelijk leven plaats voor compromissen van middelmatigheid! Over intimiteit kan niet onderhandeld worden; wel over praktische regelingen voor de concrete omgang. En vooral: om de synchroniciteit te vinden van plaats en tijd voor samen zijn in deze tijden zonder tijd.

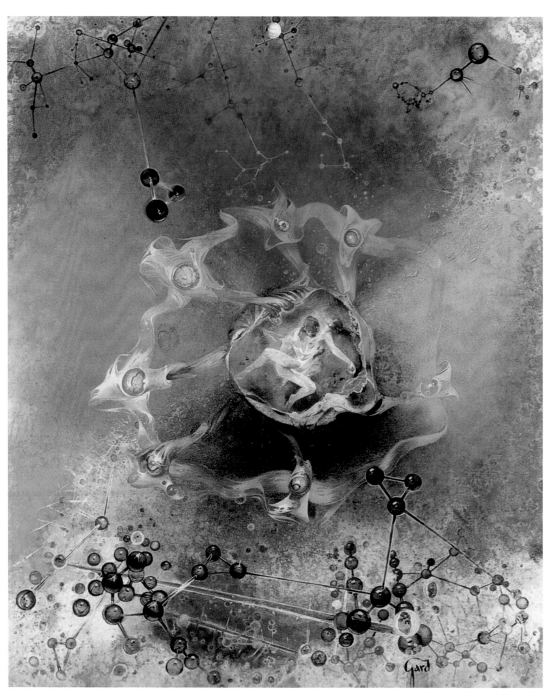

Gard Vanmechelen: Erotische liefde is ruimtemuziek.

Liefde als levenskunst

Ontwikkeling van de mens tot levenskunstenaar gelukt alleen tussen-menselijk: in omgang met de medemens. Deze ontwikkeling heeft dus de ruimte en het gebied tussen de mensen nodig en dit is een ontmoetingsveld van tussenmenselijke warmte. Alleen in deze warmte kan het kunstwerk van de levenskunstenaar soepel zijn vorm vinden (en wordt dus niet verstard/verhard door koude kilte). Levenskunst is dus de kunst om het relatieleven tot een kunstwerk uit te bouwen, met de wil om zich daarvoor in te zetten, om zich daaraan toe te wijden. Liefde is ook wil: een volgehouden wils-akt, die zich met wilskracht standvastig wil doorzetten.[1]

Deze liefde als wil is ook weer aan de overzijde van een opvatting dat liefde puur gevoel is, versierd met sentimentele franjes… Liefde als wilskrachtige keuze kan maar standvastig ontplooien dank zij de genade van de ontmoeting, waarin aan de horizon van het eigen bestaan de openbaring gebeurt door een "Gij". Dit is inderdaad een wonder geschenk: het geschenk van een waarachtige openbaring, waarin een mens, altijd ook weer in eigen eenzelvigheid gevangen, totaal onvoorzien de eigen voorhang ziet openscheuren door het verschijnen van het gelaat van een "Gij". En die ontdekking is

inderdaad een openbaring, waarin deze mens zich aangesproken én opgeroepen weet door dit gelaat als een nog niet gewekte droom. En de liefde, die hier ontwaakt én oproept, komt vanuit de diepe resonantie van gelijkgestemde zielen. Het is deze resonantie, die het bezielde lijf met vibratie's doortrilt. Liefde kijkt dus naar de schone ziel: zij ziet immers helderziend – *la clairvoyance!* – het goddelijk plan, dat het leven met deze mens van plan is (Dostojevski). Het opgeroepen zijn in deze liefde wil dan ook, vanuit het concrete hier en nu, deze droom in de ander mee verwezenlijken. En jeugdigheid is toch alles geven voor een droom! Deze liefde met die "heldere droom" voor de ander is letterlijk ook spiritueel, want de blik is ook gericht op de ziel van de persoon, die oplicht in het gelaat van de ander, dat zonder woorden – als een openbaring – dé zin van het leven uitstraalt en belichaamt. "Gij" zijt "Gij". Dit is dé zin: de alles omvattende zin van een unieke wordingsgeschiedenis, ja de eind-zin, die doet leven. Deze unieke ervaring van zin wekt ook zuivere overgave aan de roeping, die zich in dit gelaat van de lieflijke ander openbaart als dé grootse levensopdracht, als dé uitnodiging om een leven van levenskunst te leiden met volle toewijding. Het vermogen en het verlangen om dit te bewerken zijn dus nooit eigen-zinnig, maar wel standvastig "Gij"-zinnig, vermits zij volledig betrokken zijn op een medemens, of die concreet nu al dan niet lijfelijk aanwezig blijft. De

---

1   Rollo May: Liefde en Wil. Katwijk aan Zee, Servire, 1986.

magische formule van de humane vormgeving: "Ik geef mijzelf scheppend gestalte in de wereld" wordt dan voluit: "ik geef mijzelf scheppend gestalte in de wereld door toewijding aan "Gij"." De persoonlijke vorming van mij tot levenskunstenaar neemt dus gestalte in een leven van toewijding aan een "Gij", dat zich hierdoor scheppend ook tot levenskunstenaar vormt: en aldus – wederkerig voor elkaar! – zijn of haar goddelijke levensdroom in uitvoering wordt. En deze zelf-wording loopt op een dubbelspoor, dat onmisbaar is voor deze "ontmoetingsreis": enerzijds de tijd, nodig voor deze ontwikkeling – *la durée* (Lévinas) – en anderzijds ontmoetingen in liefde, waarin de grootse mensenliefde ademt als enthousiaste inspiratie: zowel innig als hartstochtelijk, ook in de weelde van de "kleine goedheid" (Lévinas).[2]

Het is een mensenliefde, die bewogen blijft door de schoonheid van het gelaat van de geliefde ander. Want bij het op-blikken naar dit gelaat, valt het goddelijke leven bij deze mens binnen, zoals dit ogenblikkelijk bij ons allen geschiedt als hét geschenk van het leven, dat liefde en samenleven is en blijft. Het is de "belofte van een gelaat" ("la promesse d'un visage" – Charles Baudelaire), die een erotisch-spirituele uitnodiging is, die nooit zal eindigen... En dit op-blikken schenkt ook – als een ogenblikkelijk moment van bezielende levenskracht! – een visionair uitzicht op de goddelijke pracht van de eindgestalte, die een mens in goedheid kan bereiken, bekleed met schoonheid, die altijd uniek is en blijft. Het is de mooiste en meest verrukkelijke gedaanteverwisseling: een transfiguratie van een verblindende schittering, die destijds ook de toch welbespraakte apostelen sprakeloos maakte. ABBA heeft in een ontroerend lied deze ervaring ook op muziek gezet, als een contrast-ervaring van licht en donker. Bevend van ontroering mijmert de zangeres in dit lied nog gelukzalig na – in contrast! – over de dag vóór de ervaring van de openbaring van de liefdes-ontmoeting: deze dag van alledaagse gewoonten en "banale" ervaringen, waaraan zij tot dan achteloos voorbij ging, komt nu "uit dit duister" plots in een ander licht te staan: het goddelijke licht van de scheppende liefde, die straalt uit een "Gij".

Elke mens, die het geschenk van zulke "droom-ervaring" ontvangt, zou dichterlijk naar woorden zoeken om dit wonder over de daken uit te zingen.
Dit kan ook met de ontroerende charme van de kleinkunst:

"Dan zou ik enkel innig blij zijn dat ik in jouw armen lag. En dat mijn oog nooit dieper Godsglans dan in jouw ogen zag...
    ....
Dan zou ik, fluisterend, met zekerheid belijden dat in Mijn Hart alle liefden van de wereld maar één enkele liefde zijn".[3]

2　　Lees én herlees hiervoor: misschien het medemenselijk prachtigste boek van de 20ste eeuw: Emmanuel Lévinas: Totaliteit en oneindigheid. Amsterdam, Boom, 2018(2). – Ned. Vertaling door Theo de Boer en Chris Bremmers van: Totalité et Infini. Essay sur l'extériorité. Den Haag, Martinus Nijhoff Publishers, 1961.

3　　T. Goossens: O Nadia! -In: E. & M. & A. Goossens: Nadia, mama, Bonnie. Putte-Grasheide, Privé-Uitgave, 2015.

Zulk geschenk schenkt echt "een staat van genade": het is de ervaring van zich nu te bevinden – en zichzelf (terug)vinden! – in het warme krachtenveld van de erotische liefde: van de Eros. En Eros is ook het gebied van de vrijheid, waarin de mens, door de liefde(spijlen) getroffen, hunkert met het onstilbaar verlangen om aan die relatie met de geliefde medemens de mooie gestalte van het Goede te schenken als een unieke vorm van levenskunst. Dit stromen en bewogen zijn door erotische warmte uit zich in de onverzettelijke wil om te schenken: liefde als wil. En deze erotische warmte stroomt vanuit de eenzaamheid van de ene persoon naar de ander, die ook in zijn of haar eenzaamheid woont: het is dus het overgieten van de erotische warmte – als vloeibare energie! – van de ene mens naar de ander. Deze openbaring is ook een "Aha-Erlebnis": met verrassing en verwondering ervaren dat men de taal, ook de liefdestaal, van de ander in zijn of haar anders zijn echt verstaat, hoe vreemd anders deze bij eerste aanblik ook mag lijken én zelfs zal blijven: een onbegrijpelijk … wonder. En deze ander te mogen be-roeren in de ontroerende belofte van zijn of haar schoonheid en goedheid werkt zo aanstekelijk… Het schenkt "dé betovering, die men liefde noemt" (Henning Köhler). En betovering is het juiste woord voor dit magisch gebeuren: "you are magic"… Want hoe is de mens anders in staat om uit de gevangenis van zijn eigen ik uit te breken en zijn eigen-zinnigheid los te laten, om soeverein en vrij het krachtenveld van de Eros te openen: dit unieke gebied als een krachtenveld voor de interpersoonlijke ontmoeting, als dé tussenruimte voor elkaar. Daarom zei de Profeet (Khalil Gibran) ook, zelfs enigszins vermanend tegen de kleine egoïst in elk van ons: "Maar laat er tussenruimten zijn in jullie samen zijn… De eik en de cipres groeien niet in elkanders schaduw". Als men eigenzinnig

naar zichzelf kijkt, ziet men, al dan niet trots, wat dat "ik" er tot nog toe heeft van terecht gebracht: "wie ik ben (geworden)" d.i. het heelal van het eigen ik, dat tenslotte altijd een alleen gelaten én verlaten heelal is. Of anders uitgedrukt: het is de persoon als buitenkant-masker, zoals dit aan anderen de zichtbare neerslag is van wie en wat iemand in deze wereld al is geworden. En zijn of haar stem klinkt dan doorheen dit masker – personare! – door op het schouwtoneel van de moderne maatschappij: de persoon, alleen en verlaten, ja, alleen gelaten tussen de vele andere maskers. Onze grote schilder James Ensor heeft deze maskerade der eenzaamheid fascinerend in kleur gebracht, met de grijnzende doodskoppen er omheen! De ware persoon achter dit masker, met zijn of haar persoonlijke roeping, wordt niet gezien noch gehoord in dit naamloos geroezemoes van "levende doden-maskers". Het unieke, echte ik wordt pas "zichtbaar" in de "Gij"-ontmoeting, waarin het goddelijke plan van deze mens als kunstenaar van het leven en van de liefde doorstraalt. Alleen hier komt dit unieke "ik" echt in zijn of haar oorspronkelijkheid aan het woord. En de resonantie hiervan brengt het "Gij" door ontroering tot een "mensen-beven" (Robert Junks) bij beiden: de vibraties tussen gelijkgestemde zielen, die ook doortrillen tot in hun bevend lichaam, dat toch "de harp van hun ziel" is (Kahlil Gibran). En pas in deze "gedaanteverwisseling" wordt het alledaagse, banale leven opgetild tot in zijn goddelijke dimensie: het alledaagse kan nu telkens weer baden in een goddelijk licht.

Elke "Gij"-ontmoeting veronderstelt ook afstand tussen hen, die elkaar ontmoeten. Een "Gij"-ontmoeting is nooit versmelting, hoe sterk het verlangen naar vereniging en één-zijn ook kan zijn. Want in die vereniging blijft één ook één; zelfs met twee!

Ik zal met u het leven drijven
tot in zijn oergrond
tot in zijn eenvoud
die één- in tweevoud is.

(René Verbeeck)[4]

Ook hier gaat het dus weer om een levenslang wissel-spel. Er is inderdaad vanouds, d.i. vanuit de oudste levensfase vóór de geboorte, het heimwee naar een totaal versmolten zijn, naar een al-gehele één-heid, naar een fusioneel verbonden zijn zonder enige afgrenzing en naar een oer-harmonie zonder binnen- en buiten-grenzen. Het is de herinnering – waarvoor (nog) geen woorden zijn! – aan een oceanisch voor-bestaan, alom-vattend en vochtig-warm omhuld en totaal veilig beschut en beschermd. Drijvend geborgen in de baar-moeder is deze kleine mens in wording nog niet blootge-steld aan de zwaarte(kracht) of de koude van een bestaan op aarde na de geboorte. En dit naakt geboren mensje ondergaat, sinds zijn geboorte, voortaan ook – steeds maar weer! – die krachten, die naar beneden trekken – "ach, dat zwaartegevoel, dat altijd weerkeert: zo depri-merend!". En naakt geboren is hij bovendien bloot (!) gesteld aan een buitentemperatuur met schommelingen, waartegen hij zich (nog) niet kan verweren. Het is dan toch begrijpelijk dat er ergens in de mens ook een oer-heimwee sluimert van terugkeer naar dit "paradijs", ook al is het voor altijd verloren en weet elke mens, klein of groot, dat reële terugkeer onmogelijk is. (Toch zijn er nogal wat mensen, vooral mannen, die in hun seksueel leven levenslang duikelaars blijven naar die

moederschoot: ja, levenslang onverzadigbaar met een onstilbare honger, die kan ontaarden in een seksver-slaving: een seks-zucht).

Maar het blijft wel bij iedereen, in de diepste lagen van het (voor)bewustzijn, een wee-moedige herinnering aan die gelukzalige tijden, toen men nog niet zichzelf "moest" zijn en handhaven. Het is ook onmiddellijk duidelijk hoe onvervangbaar de moeder hier is voor een "zachte landing op aarde" van het nog zo hulpeloze kind. Want het kind vindt alleen door "de wegwijzer van de liefkozing" zijn goede plek op aarde – "eutopia" –. Dit blijft levenslang ook de basis voor een blij grondgevoel van euforie (="wel gedragen"!), dat eerst "ja!" tot het leven kan uitschreeuwen en later levenslang uit-zingen. "Alles mag mislukken, als ik maar een goede mama ben", zo zegt actrice Ruth Beeckmans terecht over de belangrijkste rol in haar leven: mama zijn. En als goede mama weet zij ook dat hiervoor goed genoeg ook echt wel genoeg is … De perfecte moeder is immers niet gewenst noch gevraagd, door geen enkel kind. (Visie, Interview, 23 maart 2018). Voor elke mens is het immers levens-lang een onmogelijke opdracht naast of met een perfecte mens te leven…

Wel is het verstaanbaar dat dit oer-heimwee toch nog even stiekem kan opduiken als een "Gij" aan de horizon verschijnt, en dan juist nog met die gelukzalige belofte van een echte paradijs-ervaring! Het oeroude heimwee naar een totale overgave en opgaan in een vereniging zonder afgrenzing – "altijd met u zijn… oh! zo bij u zijn, … in u zijn … ja, u zijn!…" – komt dan in (frontale) botsing met de "Gij-ervaring, waarin men elkaar van aangezicht tot aangezicht tegemoet treedt

4   R. Verbeeck: *Liefdeliedjes voor Saraï, en andere gedichten.* Brugge, Orion, 1974.

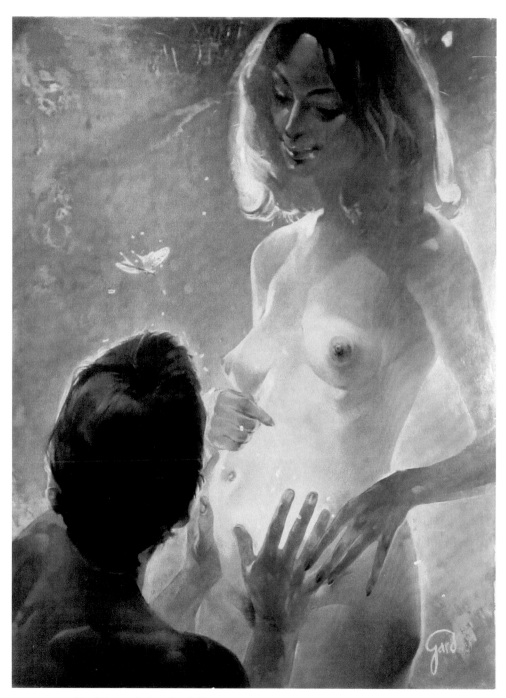

Gard Vanmechelen: De liefde ontvangen: het geschenk van een nieuw leven.

en altijd weer benadert van op een afstand. Benaderen is nader bij komen; niet: in elkaar vallen, niet samenvallen, en vooral: niet versmelten! Dit oerheimwee naar vroeger, dat stiekem weer opduikt, is niet zonder risico's: niemand rijdt immers veilig op de weg vooruit, wanneer hij dwangmatig en stiekem (te) veel in de achteruitkijkspiegel omziet: dan vergroot drastisch het risico op botsingen!

Bovendien, is er evenzeer het andere oer-heimwee, tweevoudig verstrengeld: naar vrijheid en naar liefde als wederzijdse zelfverwerkelijking. En dit oer-heimwee neemt zelfs heel vroeg resoluut de leiding: bij de geboorte wordt de ("vloeiende" navelstreng)eenheid moederkind beëindigd. De loskoppeling op weg naar groeiende autonomie is begonnen: toekomst gericht. Daarom wordt de bevalling ook "ont-binding" genoemd, waarbij de moeder van het kind (met zijn fusionele aanspraken) "verlost" wordt, al dan niet geholpen met een bekwame "verloskundige" bijstand. Alhoewel: … ook voor de moeder zelf is de bevalling als ont-binding … een kleine rouw, vermits zij ook (weer) afscheid moet nemen van die korte fase van fusionele eenheid, die haar met de zwangerschap weer even zo intens was geschonken… En deze vreemde mengeling van trotse moedervreugde ("een nieuwe mens heb ik geboren: ons kind!") en verdriet om de verloren eenheid kan de prille vreugde bij momenten wel erg verwarren: tot "tranen toe"… Het verlangen naar autonomie wil en kan zich alleen verwerkelijken in een netwerk van menselijke relaties. Dit verlangen vertrekt dus vanuit een eenzame positie, maar wel met een zicht op een "Gij" en is bezield gedreven om juist het netwerk van relaties tot een kunstwerk van humaan samenleven uit te bouwen: om "wij" (= gij + ik) gestalte te geven in een "Gij"-gerichte zelfontplooiing!

En deze "Gij"-gerichte zelfontplooiing wordt in beweging gebracht en gehouden door de vaardigheid om aan de individuele verwerkelijking van dit "Gij" ook en vooral de gratie en de schoonheid van het kunstwerk "mens" te schenken. En dit kunstwerk voltooit zich in het teken van de hoop, die niet zozeer iets concreet hier en nu met dit "Gij" verwacht, maar wel weet, open voor de toekomst: "ik ontwikkel samen met u, dank zij u"… Samen worden wij … een "wij": opgeroepen om het sociale kunstwerk van verbondenheid steeds meer gestalte te geven in schone en goede mensen, bij wie "wij" willen horen. Bovendien zijn dit de mensen, met wie "wij" willen samenhoren om de schoonheid en goedheid van de mensheid te vermeerderen.

Ook deze collectieve mensenliefde is toekomstgericht, vanuit de hoop opgeroepen te zijn en in alle vrijheid hierop te antwoorden met een begeesterend "ja!" voor deze scheppende bedrijvigheid. Teilhard de Chardin heeft, als paleontoloog met een visionaire blik, de evolutie van het leven en de schepping zijn ganse leven bestudeerd. Met begeestering bevestigde hij dat de mensenliefde, die hij agapè noemde naar het alomvattende Griekse woord, dé revolutie is van de evolutie. Het menselijke brein vormt hier een breuk met de evolutie in de natuur en dit juist door het wonder van zijn liefdesvaardigheid: de agapè.

Want alleen deze liefde kan echte vrijheid, echte vrede, echte harmonie op aarde brengen, aldus Teilhard de Chardin.

Liefde is schepping. Met de liefde tussen twee mensen wordt iets totaal nieuw geboren: wordt een relatie geboren, met nieuwe mogelijkheden en met een nieuw doel. Die liefdesrelatie is een "derde Zelf" (Teilhard de Chardin): een psychische eenheid, die ook "een hogere ziel" genoemd mag worden of "een hoger gelegen centrum". En die hogere ziel kan – bezielend – meer bereiken voor het tweetal, dan dat de twee afzonderlijk kunnen bereiken. Die relatie bevordert de groei van de twee personen op een unieke wijze. En de zovele liefdes, telkens tussen zovele twee mensen, stuwen samen de evolutie van de gehele mensheid. Ook Thomas van Aquino schreef reeds in de twaalfde eeuw: "relatio realis est". De liefdesrelatie is werkelijk, is dé werkelijkheid. En het is een werkelijkheid, die, zoals elke werkelijkheid, ook inwerkt op andere werkelijkheden. Een liefdespaar leeft dus niet alleen werkelijk voor zichzelf en "bewerkt" ook niet alleen zichzelf, tot verdere ontplooiing van de afzonderlijke partners. Het "bewerkt" door zijn invloed – "liefde-vol" – ook andere paren, andere families, andere gemeenschappen. Elke daadkrachtige liefde is sociaal werkzaam. In het scheppingsverhaal van de Bijbel staat: "God schiep de mens naar zijn beeld en gelijkenis" (Genesis, 1, 16). In de beeldspraak van die tijden wordt de mens "imago Dei" genoemd: beeld van God. Het goddelijke neemt dus ook in de mens zijn gestalte, zijn goddelijke vorm aan: met "vonken van liefde" (Kris Gelaude): als flonkerend juweel van het Goddelijke. En door het handelen van de mens, dat liefdesdaden zijn, wordt de schepping met meer goddelijke liefde vervuld. Zo neemt, in bijbelse bewoordingen, de gelijkenis met God toe. Het is een (r)evolutie door de "amorisatie", zoals Teilhard de Chardin prachtig deze "ver-liefd-iging" als wording van het heelal van de liefde beschreef. ("ver-gade-ring" is wel een ingeburgerd woord geworden …, net als "ver-broeder-ing"; "ver-liefdiging" echter niet!). Eigenlijk is dit alles ook pure mystiek. Daarom zei Meester Eckart in zijn beeldspraak: "de hele wereld is zwanger van God". Het goddelijke , d.i. de goddelijke liefde is de vormende substantie en de vormende kracht van de schepping als "universum", d.i. het op de ene, grootse liefde gerichte heelal. "Alles is liefde", zo verwoordde Pieter van der Meer de Walcheren de eenvoud in veelvoud van een heelal, dat liefde is, ook met de mensenliefde in kleine mensenhanden.[5]

---

5   P. van der Meer de Walcheren: Het witte paradijs. Brugge, Desclée De Brouwer, 1960.

Vrienden zijn als bomen...

Vrienden zijn als bomen,
ze wachten
tot je nog eens langs komt
en ze zijn onverstoorbaar
als je wegblijft.

Ook na maanden
afwezigheid
kan je de draad
weer opnemen
omdat ondertussen
niets
werd afgebroken.

Vrienden zijn als bomen
op een goede afstand van elkaar geplant.
Zo moeten ze elkaar niets betwisten,
ze kennen ook geen afgunst
maar nodigen wel elkaar uit
om hoger te groeien.

Vrienden zijn als bomen
en bomen buigen niet
maar wuiven.

(Eugeen Laridon)

Kalligrafie H.Voet

De erotische liefde: hét geschenk van de "gij"-gerichte liefdeskunst

De naastenliefde, die reikt van de intiem nabije naaste tot de verre, "vreemde" naaste, blijft dus wilskrachtig en standvastig antwoorden met een begeesterend ja tot het leven samen, "ondanks zoveel" (Viktor Frankl) … Vanuit zijn persoonlijke en extreme ervaring in de concentratiekampen kwam Viktor Frankl tot het inzicht dat een mens de vrijheid, ook voor een positieve levenskeuze behoudt, ondanks het grootste kwaad, ondanks zoveel: *"trotz Allem"*.[1]

De erotische liefde loochent of ontvlucht het lijden dus niet. Integendeel, zij is bereid met wakkere aandacht zich tot het lijden te wenden, het te doorstaan, te aanvaarden en het op te nemen, ja op te tillen als kans tot meer gerijpt mens zijn en worden. Zei reeds niet de psalmist in de de Bijbel: "wie in tranen zaait, zal in vreugde oogsten". Of zoals Claudio Monteverdi in zijn opera "L'Orfeo" (1607) in een hemels slot laat zingen: "en wie in smarten zaait, oogst de vrucht van de hoogste genade" (*E chi semina fra doglie, d'ogni grazia il frutto coglie*). Deze opera bezingt juist het grootste lijden in de

liefde: Orfeus verliest op aarde definitief zijn geliefde Euridikè door het om-zien naar haar, ook al was dit uit bezorgde liefde voor haar… Orfeus betoverde met zijn zang en zijn lier mensen en dieren, zelfs de onbezielde stenen.

Toen Euridikè, zijn geliefde, aan een slangenbeet gestorven was, daalde Orfeus met koene moed af in de onderwereld der doden om Hades en Persefonè met zijn kunst te vermurwen. En hij mocht Euridikè terug meevoeren naar het lichtend land der levenden, op voorwaarde dat hij, tijdens zijn reddingstocht, naar haar niet omzag. Orfeus verliest haar tóch definitief door een voortijdig en veel te vroeg omzien. En dit alleen maar door zijn onstuimig graag én bezorgd willen terug zien van zijn geliefde Euridikè, maar …ook wel door zijn haperend vertrouwen: zal het wel goed aflopen met de terugtocht naar het zonnige samen zijn? Gelukkig blijven de geliefden, wel dank zij een goddelijke tussenkomst, uiteindelijk toch eeuwig zielsverbonden!

Die liefde is de voedingsbodem voor creativiteit en tederheid. En tederheid is toch dit "Gij"-gerichte vermogen om het unieke wezen van de ander in zijn of haar behoeftigheid en kwetsbaarheid – "achter het

---

[1] Viktor E. Frankl: Mensch sein heißt Sinn finden. München – Zürich – Wien, Verlag Neue Stadt, 2017.

masker" – te herkennen en te behoeden in tactvolle omgang. En dit behoedzaam omgaan met elkaar omvat alles wat de geliefde ander of de mensheid goed doet, in woord en daad, in het grootse en in het kleine, als denkwerk of handwerk, als innig liefdesleven, huid aan huid... Het gaat om die heilzame en heel makende kracht (Martin Buber), waarover alleen de mens tegenover de medemens beschikt: letterlijk: face to face! En over dit vermogen kan de mens alleen maar beschikken omdat hij of zij ontrukt is aan de alledaagse monotonie en, met dé inspiratie, de ander verrukkelijk mooi en goed maakt: hem of haar waardeert én waardigheid verleent. Het is hem of haar in zijn of haar unieke en onvervangbare waarde in dit leven zetten: een bestendige wedergeboorte.

De ander waardigheid verlenen is altijd vergezeld van het verlangen te schenken, ook zichzelf te schenken en de magische ruimte aan te bieden, waar de paradoxale regel geldt dat zelf-ontdekking maar kan door in-voelend werkzaam te blijven bij de ontdekking van een "Gij". Dit is dan ook het ultieme geschenk van de erotische liefde: ik kan mij slechts vinden in de ander; en in de mate dat dit gelukt, word ik de plaats, waar hij of zij ook zichzelf vindt. Zo opent de erotisch bezielde liefde de tussen-ruimten en de tussen-tijden (Kairos!) voor ogenblikken, waarin het goddelijke in de erotische ontmoeting binnenvalt. Het is als het zonlicht dat plots als een genade binnenvalt door een glasraam van Chagall in een kapel, nog half in duisternis gehuld. Dit schenkt extatische ervaringen aan hen, die ontrukt zijn aan het banale leven, en schenkt ook verrukkelijke "zijns-voelingen" (graaf Dürckheim), die in het alledaagse leven niet toegankelijk zijn. Dit is ook de weg van de mystiek, die De Mello "het ontwaken" (awareness) heeft

genoemd: met helder klaar bewustzijn ontwaken uit de slaap van de alledaagse middelmatigheid om, door de omgang met elkaar, in contact te komen met de echte, ware werkelijkheid. Mystiek is lust aan het zijn, aldus Teilhard de Chardin, die het ook hartstocht aan het goddelijke noemt als de lust aan samen zijn. Zo is mystiek liefde tot de kosmos en tot de medemens als geliefde naaste, die wordt ontmoet van aangezicht tot aangezicht. Vroeger werd in de godsdienstles aan de kinderen uitgelegd dat "later in de hemel" ... de hemelse vreugde erin bestond God te mogen aanschouwen van aangezicht tot aangezicht: voor eeuwig en altijd. Alle kinderen, die dan toch kleine mystici zijn, wisten dat dit goddelijke schouwen nooit zou kunnen vervelen, ... ook al zou die eeuwigheid wel héél, héél lang duren, gelukkig wel zonder eeuwig stilzitten, dank zij de vleugeltjes!

Mystiek is geen passieve ervaring, al dan niet met visioenen of paranormale ervaringen. Bezield door de liefdeservaringen, die ook mystiek zijn, keren geliefden ook terug naar de arbeid in en voor de wereld, die juist door de gloed van deze ervaring "in gloed wordt gezet": "vonken van liefde" (Kris Gelaude). Zo draagt elk liefdespaar, bescheiden en uniek, bij tot het in liefdesgloed zetten van de wereld; ja, van de kosmos. Erotische mystiek is dus een eenvoudige, bescheiden en nuchtere mystiek, die helemaal niet uit is op extatische of uitzonderlijke belevingen. De wezenlijke ervaring is de ervaring van het (samen) heel worden: het echt zijn en het vrij zijn in de liefde, die lijf en ziel doorstroomt en doortrilt, tot "aan de vier uitersten". Erotische mystiek engageert zich in de wereld voor de mensen van deze wereld, omdat zij zich openstelt in collectieve mensenliefde, zowel voor de nabije als voor de verre naaste.

Ook om de "blijde boodschap" van deze liefde in de wereld te laten doorstromen. Erotische liefdesmystiek maakt de naastenliefde dus wereldwijd. Het is een "amorisatie" van de schepping, zoals Teilhard de Chardin dit heeft genoemd. Door deze "amorisation" wordt de schepping, het universum, steeds meer met de schoonheid van de liefde getooid als de mooi versierde kosmos (kosmos = opschik: cfr. cosmetica!).

Deze "amorisation" is natuurlijk een ánder gebeuren dan het fenomeen van de polyamorie, die recent opgang maakt als een nieuwe liefdes-puzzel, aantrekkelijk voor zovelen, die met onstilbare hunker onvermoeibaar blijven zoeken naar de "veelzijdige" liefde. Het beleven van erotische liefdes-mystiek in het alledaagse leven van behoedzame omgang met de medemens en met de dingen – in wakkere openheid – neemt dus de vorm aan van een "nuchtere roes" (Grün en Riedel). Het schenkt ook een verfijning van de zintuigen, met een gevoeligheid voor het spirituele, waarbij ook het seksuele genieten breder gedragen wordt door de groei van de sensualiteit.

Zulke erotische ervaringen kan men terecht transcendent noemen. Niet alleen omdat de persoon zelf de drempel van zijn ik overschrijdt in de "Gij"-ontmoeting, maar vooral omdat dé mens achter de concrete verschijning van de geliefde oplicht: wat het goddelijke plan voor deze mens is, ja, …in het grotere plan voor de hele mensheid. Gelukkig blijven ook in de kunstbeleving, in de natuurervaringen en in de religie zulke transcendente ervaringen ook nog bereikbaar voor de moderne mens…

Helaas blijft nu de toegang voor het transcendente in de ontmoeting afgesloten voor zovelen, die kortzichtig en opgesloten overleven in een eng-genitaal gerichte seksualiteit. Deze laatste is gefixeerd op (multiple) orgasmen of op porno-seks, en waar de "Gij"-gerichtheid afwezig is of afgestorven. In het perspectief van een hedonistische consumptie-maatschappij wordt dit wel gepropageerd als hoogontwikkelde seksualiteit met vele variaties, maar in feite gaat het om een verschraling van de sociaal-emotionele en seksuele intelligentie, met juist een onvermogen zowel tot empathisch invoelen van de ander als tot erotisch inspelen op elkaar. Zoals bekend hebben zulke "seks-relaties" meestal ook maar een beperkte houdbaarheidsdatum. Volgens de afspraak houden ze inderdaad niet langer stand dan één (korte) nacht, zoals de de definitie het uitdrukt, duidelijk als een zakelijke afspraak: "one night stand" of "several nights stand", d.w.z letterlijk in "stand up", …met precies zelfs geen tijd om er even te gaan bij zitten. (Dus ook geen bijzit; want een bijzit maakt terecht aanspraak op enige zit-duur, hoe nauwkeurig afgemeten die ook is vastgelegd …: "ja, ook die heeft hij (weer) laten zitten").

In de "Gij"-gerichte erotische liefde gaat het nu juist wel om een maximaal openen en gevoelig ontwikkelen van alle zinnen naar de ander toe. En het uittreden uit het alledaagse van de twee "ont-rukten uit de banale werkelijkheid" laat hen intiem en intens met alle zinnen bij en in elkaar verwijlen, zodat in de innigste vereniging het overstromen van de liefde zijn bedding vindt, zowel in het lichaam als in de ziel. Hierdoor verlegt en verstrengelt elke partner zijn wortels van bestaan in de ander. En vanuit deze verstrengeling met de ander leeft, denkt, voelt, wenst en handelt de partner steeds vanuit het standpunt van de ander. (J. Ortega y Gasset). En daarbij is er ook, dank zij die hoog gevoelige aandacht, de stevige wil om te willen schenken, …zo maar, als zovele vormen en variaties van de tederheid, ja, als dé taal van de tederheid. En de tederheid als houding tegenover elkaar is bewogen door de wens elkaar te verstaan en bij te staan op een tactvolle, behoedzame en behoedende wijze. Dit groeit tot een bijna overgevoelige aandacht voor elkaar, ook om intuïtief het goede en het juiste te doen: alles doen wat hem of haar goed doet en dus ten goede komt aan de creatieve zelfontplooiing. Dit leidt niet tot een zich verliezen in elkaar, maar wel tot een uiterst gevoelig opmerkzaam zijn voor elkaar: niet koel afstandelijk maar wel met de warme gloed, waarin de "clairvoyance" van de liefdevolle blik straalt. De erotische geliefden worden twee mensen, die elkaar kunnen waarnemen zoals God hen bedoeld had: in hun ongeschonden innerlijke schoonheid. En deze uitzonderlijke ervaring wordt hen geschonken als een genade en vervult hen met ontroerde dankbaarheid: "alleen al omdat "Gij" er zijt, zij U dank gezegd". (Inderdaad; het is u met een hoofdletter "U"!) En juist dit goddelijk perspectief laat de waardigheid van de ander, zowel in de spirituele gestalte als in de zinnelijke verschijning, stralend oplichten: "ik sta en besta voor mijzelf in mijn waardigheid slechts …door "Gij", die mij met nieuwe ogen aanziet en mij aldus aanzien schenkt". In de weelde van zulke dankbaarheid stroomt het verlangen om te schenken: telkens weer schenken, schenken,…als met de gratie van een opspringende fontein, waarin het goddelijk licht doorheen straalt in de schoonheid van een milde regenboog.

Waar ligt de bron van deze stroom, die zo uniek en typisch is om de mens waardigheid te schenken? En wanneer begint deze bron dan zo krachtig en prachtig te borrelen? Het antwoord is eenvoudig, want de bevindingen zijn duidelijk, zoals hier reeds werd beschreven. Ergens tussen ca. het zesde en het twaalfde levensjaar "ontwaakt" elk mensenkind, dat dus intussen wel reeds wat groter is geworden, voor de Eros, voor de Eros-warmte … Het wordt zich dan ook duidelijk en concreet bewust van Eros, die psychisch-geestelijke vorm van het liefdesgevoel, dat ontvlamt bij de ervaring van een schoon-menselijke "Gij". Deze "Gij"-ontdekking is een ware openbaring. Vanaf dat ogenblik ziet dit kind een ander mens niet meer alleen "in dienst van zichzelf als nog kind": als het bieden van bescherming, geborgenheid, hulp, etc. In die openbaring ervaart het kind die andere mens voor het eerst als mooi, goed en aantrekkelijk op zich. Dus – en dit in tegenstelling met voorheen! – zonder enig perspectief van eigenbelang voor het groter wordende kind. Het is een bron, waaruit voortaan de jeugdig-krachtige stroom van ongerepte en pure tederheid zal stromen. En die blik van reine tederheid – zonder enige "smet van egoïsme"! – tilt de ander boven zichzelf uit: het is de openbaring van het goddelijke in deze mens, die "herboren" wordt als een bevallige mens, over alle concrete tekorten en onvolmaaktheden heen. En deze "bevallige mens" is de belichaming van een Goede en Schone mens, die zich ook juist toont in de concrete, lijfelijke gestalte, waarin de mooie ziel stralend oplicht. Het is de ervaring en de erkenning van de mens als goddelijk juweel: met "het perspectief van de heiligheid" (Lévinas): de sacraliteit van de persoon. Het is de ervaring van het Sacrale in deze mens, ja zelfs in elke mens, als met een "panoramisch zicht en uitzicht", waarbij concrete gebreken slechts schoonheidsvlekjes worden in een grotere samenhang van goddelijke orde. Het zullen voortaan zelfs de schoonheidsvlekjes zijn, die ook vertederen en ontroeren!

En welke toenadering komt door die tederheid op gang! Tederheid is kwaliteit van aanwezigheid, die zich vanaf dan steeds inniger kan ontwikkelen. Tederheid is die behoedzame omgang tussen mensen, die ook weet hebben van elkaars broosheid en tere kanten. Het is een elkaar kunnen en durven benaderen in groots vertrouwen zodat innige omgang mogelijk wordt. Het is een vertrouwen, dat quasi oneindig is. Een mens kan het dan wagen zich intiem, d.i. met zijn of haar persoonlijkste binnenkant, te openen en dit zowel lichamelijk als emotioneel-geestelijk. Én zich hierbij, weerloos en sterk vertrouwend, toe te wenden tot een ander mens, die zich ook met zijn of haar persoonlijkste binnenkant ontvangend toekeert, en dit ook weer zowel intiem lichamelijk als emotioneel geestelijk. Het is de ervaring van de letterlijk naakte ik-onthulling, zowel lichamelijk als geestelijk, die twee mensen in wederkerige overgave kunnen bereiken. Waarschijnlijk is dit ook de meest volkomen en heldere vorm, waarin een mens zich kan laten kennen aan een medemens: de zogenaamde "self-disclosure". En juist dit zo helder en intiem zich laten kennen aan de ander schenkt ook de hoogste zelfkennis terug aan de mens, die zich zo onthult. Het is onmiddellijk duidelijk dat een gave ontwikkeling tot een mooie, en schone mens maar harmonisch gelukt in een midden, waarin tederheid levenslang hét kenmerk is van de omgang tussen mensen. Tederheid is kwaliteit van aanwezigheid: een betrokken aanwezigheid, ook door empathie gedragen én bezield. En tederheid in de omgang bloeit in een klimaat van eerbied voor de schepping. Bovendien: zij zet "de schepping in gloed" als liefde tot de wereld (de "amorisation" – Teilhard de Chardin). De filosofe Hannah Arendt noemt het terecht zo mooi: "amor mundi", die grootste liefde, waartoe alleen de minnende mens tenvolle bekwaam wordt. Tederheid is dé voeding voor de mens; én ook dé op-voeding. Mensen voeden zo elkaar op: levenslang, over alle generaties heen … Die opvoeding van elkaar zijn dus dé liefdes-bloemen, waarmee de mensheid vrede-lievend de schepping bemint: amor mundi. Zij maakt dus de mensheid en de kosmos mooi.

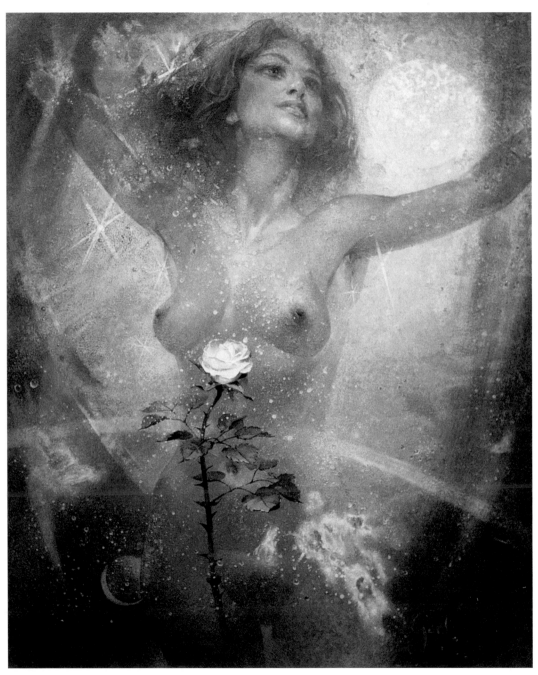

Gard Vanmechelen: Dankbaarheid: erotische liefde als permanente verrijzenis.
De geliefde: geurige roos, niet zonder doornen…

Erotische liefde als permanente verrijzenis

De blik, die wordt geschonken van mens tot mens en waarmee mensen in verwondering dankbaar naar elkaar opkijken, is altijd ook een paas-blik van verrijzenis. Terecht noemt theoloog Van der Vloet verrijzenis een gebeuren, dat blijft gebeuren, en niet ooit gebeurd is als een eenmalig feit.[1]

De mens is inderdaad een wezen met een merkwaardige vaardigheid: de vaardigheid tot verrijzen, tot opstanding. (Deze opstanding is aan de overzijde van opstandigheid als kwaad protest; en is ook aan de overzijde van "hoogstandjes" van seksatleten…). Verrijzenis komt in het bestaan binnen, juist wanneer de eeuwigheid als een subliem moment in het aardse bestaan binnenvalt. Met verrijzenis wordt "eeuwig leven" geopend. En dit is een paas-gebeuren, want Pasen – "Pascha" (Hebreeuws) – betekent: doortocht, overgang. De ogenblik-ervaring opent een doortocht , een uittocht én bewerkt een overgang. Het alledaagse klein-menselijke leven, waarin een mens tot dan toe "gevangen was", wordt verlaten en opgetild naar een goddelijk perspectief, met toegang tot het eeuwige leven. En ook het lichaam deelt in deze verrijzenis. Het verrezen lichaam straalt door de goddelijke transfiguratie: het menselijk lichaam, ook met zijn onvolmaaktheden en beperkingen, straalt in één ogenblik goddelijk schoon: het wordt immers door het erotisch spirituele verlicht. De verrijzenis is dus niet zozeer een historisch feit, dat men al dan niet gelooft. De verrijzenis is allereerst een dynamisch moment: een dynamisch gebeuren tussen mensen, die met liefdevolle blik elkaar aanzien en blijven aanzien. En dit aanzien schenken gebeurt met een goddelijke kracht, die het aardse lichaam telkens weer bezielt. Tederheid laat mensen verrijzen! "Als gij mij beroert word ik mooi", zo klinkt het juichend in het Hooglied van de bijbel. Woorden, die beroeren, en handen, die spreken (Clerguet) … Ogen, die zachtzinnig en zacht ziende met hun blik ogenblikkelijk beroeren… De zachtzinnige blik maakt de geliefde tot zacht zinderende beminde. Het is het zinderen van gelijkgestemde zielen, dat het verrezen lichaam laat vibreren met erotische kracht. Zo brengt elke blik – welk dankbaar weerzien 's morgens: "hoe mooi dat "Gij" er zijt!" – bij het opstaan een nieuwe dag van opstanding, van verrijzenis, waarbij de zo zware steen van het (nog angstig bekrompen) hart – met nachtmerries! – wordt weg gewenteld, … en wel met het zachte geweld van de tederheid. Het is de blijvende paas-tijd met "eeuwige terugkeer" voor allen, die door de liefde verrezen zijn tot nieuw leven. De dichteres Kris Gelaude heeft de kracht van dit verrijzenis-wonder van

1   Van der Vloet: Paasessay. Het geheim van het leven. Tertio, 28 maart 2018.

Pasen zo eenvoudig verwoord: met diepe zin en tegelijkertijd zo zinnelijk:[2]

> Nieuw begin … Zalig Pasen
> Voorzichtig,
> haast nog breekbaar,
> verschijnt overal het licht.
> Maar met een kracht
> die niemand kent.
> Die hoop laat ontkiemen,
> tuinen aansteekt,
> grafstenen opzij rolt.
> Alles wijst
> naar een nieuw begin.

Inderdaad een wondere kracht van een wondere verrijzenis: als een blauwe hemel boven fluweel-zachte
wilgenkatjes, die op aarde vol prille huiver beven in
de frisse lente-wind …

… "naar een nieuw begin" …

Elk beginnen is een avontuur, een avontuur van een
mens, die weet dat hij verrezen is. En elke mens blijft
levenslang een beginner, die elke dag opnieuw begint én
wil beginnen. Maakt dit het kind juist niet zo bekoorlijk:
letterlijk in slaap "gevallen" ontwaakt het elke volgende
morgen na een verkwikkende nacht, die alles heeft weggevaagd, voor (weer) een echt nieuwe dag. Het wrijft de
slaap uit de ogen, springt dansend op vol verwachting:
verrezen voor een nieuwe dag, met die onschuldige blik
in de grote ogen … "Onschuld is het kind, en vergeten, … een uit zichzelf rollend rad" (Nietzsche). In elk

echt beginnen ligt de kans op vernieuwing, op gedaan-
te-verandering, en waarbij het oude achter zich gelaten
kan worden. De ketens, die kluisterden aan het verstrik-
kende en verstikkende oude, kunnen dan worden los-
gelaten: het is de zware grafsteen, die wordt weg
gewenteld. En dan straalt de nieuwe dag met het licht,
waarin de dromen en fantasieën van een nieuw begin
schitteren.

Gelukkig is er inderdaad het vergeten als strategie voor
een nieuw begin, wanneer er nog niet genoeg ruimte
zou zijn door onvoldoende opruimen van het verleden.
Daarom laat Nietzsche Zarathoestra ook zeggen:
"Onschuld is het kind, en vergeten". Dank zij dit vergeten is elk kind zulke pracht-beginner: elke dag opnieuw,
want elke nacht is alles immers uitgevaagd door dit vergeten. Een nieuwe dag, een nieuw blad (in het levens-
boek), een nieuw begin, beweeglijk open voor de toekomst, (nog) zonder zware rugzak van vroeger … En
iemand, die begint, doét iets: begint te handelen, d.w.z.
neemt dus initiatief, en met het oog op de toekomst,
kijkt hij rond naar wat nuttig is voor dit handelen. Dit
rondkijken is ook vooruitkijken. De huidige horizon
wordt een open horizon van verwachting. De huidige
tijd opent zich dus naar de toekomst, hetgeen juist zo
wonderlijk en ogenblikkelijk geschiedt in het opkijken
naar het gelaat van de ander, die grootse toekomst-
belofte. Het heden is dus geen mooie en levendige her-
uitgave van vroeger, noch van tradities of levensstijlen
uit een prachtig klassiek verleden, zoals de Renaissance
dit ooit bedoelde. Iemand, die begint, beslist tot nieuw
handelen. Hierin ligt dus een kern van vrijheid, van
autonomie, ook al zijn er uiterlijke begrenzingen. Echt
beginnen is dus niet een programma laten aflopen, dat
reeds geprogrammeerd was door genetische factoren of

door milieu-omstandigheden. Zo was het ook de bedoeling van Freud, de grondlegger van de psychotherapie, om dwangmatige herhalingsprogramma's op grond van vroegere trauma's of conflicten door inzicht te laten stoppen, zodat een mens vanaf dan, open en vrij, het heden én de toekomst echt kon beginnen. Pas dan is beginnen niet (meer) een ongeweten herhalen van vroeger, maar wel een binnentreden in de wereld van het echte beginnen en dus van de vrijheid. Geen herhalen meer, maar wel verhalen: het eigen levensverhaal oorspronkelijk nieuw schrijven én zelf in eigen regie nieuw voortzetten! De schepping van het heelal als begin is misschien hét voorbeeld van goddelijke vrijheid. God was immers niet gedwongen/geprogrammeerd om het heelal te scheppen: "creatio ex nihil". Het was goddelijk ondoorgrondelijke vrijheid! Een begin uit vrijheid van "goddelijke spontaneïteit", aldus de trefzekere uitspraak van Safranski, waarbij de schepping ook "creatio continua" is, die bestendig toestromen van de goddelijke energie geniet als een echte genade. En genade is goddelijke liefde: bemind worden is dus voorwaarde om er te zijn en te kunnen worden. Het liefdesspel tussen twee mensen, dat ook zelfs een nieuwe mens kan laten beginnen, vindt zijn plaats in dit goddelijke wereldspel van de Liefde in goddelijke vrijheid. Zo wordt dus aangevangen met een nieuwe mens, waarbij deze mens zelf "aanvankelijk" geen vrije keuze noch inspraak had. Deze "onvrije start" wordt maar draaglijk, als deze mens zelf in zijn leven leert te beginnen met zichzelf, óók in het aannemen van welk leven hem waar dan ook is toebedeeld, ook met de "onfortuinlijkheden" (lichamelijke, psychologische of sociale tekorten). Op unieke wijze heeft de filosofe Hannah Arendt het zijn van de mens in de tijd beschreven als een zijn om geboren te worden; en dus niet als een zijn om te sterven ("*Sein zum Tode*"), zoals Heidegger benadrukte. Het Wonder van de geboorte, van het geboren zijn, is en blijft altijd weer een totaal nieuw beginnen. En dit op een bestendige wijze: elke morgen een nieuw beginnen. De echte tijd, zijn echte lééftijd bereikt de mens, die vaardig is te blijven beginnen, elke dag opnieuw. Dit telkens weer nieuw beginnen telt het getal van zijn ware leeftijd. De mens is een "initiatisch wezen" (initium = begin): beginnen is het stabielste kenmerk van de mens, die zijn leven wil vorm geven, actief handelend om in volle vrijheid zijn unieke mogelijkheden te ontwikkelen. Beginnen is telkens weer beslissen tot een welbepaald handelen uit een keuze van mogelijkheden. Deze keuze is nooit vooraf geprogrammeerd, ook al kan men ze nadien wel "uitleggen" (=verklaren). Beginnen is dus geen genetisch gedetermineerd noodlot, maar wel een kans om iets totaal nieuws te laten aanvangen, in de liefde dikwijls niet zonder enige pathos. Zo kan bv. een liefdesgeschiedenis een aanvang nemen, die overvol met pathos zelfs té groots is: zo groot dat er geen vervolg nog kán op aansluiten. Deze liefde duurt dan zolang als haar begin: het einde van haar begin is ook het begin van haar einde (Safranski).

Intussen blijft Kris Gelaude er wel van overtuigd: "Pasen …(is)… vonken van liefde …". Want zo is Pasen hét feest van de "eeuwige terugkeer" van het wonder van de Liefde: de verrijzenis als het "eeuwig" herbeginnen. Het is het openbreken van een nieuwe dag als openbaring van een nieuw leven, dat in het vorige leven nog totaal ondenkbaar was.

"Dit is de dag
van het ondenkbare,
dat tegen alle weten in
toch in een mens gebeuren kan.

....
Vonken van liefde
staken hun zielen aan.
....
Zij vonden de geliefde niet.
Zijn graf was leeg.
Maar in die leegte hoorden zij:
Vreest niet. Hij is niet dood.
Hij leeft in ieder woord,
in alles wat jullie van hem
met onbevangenheid
tot leven blijven brengen."

In dit verrijzenis-perspectief zingt ook de bruid tot de geliefde, vervuld van dankbaarheid om de "zijns-voelingen" (Dürckheim) van erotische vervulling, waarin zij samen het "mensen-beven" van de wedergeboorte ervaren: "... zacht zinderende beminde, die ik zich in mijn lichaam voel welbevinden ... oh ... dalen zonder val ..."

Terecht noemt graaf Karlfried Dürckheim zijn therapeutische weg een initiatische weg: een weg van blijvend nieuw beginnen. Zijn jarenlang verblijf in een boeddhistisch klooster in Japan was een zuiverend oefenen in elke dag opnieuw eerbiedig beginnen en achtzaam aanwezig zijn in de werkelijkheid, die welwillend en ongestoord wordt waargenomen zonder oordelen. Want oordelen is ook delen: is dus ook splitsen, verdelen, verbrokkelen. De eenheidservaring van de werkelijkheid (of universum) valt dan uiteen in brokstukken. De initiatische weg daarentegen is een weg van waarneming, alle zintuigen open met verhevigde intensiteit, zodat de werkelijkheid in haar grotere samenhang en tot in haar diepste zijn kan ervaren worden. "Zijns-voelingen" heeft graaf Dürckheim deze ervaringen genoemd. En de erotische liefdeservaring is een uitgelezen en geprivilegieerde weg voor deze zijns-voelingen. De erotische ontmoeting maakt aldus elke mens oneindig waardevol op zijn of haar levensweg.

En schenkt elke mens zoveel humane waardigheid; een waardigheid, die alleen met eerbied kan benaderd worden, in welke chaos van boosaardigheid hij of zij ook kan verdwalen. "Gij zult niet oordelen, zeker niet veroordelen, alleszins niet ten dode". Dit wordt een ethisch imperatief, dat elke humane samenleving oproept, die zich op weg weet naar een toekomst, waarin zij helderziend uitkijkt naar het "menselijk-mogelijke" (H. Köhler): naar een humane samenleving, die de mensheid als ultieme droom in zich draagt én als de grootse en grootste opdracht van haar geschiedenis. Die geschiedenis zal een geschiedenis van liefde worden; niet (meer) een geschiedenis van oorlogen met vernieling van mens en aarde. En dit roept ook op tot een radicale, ja oneindige eerbied voor elke mens, hoe mismaakt, misvormd, gehandicapt, geschonden of zelfs inhumaan hij of zij ook is of geworden is. Ja, hoe misdadig een mens ook mag geworden zijn (of juister: verworden), toch blijft de opdracht deze mens(en) krachtdadig te behoeden en te beschermen tegen de eigen kwaadaardigheid, ... en deze mens dus zeker niet ter dood veroordelen.

Een kind ontwaakt, ergens tussen zes en twaalf jaar, door het zonlicht van Eros met dit helder gezichtsvermogen om in de mens het Mooie en Goede te herkennen. Het is het vermogen tot een humaan-goede omgang, die niet zomaar het resultaat is van een opvoeding tot wellevendheid. Neen, het gaat om een erkennen, dat van binnenuit zijn weg vindt: een stroom, die vanuit een innerlijke bron opwelt en die zelf zijn goede bedding vindt, tussen de wederzijdse oevers van tederheid en eerbied. Van "binnen uit" verwijst het ook naar een spirituele, geestelijke dimensie – vanuit de ziel! – met die wondere vaardigheid om het geheim, het mysterie, dat de ander is, waar te nemen. Het is het open komen van het gezichtsvermogen voor het zien – én graag zien! – van de nabije ander, die lieflijk is op zichzelf en omwille van zichzelf: die schoon en goed is. Elk mensenkind wordt dus de vaardigheid geschonken om te kijken "met nieuwe ogen". Het is het eerste herkennen en erkennen van de "schoonheid van het bezielde lijf" (Tellenbach). En dan wordt – ook van binnen uit – de drang onweerstaanbaar om dit innerlijke gelaat, dat zo bevallig oplicht, nog meer te laten stralen door dit heel bijzonder en uniek menselijk gedrag: het schenken. Schenken wordt voortaan het enig juiste en altijd goede antwoord: het antwoord voor het leven! En dit schenken is ook eer betonen: eer aanbieden in eer-bied. Schenken wordt dus dé expressie van eerbiedigen. Zo vormt het onvermoeibare schenken altijd ook weer zelf geschenken van eerbied: eerbied, vervuld van dankbaarheid. Het jonge kind ervaart zo een diepe vreugde om "de uitverkorene, die aan zijn horizon is verschenen" te be-schenken. En nog het liefst met iets dat het kind zelf gemaakt, geknutseld, getekend, geschilderd, gebouwd of gebakken heeft. Zelf geplukte bloemen en een bloemenkrans zijn natuurlijk ook een geschenk van eerste keuze als daad van dankbaarheid. Dankbaarheid alleen en eenvoudig omdat de ander er is: vrij gegeven én met grote overgave, met toewending tot een "Gij" in tederheid. En hoe pijnlijk kan een kind geschonden worden in dit ontluikend verlangen om te schenken, wanneer de ontvang(st)er de geschonken tekening of het knutselwerk achteloos "verticaal klasseert" in de vuilbak als waardeloos prutswerk! Want die "pruts-werken" zijn prille kunstwerken in volle geboorte: de eerste kunstwerken van een levenskunstenaar/es, die zijn of haar wondere weg is begonnen: de ontdekkingsreis dat elke mens een "gij" is, een uniek en onaantastbaar waardevol geschenk van het Leven. In deze gezegende levensfase erkent en herkent het kind dus het gelaat van een andere mens in zijn lichtende schoonheid en stralende goedheid. Het ervaart op uniek persoonlijke wijze de warmte, die alleen tussen mensen zo wonderlijk straalt. Het leert dus de Eros-warmte kennen, waarin bij dit kind ook het vermogen tot empathie ontwaakt en ontwikkelt. Empathie is het vermogen om zich te verplaatsen in de situatie en belevingen van de ander, zoals men die aanvoelt. Het is "in de schoenen van de ander" gaan staan (wat kinderen zó graag uitproberen!) en "in de huid van de ander te kruipen" (kinderen verkleden zich ook zó graag!). Het is het wondere vermogen zich in te leven zonder één te worden, zonder te versmelten. En het verkeer van de geschenken bevestigt dat het verkeer tussen twee polen blijft doorgaan, dus zonder samen vallen. En het overstijgt ook de sympathie van het meevoelen. Empathie leeft en groeit dank zij de fantasie, dank zij de verbeelding als voorstellingsvermogen (voor het aanvoelen en inleven).

Empathie als een vorm van spiegelen in wederkerig aanvoelen berust uiteraard op een substraat: het substraat van de spiegelneuronen. Zoals alles wat groeit, ontwikkelen deze spiegelneuronen ook maar in deze levensfase van het kind, indien ze door een gunstig midden gestimuleerd worden. En een voedzaam midden, dat spiegelneuronen in grote getale reikhalzend laat uitschieten, is een zonnig "Gij"-midden. De spiegelneuronen zullen in hun groei verschrompelen in een klimaat van "koude solidariteit en werkbare onverschilligheid"

(Ignaas Devisch).[3] Empathie welt ook op vanuit de over-stromende dankbaarheid naar de ander, die het kind invoelend wil (terug) be-schenken, en vooral met wat hem of haar lief en kostbaar is. Het ontspringt dus uit een weelde- en wonne-gevoel. Empathie is dus strikt en uniek persoonlijk, want het kind kijkt op naar het gelaat van de ander, dat "het geboorteland" is van dit gevoel en dat ook alleen dáár kan landen … Daarom is vanaf nu het goede en schone antwoord: schenken, schenken… zonder berekening, zonder mathematisch juiste verdeling. Empathie ziet altijd "de belofte van een gelaat" (Lévinas) en ziet dus altijd (maar!) één uniek gelaat van (maar) één mens …in deze overbevolkte wereld. Uiteraard kan dit bij velen tegen de borst stuiten en botsen met het rechtvaardigheidsgevoel: "voor iedereen even veel!". (Voor zover er tenminste in de staat een "politiek borst-gevoel" bestaat. We weten intussen wel dat de staatskoeien een grote uier hebben en dat ze steeds meer lijden aan de "gekke-koeienziekte"…).

Voor het kind zijn het appèl en het antwoord: eerbied en verantwoordelijkheid aanbieden, goedheid en mede-menselijke warmte vanuit de Eros-warmte. Die Eros-warmte is op geestelijke waarden gericht, ook al drukt zij zich uit via materiële geschenken. Die materiële geschenken zijn boodschappers van het Goede en het Schone, die aan het kind worden geopenbaard. En hun kunst-gehalte ligt dus niét in de materiële waarde! Het is een schenken als uitdelen uit de overvloed van de "gij"-ervaringen, die als een openbaring de eigen-zin-nige wereld van het kind voorgoed uit zijn begrenzing

hebben open gebroken… Het is dus helemaal niet een geven als een rechtvaardig verdelen van bv. goederen en welstand tussen minderbedeelde kinderen of bevolkings-groepen. Ook hier moeten dus geen rechtvaardige rechters gezocht worden! Daarom lijkt deze empathie voor sommigen te subjectief, te eenzijdig, te bijziend …: "zij trekt partij vanuit de onderbuik". Een werkbare onverschilligheid met onpersoonlijke rechtvaardigheid en met koude solidariteit lijkt dan te verkiezen boven een universele naastenliefde.[3] Die naastenliefde is immers te vermoeiend en leidt toch tot "donor-moeheid" bij de overvloed aan menslievende initiatie-ven voor de vele volkeren, die materieel en cultureel benadeeld blijven. Toch blijft die openbaring van "de belofte van een gelaat" op die zo jonge leeftijd een appèl, dat levenslang standhoudt.

Eerbied en verantwoordelijkheid blijven voortaan in elk mensenleven ingegrift voor elke menselijk gelaat, dat aankijkt en wordt aangekeken. "Gij zult niet doden" is hét ethisch imperatief, dat dus persoonlijk tegenover elke concrete mens geldt: overal en altijd. Daarom kan de beul zijn slachtoffer, dat smekend opkijkt, ook niet in de ogen kijken bij de terechtstelling. Immers, wat hij doet en uitvoert is on-menselijk: het is het vernielen en koud stellen van de tussen-menselijke Eros-warmte.

De levensfase tussen ca. 6 en 12 jaren is en blijft dus een gezegende levensperiode voor elk opgroeiend kind. Het zal dan best ook alle groeikansen toebedeeld krijgen! Welk prachtig initiatief voor burgervorming neemt in 2018 het gemeenschapsonderwijs, dat ook in zijn naam een grootse ambitie meevoert: onderwijs van en voor de gemeenschap; en bovendien met de enthousiaste

---

3   Ignaas Devisch: Het empathisch teveel. Op naar een werkbare onver-schilligheid. Amsterdam, De bezige bij, 2017.

afkorting: "GO". Inderdaad; "Go!" klinkt als oproep even vervoerend als: … *"la France: en marche!"*… Natuurlijk heeft elk lesprogramma in een schools kader zijn kansen en risico's. Maar de kansen voor het wekken van burgerzin als concrete gestalte van de collectieve mensenliefde zijn groot, ook juist in een levensfase, waarin de jeugdige mens hiervoor zo gevoelig open komt. Ook de gevoeligheid voor duurzame relaties bloeit voor het eerst op in deze levensfase, waarin met "nieuwe ogen" de blik zich gaat richten op een beminnelijke medemens.

En het risico is gering dat het programma didactisch herleid wordt tot een moreel verkeersreglement voor de menselijk omgang, wanneer juist bezielde en bezielende leerkrachten dit proces van "ontwaken" (awareness) begeleiden. Bovendien, ook al is/zijn er maar één of slechts enkele leerlingen, die dank zij dit programma de vonk van die liefde "met eigen ogen" helder waarnemen, blijft dit project ongemeen zinvol en geslaagd! En zeker wanneer die vonk pas jaren later tot een liefdesvuur zal ontbranden, dat aanstekelijk zal werken voor velen: hartverwarmend! Trouwens, ook "de katholieke onderwijs-zuil" weet reeds héél lang dat voor jeugdigen de vorming tot excellente burgers nog wat anders en veel meer is dan alleen een goede voorbereiding op een geslaagde en succesvolle carrière .

Elk geschenk, dat levensecht is, blijkt dus "zwaar bevracht" met ladingen aan tederheid en speelse vrijheid vanuit dankbaarheid. Elk echt geschenk staat dus aan de overzijde van een geven om iets te bekomen of te bereiken, ook al kan het daarvoor misbruikt worden, bv. om aandacht of aanzien te bekomen of te "kopen"… Schenken is een gebeuren, dat zich wederkerig afspeelt tussen mensen, die elkaar "gezien" hebben met die heldere blik en daarom, in alle vrijheid en dankbaarheid, niet anders kunnen dan elkaar te beschenken. Gelukkig de mens die zulk beschonken leven mag leiden! Toont dit alles ook niet dat een kind een geboren mysticus is: met de juiste blik voor het Goede en het Schone? En een geschenk is vooral niet alleen iets materieel. En de niet materiële en tussen-menselijke geschenken: een glimlach schenken, een blik gunnen (="aanzien schenken"(sic!)), aandacht schenken,…zijn juist dé juwelen, die flonkeren met Eros- energie in de wereld van het schenken… Om – ten slotte! – in deze tijd het schenken van … tijd hier nog niet te vermelden! En "Vergiffenis schenken is de mooiste gave" (Phil Bosmans).

De ander een blik schenken is hét geschenk, dat men boven alle andere uit kan "zien" en waar eenieder blijft naar "uitkijken"! Een liefhebbende blik, die een mens op zich weet rusten, schenkt immers altijd ook veiligheid, geborgenheid en bescherming, hoe veraf twee mensen zich in werkelijkheid ook van elkaar bevinden. Waarom? Eenvoudig omdat het een goddelijke blik is, dus een blik met goddelijke kracht, over ruimte en tijd heen. Het is de levende en concrete tussen-menselijke gestalte van die spreuk, die vroeger in zovele Vlaamse huiskamers mild op de bewoners neerkeek: "God ziet mij" Het was de goede blik, die beaamt dat alle mensen veilig zijn in het samenzijn, samen spelend voor Gods aangezicht …

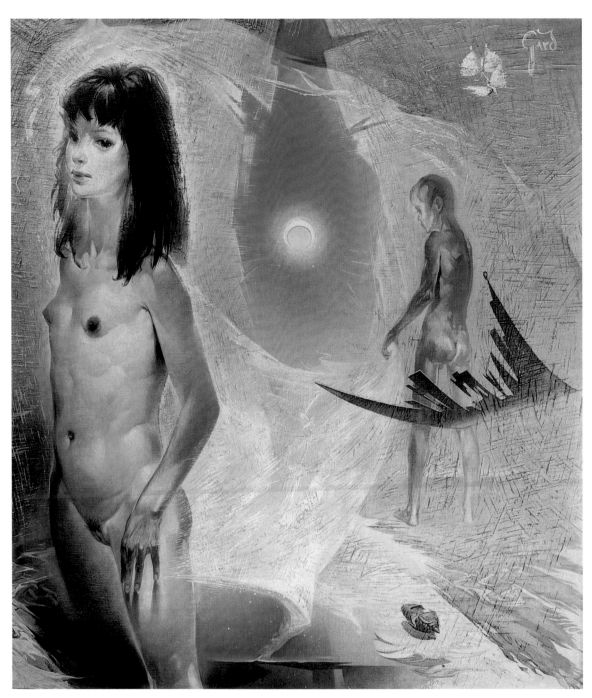

Gard Vanmechelen: Het ontwaken van de Eros-warmte.

Therapeutische hulpverlening
als concrete gestalte van mensenliefde

In dit perspectief wordt ook onmiddellijk duidelijk welk heilzaam krachtenveld in de therapie werkzaam is. Een therapeut(e) "ziet" patiënten of mensen met moeilijkheden. En patiënten zijn mensen, die lijden; het zijn géén cliënten, die zorgpakketten komen kopen volgens de regels en afspraken van één of ander Amerikaans handelsverdrag. En in hun nood, van welke aard ook, hopen patiënten om "gezien" te worden: persoonlijk gezien met persoonlijke toewending van de hulpverlener, die hén "ziet". Ook de modernste mens in nood verwacht vanuit zijn of haar diepste pijn –"uit de diepten roep ik tot U!"– hulp en herstel te ontvangen dank zij de therapeut(e), die hem of haar ziet. Zodat hij of zij, hersteld of geheeld, de weg naar een gezonder en gelukkiger leven kan voortzetten. En elke echte blik heeft iets goddelijks, dat altijd uitstijgt boven het gewoon alledaagse. Zulke blik heeft ook iets boven-zinnelijk: en kijkt tot in de ziel … De therapeutische ontmoeting speelt zich dus óók af in een goddelijk krachtenveld van het Leven, waarin een mens heil verwacht: zich terug opgeroepen weet om gezond en gelukkig voort te leven, met zin in het leven, over de grenzen van verlies, tegenslag of lijden heen. En de therapeut(e) weet en kent die opdracht als deskundige hulpverlener. Door de maatschappij (wettelijk) erkend als therapeut(e) en met gezag bekleed, ziet hij of zij de patiënten niet alleen in persoonlijke naam of titel, hoe persoonlijk die ontmoeting ook is en blijft. Pijn en nood isoleren altijd ook de mens, die zelf ook er naar neigt om zich terug trekken zodat hij altijd ook wat losgeraakt uit het leven met de anderen én minder opgenomen is in de samenleving. Fundamenteel betekent lijden dus altijd ook gemis en gebrek aan aanzien, dat de patiënt dus nu juist extra nodig heeft. Ook als vertegenwoordiger van de samenleving ontvangt de therapeut(e) de patiënt: met aandacht en deskundige zorg, waardoor de patiënt ook uitgenodigd wordt weer een stap te zetten naar zijn of haar plaats in de samenleving. Het welkom, de blik, de glimlach, waarmee de therapeut(e) ontvangt, reiken dus veel verder dan de spreekkamer, veel verder dan een beleefdheids-code! Het gaat immers niet alleen om therapeutisch-technische hulpverlening, hoe onmisbaar de technisch-vakkundige basis van de hulpverlening ook is en blijft. Elke vraag om hulpverlening staat altijd ook in het teken van angst: existentiële angst. Ook bij lichamelijk lijden gaat het niet alleen om technisch accurate behandeling van bv. de pijn of hinderlijke stoornissen, al dan niet kwaadaardig. Uitgesproken of onuitgesproken is er die angst dat de energie om graag te leven door het letsel kan uitvallen of reeds uitvalt. En dit is een existentiële angst: de angst i.v.m. de radicale broosheid van het leven en van het lichaam. En elke pijn of pijntje wordt ook een existentieel drama, wanneer mensen niet meer geestelijk-spiritueel voldoende sterk staan om zich hierover heen te zetten: met de blik standvastig op de zin van het leven; ondanks de angst toch vol vertrouwen kunnen blijven, zodat letterlijk "de moed niet in de schoenen zakt" (= wankel op pijnlijk zware voeten!). En deze sterkte vindt haar grond in de liefde "van aangezicht tot aangezicht": een onwankelbaar "Gij"-gericht perpectief, dat oriënteert in alle doen en laten: bij "leven en welzijn". Én vooral ook bij onwel zijn door ziekte of tegenslag. Over de beproeving heen, van welke aard ook, blijft er dan de zekerheid van een diepe, innerlijke verbondenheid, met een gevoel van veilige houvast, bijna zo zeker als de poolster. En die poolster blijft aan het firmament staan, ook als ze even achter de wolken onzichtbaar is. Ook als een mens – voor korte of langere tijd – weer verzinkt achter de wolken van de eigenzinnigheid, blijft het "Gij"-gelaat lichtend stralen als een poolster, die trouw de reis door het leven richting geeft. Er is immers geen grotere geborgenheid op aarde als binnen de veilige tussen-ruimte van een "wij".

Het wonder van de blik, die mensen tot en tussen elkaar wisselen bij het weerzien, is dus echt wel een ogenblikkelijk wonder: een voorbij flitsend ogenblik als geschenk: "blik"-semsnel … Het is een uiterlijk zó vluchtig geschenk, voorbij flitsend: snel en gul, net als de halfgod Kairos, en die zich wel nooit laat verleiden om zich gemakzuchtig te settelen of zelfs te nestelen! Maar die vluchtigheid van de blik is uiterlijke schijn. Het is , zoals reeds werd bevestigd, een blik, die de ander aanzien, ja waardigheid (terug)schenkt en hem of haar optilt in en uit het alledaagse bestaan, dat nu zo bezwaard is door ziekte en zorgen. Het schenkt de ander het nobele gevoel van fierheid over zichzelf. Een mens is dan niet meer een dwangarbeider, die, machteloos tegenover het bestaan of tegenover het eigen falen, alleen maar zweet en zwoegt: in het stof der aarde als een aardworm. Uit die blik straalt en stroomt liefde vol tederheid als bezielende kracht, die zowel de zelfzekerheid als het gevoel van eigenwaarde versterkt, zodanig dat de mens steviger in het bestaan kan wortel schieten en zich ook (be)vestigen. En zo wordt dit een stabiele versterking, ook al is alles begonnen vanuit een vluchtige (ogen)blik! Want het leven speelt zich dan verder af onder die blik, die als een "innerlijk oog" zachtmoedig en bestendig toekijkt, en veiligheid en geborgenheid schenkt aan elke mens, die wéét dat die blik rust op hem of haar. De patiënt(e) weet immers dat de therapeut hem of haar tijdens de behandeling en het herstel blijft volgen met die welwillende blik: een onmisbaar vertrouwen met hoop op een gaaf herstel. Inderdaad, een mens zal zich zalig prijzen als zulke blik op hem of haar rust, waar of in welk gevaar hij zich ook bevindt!

Maar op iemand kan ook het "kwade oog" rusten en bron zijn van noodlottige tegenslagen. Traditioneel was en is het (nog altijd) meestal het oog van een boosaardige vrouw of heks! Zo bestaat er in het midden Oosten nog altijd de kunstzinnige gewoonte van een symbolisch oog – in azuurblauw glas met diepzwarte pupil in een lichtblauwe iris – te schenken. Het beschermt de bezit(s)ter op magische wijze helderziend en veilig tegen achterdocht en jaloezie. En het beschermt ook tegen … "het kwade oog van de kwaadaardige blik", die een mens het grootste onheil kan aandoen. "Nazaar" is de mooie naam van dit beschermend oog.

Want dit kwade oog is dan niet meer de goddelijk goede blik; maar wel de duivels kwaadaardige blik van de "gevallen engel", die wraakzuchtig de mens alleen nog kwaad wil doen: haat als verdwaalde liefde (Thomas Merton). Maar het geloof in het goede oog weet met stellige zekerheid dat het goddelijk goede uiteindelijk altijd het kwade zal terugdrijven, hoe benard het er soms ook kan uitzien … Alle mensen leven met dat heimwee om een ander te ontmoeten, die hem of haar erkent. En met de hoop in dat erkend worden door de ander ook zichzelf beter te leren kennen. En het is een (h)erkennen via "het gezicht op zicht"! Het schenkt die wondere ervaring: "Met u bij mij versta ik voor het eerst mijzelf …". Welk wonder geschenk blijft dit inzicht en wel juist bij het geschenk "als man of vrouw elkaar te kennen", zoals de bijbel dit zo mooi formuleert.

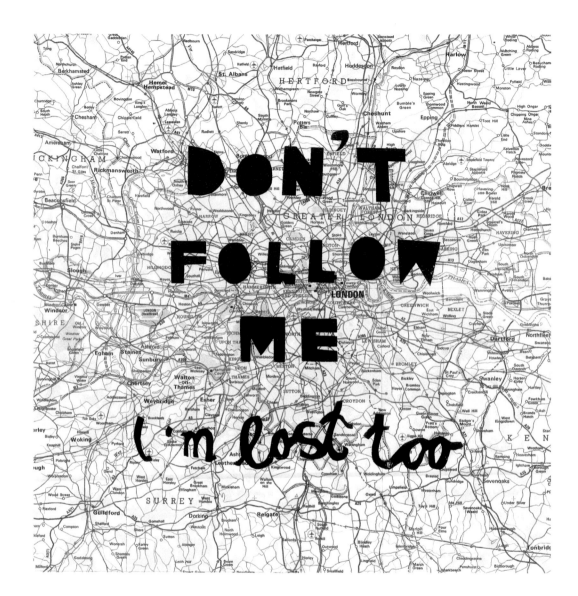

Geschenken: wegwijzers op het pad van de liefde

En dit "(er)kennen" kan zich pas voltrekken wanneer die mens met de liefhebbende blik ook herkenningstekens overstuurt, waardoor hij of zij zich bekend maakt: zichzelf dus ook in zijn of haar reëel bestaan laat kennen. Want deze herkenningstekens zijn tekens zowel van herkenning als van erkenning. En deze tekens van erkenning en van herkenning zijn altijd weer … geschenken! Geschenken vergezellen niet alleen de eerste ogen-blik. Het is hét geschenk van een ogenblik: een blik schenken. Ze zullen ook blijven doorgaan in de tijd, die zich in creatieve vrijheid zal omvormen tot een tijd van ontmoetingen. Ja, die geschenken zullen dus blijven doorgaan: in een "geschenken-stoet" zonder einde, ook al kunnen er in deze stoet wel haperingen of onderbrekingen voorkomen. Maar het blijft een schitterende praalstoet van geschenken: als een feestelijke ommegang met slingers en festoenen, die de reisweg door het leven sieren! Of misschien nog juister: geschenken zijn als de milde regen, waarin het zonlicht glinstert met een regenboog. Het is een regen, die mild het land van de liefde vruchtbaar houdt.

Schenken is een doen, een handelen: een "Gij"-gericht handelen. En geschenken zijn dus vruchten van een "Gij"-gericht doen, waarin zowel de schenk(st)er als de beschonkene zichzelf in de ander ontdekt. En dit ervaren, dat zowel zinnelijk als bovenzinnelijk is, is voor beide personen een wederkerige ontroering met "vibraties van de ziel": een beven van ontroering, waarin een "ik", zó aanwezig bij een "gij", tot een "wij" herboren wordt. Dit beven van ontroering is wel een bijzondere resonantie, die vibreert tussen elkaar: een "ik" breekt uit de stugheid van de eigen afgeslotenheid open naar een "gij" …om tot zichzelf te komen! Het is de meest intense ervaring dat leven liefde is en dat zichzelf vinden en zichzelf worden alleen maar mogelijk is in ontmoeting met een "Gij". Zo is "liefde het antwoord op het probleem van het menselijk bestaan" (Erich Fromm). Het is "elkaar kennen" in de oorspronkelijke zin, zoals de bijbel de erotische liefde noemt: elkaar kennen tot in zijn diepste bestaansgrond, die van goddelijke oorsprong is.

En de erotische liefde is altijd ook liefde voor de kosmos. De harmonie van de erotische geliefden vibreert met de harmonie van de kosmos, zoals die met de symfonie der zintuigen "veel-zinnig" ervaren wordt in de natuur.

Daarom kon Toon Hermans ook in meesterlijke eenvoud en in volle overtuiging zingen:

> "Als de liefde niet bestond
> zou de maan niet langer lichten.
> Geen dichter zou meer dichten,
> als de liefde niet bestond.
> Als de liefde niet bestond

zou de zon niet langer stralen.
De wind zou niet meer ademhalen,
als de liefde niet bestond.
Ik zou sterven van de kou,
en mijn adem zou bevriezen
als ik jouw liefde zou verliezen.
Er is geen liefde zonder jou".

De daad van schenken vindt dus de opperste voltooiing in het schenken van liefde, van erotische liefde, die haar tijd en getijden kent. Liefde schenken is altijd ook elkaar tijd schenken: tijd, dit kostbaarste goed in deze tijd ...

De eenzaamheid in een mensenleven wordt niet opgelost door het zoeken naar een totaal-versmelting zonder afgrenzing met een ander eenzame mens, die ook verloren dwaalt zonder de ontmoeting met een "gij". De sticker van een jonge kunstenares op de Nassau-dag in de kerk van Breda (Pinkstermaandag, 21 mei 2018) is, in zijn zwarte eenvoud geschilderd op een straten-stadsplan van London, ook een kluwen-stad, overduidelijk:

> "Don't follow me!
> I'm lost too…"
>
> (@ image_de_julie)

Die eenzaamheid wordt alleen maar overbrugd (!) in een bestaan met blijvend "wakkere aandacht voor "Gij"." Dus is het eigenlijk niet meer een rationeel besluit dat ik besta, dat ik ben: "ik denk, dus ik ben" ("je pense, donc je suis" – Descartes). Neen, het is het antwoord vanuit de "daad"-werkelijke ervaring: "ik" word erkend in mijn bestaan door mijn doen voor een "Gij". Alleen dan ben ik! Alleen dan ben "ik" er dus echt: in een daad-werkelijk bestaan door schenk-daden aan een "gij".

Dan leef "ik" niet (meer) louter rationeel, maar wel creatief bezield. "Ik" kan mijn wezen maar verwerkelijken als "ik" bewogen blijf om dit "Gij" daad-werkelijk te doen op-bloeien met lichaam en ziel, ook vanuit alle breuken en kwetsuren, die iedereen in het bestaan kan oplopen. "Zie, ik maak alles nieuw!". Dit is dé boodschap van die liefhebbende blik, die ook wat geschonden is in de mens aanvaardt, naar waarde schat, waardigheid schenkt én dit opneemt als kostbare groei-substantie (H. Köhler). Het is een weemoedig – dus met pijn (= wee) én met moed (= drijfkracht)! – aanvaarden dat elke mens, ook die goddelijk erkende, toch kwetsbaar én gekwetst is. En dit kwetsbaar-tere wordt alleen maar behoed en geheeld door de tederheid, die zowel zinnelijk als spiritueel is. Ja, de erotische liefde zal zelfs zo krachtig worden dat zij beproeving of tegenslag als een zegening kan aanvaarden; een zegening, die de geliefden ook juist bij elkaar of dichter bij elkaar bracht. De weg naar elkaar verloopt voor geliefden immers nooit zonder kleerscheuren. Geliefden weten ook dat Leonard Cohen, die pracht-troubadour van wereldformaat en met wel grote kleerscheuren, met zo dankbare ontroering kon zingen: "… het zonlicht komt binnen … in de kleerscheuren, valt op mijn lijf …langs de kleerscheuren …en … zó blij, … blij om die kleerscheuren …"

Hoge levenskwaliteit wordt maar bereikt door grote gevoeligheid, dankzij een steeds verder verfijnen van álle zintuigen, die allen gebundeld zijn door een "Gij"-gerichte zin. Alle zintuigen zijn dus ook "Gij"-zintuigen: aan "Gij" toegewijd! Zoals vliegtuigen technische tuigen zijn om mensen "vliegensvlug" ter bestemming te vervoeren, zo zijn zintuigen ook (ge)tuigen van onze menselijke natuur en die ons "ogenblikkelijk" naar "Gij" vervoeren: de hoogste vervulling van zin en zijn.

"Liefde is een wonder van de natuur", zo bevestigt Raymond van het Groenewoud, die moderne troubadour, die reeds een halve eeuw zanger is van de liefde en van het leven, over alle verscheurdheid heen.

Met dankbare ontroering bevestigt hij ook: "Het innig samenzijn met de levensgezel geeft zoveel kleur aan je bestaan. Zoveel rust, zoveel energie. Liefde is voeding … Ik heb behoefte aan die warmte. Dat type warmte is een wonder van de natuur". (Interview, Het Nieuwsblad, 31 maart 2018). Inderdaad het is een wonder van de natuur; ja, zonder twijfel hét wonder van de menselijke natuur, en nog véél grootser dan het wonder van het menselijke brein. Het is het wonder van die Eros-warmte, het evolutie-wonder in dit koude en uitdijende heelal met zijn ijzingwekkende schoonheid.

Het hart van de liefde kan meer bevatten dan het brein van de mens! Het grote hart kan zich immers soepel uitzetten en ruim vullen met donker-warm levens- en liefdesbloed en zich dan krachtig samentrekken om dit warme bloed gul rond te stuwen als leven brengend geschenk, vol nieuwe zuurstof ter inspiratie voor het goede en schone leven … Dit is het kloppend ritme van het onstuimige hart van de erotische liefde: hartverwarmend! Maar helaas ook hartverscheurend als deze opdracht voor het leven mislukt.

Want "het zin vinden in elkaar" is altijd ook weer vertrouwd worden met het tragische: het tragische besef dat het beloofde land van de ultieme vervulling met "Gij" nooit volledig bereikt zal worden… En dat het, hoe dan ook, een uitkijken blijft naar het beloofde land, ja, slechts een aanschouwen van verre, maar nooit een definitief thuis komen en bewonen ervan. Het is de tragiek van het Mozes-lot in elke mens: Mozes mocht, door goddelijke beschikking, wel het uitverkoren volk doorheen de woestijn naar het beloofde land voeren, maar hem zelf bleef, omwille van een menselijke zwakheid, de toegang ontzegd: hij mocht slechts aanschouwen van verre… Hij had wel de kracht van de Mozes-gestalte en kon dan ook alleen in vrede achterblijven met het geschenk …dat zijn volk wel in het beloofde land kon binnen gaan.

En het is zelfs nog meer en nog moeilijker! Immers, elk leven zoekt zijn weg in een spanningsveld van tegenstellingen, die men moet aanvaarden en optillen tot op een spanningsniveau, dat vruchtbaar is. Net zoals het licht aan de duisternis zijn uniek timbre dankt, zo kan en zal een mens de donkere kanten van zijn of haar leven ook dankbaar opnemen als contrasten, die het zachtzinnig Goede en Schone laten oplichten, ook met een uniek timbre. De Hollandse wolken-schilders weten het reeds eeuwenlang zeer goed: het zonlicht straalt het mooist van onder een donkere wolk … Het is en blijft wel een moeilijke opdracht.: aanvaarden dat de lichtende hoop ("ooit gelukken?") altijd weer vergezeld is van de schaduw van de twijfel door het onvermijdelijke falen, verzuimen en mislukken ("ik luk nooit!").

Behoed de liefde van de geliefden
gij die weet hoe broos en bijna niets
twee mensen zijn,
en dat hun hart onrustig is
en onbestendig als het weer.

Gij die hen toegekeerd hebt
naar elkaar,
opdat zij niet meer half zijn,
onbestemd en onvervuld,
leer hen verstaan het dodelijk geheim
dat liefde lijden is,
dat geven leven doet.

Geef hen de tijd
elkaar te kennen en te troosten,
blaas hun hartstocht aan,
maak hen geduldig
en oneindig lief,
dat zij de nacht doorkomen
met elkaar.

Huub Oosterhuis

In elke geliefde schuilt …
de onsterfelijke geliefde…

Een "Gij"-gericht leven wordt dus gedragen door de hoop op en niet door de wens van de ultieme vervulling. Het is deze hoop, die de mens gaande houdt op de weg, waarop hij of zij de zin zoekt en vindt om (samen) te leven, ja zin vindt in het leven. Zo is "de liefde de enige en laatste mogelijkheid om hier op aarde te leven" (Nietzsche). En deze hoop brengt nog een ander uniek geschenk: een vermoeden, ja een aan-voelen vanuit de symfonie van alle zintuigen, dat die geliefde evennaaste ook de kwaliteiten bezit van de "onsterfelijke geliefde"… Dit brengt wel een wat vreemde paradox mee. In de erotische liefde is de ander uniek en radicaal onver-wisselbaar, ook al weet men met het verstand dat op deze aarde nog andere mogelijke geliefden leven, met wie ook een unieke geschiedenis van erotisch vervullend leven mogelijk zou zijn. Daarom mag de overtuiging, dat deze erotische liefde exclusief en onverwisselbaar is, niet worden afgedaan als een goedaardige (!) waan: "une folie à deux" of "eine verrückte Liebeskrankheit". Een ziekelijke aandoening dus, waardoor de "geliefden", door elkaar besmet en ziek zijn geworden en ontrukt aan de werkelijkheid en aan het gezonde verstand.

Integendeel; de overtuiging, die binnen de erotische liefdeservaring is gegroeid, beantwoordt juist aan de meest intense werkelijkheidservaring, waarbij de zintuigen juist niét bedriegen als een zinsbegoocheling! Elke erotische geliefde is immers als een kleurrijk glasraam – een uniek ontwerp in een unieke uitvoering! – waardoor goddelijk licht ook uniek binnenvalt, (en, met even zekere overtuiging: ook weer uniek kan binnenvallen in een ander uniek glasraam …).

En dit vermoeden van de onsterfelijke geliefde in de ander stroomt bovendien nog door naar alle mensen: dat eigenlijk elke mens in zich de kwaliteiten bergt van de eeuwige geliefde: van dé man, van dé vrouw. Het is de helderziendheid dat elke mens in zich de kwaliteiten van de onsterfelijke geliefde bergt. In dit perspectief wordt elke mens oneindig waardevol en verdient dan ook oneindig respect en eerbied: het is "het perspectief van de heiligheid", zoals Lévinas dit in uiterst ontzag heeft genoemd. En de mens, die zo uit zijn of haar zelf-genoegzaamheid is uitgebroken, leeft en ademt voortaan vanuit een grootse mensenliefde. Hij of zij leeft als min-naar/es van de ganse mensenwereld: met een niet selec-tieve mensenliefde, die liefhebbend voorbij ziet aan onderscheiden in ras, stand, taal, godsdienst, kleur, allochtoon of autochtoon, … Hij of zij is door de liefde geslagen. Ja, in de ogenblikken en in de ogen van deze mens gaat voortaan elke mens vrij binnen en buiten, zonder aanzien van rang of stand. En bevrijd uit de eigen-zinnigheid en nu aangekomen in de wereld van de creatieve vrijheid, is hij of zij voortaan bewogen om het weinige, dat men als "geschonken" eigendom bezit, aan "alle mensen te schenken"... Het is de lust, de levenslust om goed te doen, zowel in de meest eenvoudig alledaagse daden als in de hoogst verheven artistieke vormgevingen. Goed doen, als het schenken bij uitstek, is de grootste en diepste bevrediging van de erotische liefde. Want hij of zij weet ook dat alles in dit leven geschenk is. Ook het leven zelf, dat iemand geschonken is, is en blijft altijd geschenk. Een geschenk, waarvoor dankbaarheid het levenslange antwoord is. Maar ook talenten en eigenschappen, verstand en stand, gezondheid en welke middelen of mogelijkheden ook: het zijn allemaal geschenken, waaraan men zelf meestal weinig verdienste heeft. Het is inderdaad allemaal geschonken; "gul of minder gul", zo gaat men soms nog oordelen, tenminste als men hebberig begint te vergelijken of zich verongelijkt terugtrekt... Ook al was er weinig verdienste om het geschenk te ontvangen, toch wordt in het Leven verwacht, dat men dit geschenk in al zijn rijkdom goed behoedt en honderdvoudig laat vermeerderen ... juist door het (mee) te delen. Ge-Schenken nodigen dus uit tot (terug)schenken! Voor hem of haar, die zich rijkelijk beschonken weet, is hét antwoord vervat in één gebaar: terug schenken: ja, indien mogelijk, "honderdvoudig terug schenken", onvermoeibaar: zolang als de levensadem reikt!

Erotische liefde is een scheppingsverhaal, met de muziek van alle zintuigen in feest: een geestelijk-spirituele scheppen en tot rijkere ontplooiing wekken van het Goede en het Schone in de mens, die zich opgeroepen weet om te schenken.

En voor de Eros is de uitverkoren weg – de koninklijke weg ("via regia")! – de weg van het wederkerig schenken van tederheid: heen en weer tussen elkaar, heen en weer aan elkaar. En die tederheid is telkens weer zo inventief en zo creatief in haar taal zonder woorden: in haar sprakeloze taal schenkt zij ook die be-roerende stiltes, oneindig zacht en zó langzaam in de tijd ... In die stilte zijn en verblijven, om die stilte samen te bewonen ... laat dan het aanraken door de goddelijke Geest-drift ervaren. En in het opwaaien van de hartstocht wordt het parfum van de erotische liefde zo onvergetelijk ingeprent: onvergetelijk in lengte van jaren. Mooie jaren, die onuitwisbaar doordrongen blijven van dit parfum.[1]

Want de tederheid heeft en kent ook haar eigen tijd. Zoals de tederheid ook haar eigen innigheid heeft en kent. En de innige nabijheid, die ontstaat wanneer seksuele daden door de erotische liefde zijn bezield, kan wél dat gevoel overwinnen van alleen en afgescheiden te bestaan, ten minste voor enige tijd in die tijden van innigste vereniging. Toch zal die nabijheid niet tot de illusie leiden dat de geliefde niet meer afzonderlijk bestaat als ander, noch dat het anders zijn van de geliefde wordt opgeheven of verdwijnt. Integendeel; de tover, het raadsel en het mysterie van de aantrekkelijke geliefde ligt juist in het "andere" gelaat, in de "andere" blik, in de "andere" geur, ... en in zoveel, zoveel, ja, in alles, dat zo "anders" is en altijd zo zal blijven, ook en vooral

---

1   Piet Nijs: De geur van de liefde (in voorbereiding).

"ondanks zoveel" (Viktor Frankl), zelfs ook ondanks zoveel samen. Zoals het geheimzinnige van de persoonlijkste secreties van het erotisch bezielde lijf toch telkens weer – in geuren en kleuren! – het geheimzinnig blijven van de geliefde steeds weer "op de neus drukt". Ja, het is als een ontoegankelijk secreet mysterie, dat blijft en beklijft: zo veraf en zo dichtbij, … ook ondanks de innigste vereniging. Ja, met die unieke geur, die rondom "ons" door de tijden heen blijft stromen: aankomend uit het verleden, vult die geur het nu indringend (bij elke ademhaling van verlangen), en drijft onvatbaar na …naar de toekomst heen… En dit is ook weer zo uniek merkwaardig: de tijd heeft precies geen grenzen meer! Dit alles bevestigt met alle zinnen tot in de diepste zin dat erotiek goddelijk is: "dé godendrank"… "Seksualiteit is een godsgeschenk", aldus Paus Franciscus (sept. 2018), die er ook op wijst dat dit godsgeschenk toch niet mag verkwanseld of misbruikt worden. En dit gebeurt nu wel in een consumptie-maatschappij, die ook een wegwerp-maatschappij is, waarin ook erotische partners gaan behoren tot het wegwerp-materiaal: na gebruik verbruikt. "L'homme se construit", zo sprak de Franse president François Mitterand. Inderdaad, met de goddelijke inspiratie van de erotische liefde bouwt een mens zichzelf op én uit tot een gave, goede en mooie persoon. En dit wonder geschiedt: ook aan de overzijde van aangeboren beperkingen (bv. karakter-eigenaardigheden) of sociale belemmeringen (bv. kultuur- of kennistekorten), die elke onvolmaaktheid dan toch weer zulke unieke glans geven. Maar Mitterand zei ook: "il faut donner le temps au temps" … Het wonder van de wederkerige ontplooiing door de erotische liefde kan alleen maar harmonisch geschieden met de nodige tijd: als men gul en trouw tijd kan schenken … aan de tijd; niet (meer) opgejaagd in een haastige tijd … wel samen weelderig en welig aan-wezig in die nieuwe liefdestijd, waarin de grenzen zich kunnen opheffen. Inderdaad: tederheid schenkt tijd!

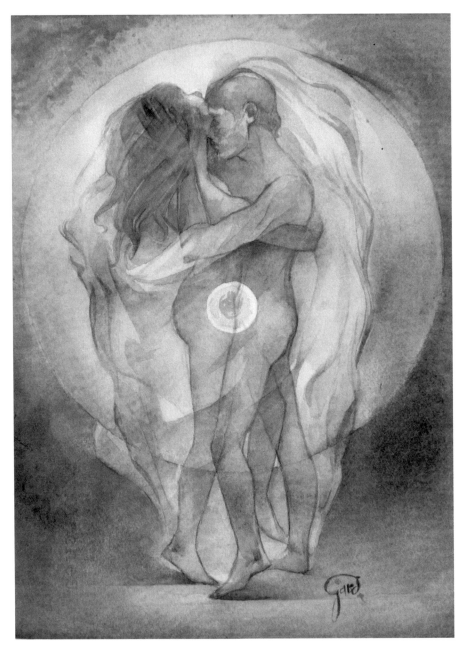

Gard Vanmechelen: In elke geliefde sluimert de onsterfelijke geliefde.
Samen zon en maan.

Het geschenk in de partnerrelatie

Uit wat voorafgaat, wordt duidelijk welke veelzijdige rol geschenken spelen, ook in het moderne relatie-leven, zowel in een meer oppervlakkige kontext als in een diep-menselijke betekenis. Een stadswandeling of een fietstochtje door een oude dorpskern van weleer volstaat nu om vast te stellen hoe overal frisse shops, overvol met geschenken en geschenkjes, niet als paddestoelen maar wel als kleurrijke "ballonnetjes" uit de grond op vliegen, en dit niet alleen in feestelijke periodes (kerst-tijd, nieuwjaar, Pasen). De moderne mens lijkt te leven, ja te zweven, in een wereld van geschenken.

Er zijn zelfs winkels, die zich expliciet "zaken voor relatie-geschenken" noemen: wel een bijzondere speciali-satie in de moderne markt, hoe paradoxaal de naam-geving ook mag zijn! De moderne productie- en consumptiemaatschappij heeft zich dan ook snel genesteld in dit gebied, waar uiteraard verwacht wordt dat ook hier jaar na jaar de omzet stijgt. In elk geval: het lijkt toch wel een gelukzalige wereld vol verrassin-gen, waarin de mensen vrij en vrolijk kunnen bewegen in het geven én ontvangen van geschenken. De shops lijken precies kleine tempeltjes van een nieuwe religie; tempeltjes, waarin ook de geur-attributen de koop-lustigen in ijle euforie vervoeren en naar binnen zuigen als koop-zuchtigen: "Oh! Kijk toch: dit geschenkje is weer zo cool en high!".

En in de moderne wereld hebben relatie-geschenken hun nut. Ze behoren tot de strategie van de moderne markt, waar handelsrelatie's hebben en uitbouwen onmisbaar is om een groter aandeel te "hebben". Een zakelijk netwerk is onmisbaar geworden om in deze tijd niet te verdwijnen in de dieperik! En deze relaties moeten verzorgd en onderhouden worden. Trouwens, zonder klare handelsverdragen, waaraan men zich houdt – "fair trade" … – lukt het in deze geglobaliseerde eco-nomie niet meer: de verzwakking van de ene handel-spartner wordt ook verschraling of de ondergang van de sterke ander, ook al wordt dit in een heftige belangen-strijd niet altijd onmiddellijk ingezien. Geschenken spelen op deze markt hun strategische rol, meestal ook door de economische, financiële waarde, die ze bezitten. Zo drukken ze dan ook de machtspositie uit van de schenker, die hiermee imponeert op een verifieerbare wijze, nl. de marktwaarde van het geschenk, en … waar-door ook de ontvanger zich opgewaardeerd weet. … of opgevorderd. Intussen is het wel zo geworden dat elke burger, die in het leven iets wil bereiken, dit zelden nog alleen kan. Men heeft een netwerk nodig, dat men wel zelf moet uitbouwen, meestal met de hulp van anderen, die hierdoor ook weer het eigen netwerk ver-sterken. Face-book – nomen est omen! – is hiervan een succesrijk voorbeeld, hoe virtueel het succes ook blijft. Geschenken hebben dus een efficiënte plaats verworven. Geschenken "werken "hier precies als een betrouwbare wisselmunt met algemeen erkende waarde, en die bovendien ook haar inruilwaarde behoudt. Nota bene: relatie-geschenken zijn voor het bedrijf meestal ook financieel aftrekbaar als "reële kosten". En deze geschenken-hype geldt, al dan niet klaar bewust, ook voor werkrelaties en voor relaties met collega's, buren, vrienden en zelfs met familieleden. Alle medeburgers van de moderne maatschappij ademen immers, alle zonder uitzondering, deze "geschenken"-sfeer in, zelfs wanneer deze sfeer ook zo "economisch vervuild" is geraakt. Zo laat de kerstmarkt niemand echt onberoerd: hetzij in die positieve sfeer-zin, vervuld met muziek, lichtjes en warmte ("Glühwein"!); hetzij in de negatieve zin, met afkeer voor de "platte commercialisatie".

Wat kan dan de erotische partnerrelatie in deze tijd nog aanvangen met geschenken, als die zo snel "materieel besmeurd" worden? Want geschenken worden ook bij een beginnend partnerschap, een verloving of huwelijk,... geschonken! Het is toch een "goede geplogenheid" van oudsher... al die geschenken, heen en weer tussen partners en zelfs tussen de aanverwante families van de twee partners. De seksuele psychologie, die het gedrag onderzoekt van mensen, die een seksuele binding met elkaar willen verwerkelijken, bevestigt dat geschenken inderdaad een essentiële rol spelen in de vorming van de seksuele binding. Zo komt François Duyckaerts tot het besluit dat geschenken een onmisbaar ritueel vormen, allereerst in het breder kader van het toenaderingsgedrag tussen twee partners.[1]

Het doel is door geschenken aan de ander duidelijk te maken hoé goed en welwillend men het meent met hem of haar. Het is dus een vorm van gerust stellen, dat ook waardering uitdrukt voor de ontvang(st)er. Want de mogelijke partner, die zich aanmeldt, is immers altijd ook eerst een (nog) onbekende, een vreemde, van wie de bedoelingen niet onmiddellijk duidelijk zijn. En de angst voor het onbekende, ook voor dé onbekende, is een angst, die vanuit de evolutie diep in het mensengeheugen is ingeslopen als een afweer- en verdedigingsreflex. Deze angst voor de vreemde of xenofobie heeft dus diepe wortels en is niet alleen tot recente of uiterlijke factoren te herleiden. De plaag van xenofobie, die recent op vele plaatsen in Europa uitbrak als een besmettelijke ziekte, kan dus niet alleen verstaan worden als zelf-bescherming tegen een niet aflatende migratie-(over)stroming. Geruststellende en vredelievende uitingen van de "vreemde indring(st)er" zijn dus nodig om de spontane houding van afweer te milderen en te laten verdwijnen. En de vreemde indring(st)er wenst bij de partner, die hij of zij met interesse benadert, juist een thuis te vinden. Oude en diepe resten van twijfel, angst en zelfs achterdocht voor mogelijke bedreiging en gevaar door de "invasieve ander" moeten dus eerst worden opgeruimd. En dit komt wel voor bij de beide partners: ook de "indring(st)er" moet, ondanks zijn of haar verlangen naar thuis komen bij de ander, de zekerheid bekomen dat deze thuis geen gevangenis wordt, waarin men als vijand wordt ontwapend en opgesloten of misschien zelfs wordt gedood en opgegeten! Dus: vele en oude, zelfs onbewuste, angstig-agressieve resten moeten eerst worden afgebouwd, en wel in beide "kampen", vooraleer een relatie van vertrouwen kan starten. Geschenken zijn hier de "ontmijners", de mijlpalen op die smalle weg van hoop dat de erotische liefde ooit zal

1   F. Duyckaerts: La formation du lien sexuel. Bruxelles, Dessart, 1964(9).

voeren tot die "totale overgave aan elkaar". (Overgave is ook weer een term uit de oorlogstaal!). Het is die hunker naar de hoogste vrede op aarde: innigheid met totaal vertrouwen in elkaar (be-*vrede*-iging): alle wapens afgelegd. Is er een indringender beeld van deze overgave, dan naakt, d.i. zonder beschutting of wapens, tot in de weerloosheid van de slaap te slapen naast degene, met wie men slaapt?

Daarom is de samenslaap ook hét uiterste beeld van veilige geborgenheid bij/in elkaar.: bv. in elkaar "in lepeltjes-positie", om het even te beschrijven in culinaire termen, die nog hemelse kussen oproepen. Pas nadat deze wederzijdse ontwapening door en dankzij geschenken is gelukt, komt de weg van de erotische vrede – met de bevrediging! – in zicht.

Maar door geschenken treden partners ook nog binnen in een ander dynamisch relatieveld, waarvan reeds meerdere krachtlijnen zijn beschreven. Een fundamenteel kenmerk van elk geschenk is dat het overgaat van de schenk(st)er naar de ontvang(st)er. En dit wordt door beiden zo bedoeld en ook zo aangevoeld. Een geschenk is steeds een geschenk binnen een relatie. Een boom of een huis kan men geen geschenk aanbieden, vermits zij geen levende personen zijn. En: "gegeven is gegeven; teruggevraagd is naar de hel gejaagd", zo dreunt een kinderrijmpje overduidelijk. Men kan een geschenk dus ook niet terugvragen of terug nemen, naar gril of luim, volgens crisis of conflict. Dit kan, zoals bekend, tot heftigste strijdtonelen voeren bij "de verdeling" of het teruggeven der geschenken na een mislukte relatie.

Precies alsof de geschenken dan hun magisch geschenkkarakter hebben verloren en, "onttoverd", blote voor-werpen zijn geworden, al dan niet van waarde, en waarover dan fanatiek gebekvecht kan worden … De heftige emoties zijn echter niet alleen moeilijk te besturen omwille van de rechtvaardige verdeling van de materieel-financiële waarde van de geschenken. De emoties hierbij zijn vooral moeilijk te besturen omwille van de woede en de teleurstelling voor het emotionele verlies, waarvoor nu bij elkaar meestal geen steun meer gevonden wordt, gezien de relatie is opgebroken.

Een geschenk is altijd een geschenk, dat ontvangen is van iemand én is ook een geschenk, dat uitverkozen werd voor iemand. Een geschenk heeft representatie-waarde: het stelt de persoon "present" of aanwezig, die het aanbiedt of "presenteert"(!). Terecht noemt de Franse taal een geschenk ook: "un présent". Het geschenk stelt dus niet alleen voor wat het is, bv. een boek, een kunstwerk, een bloemstuk of een lievelings-object. Een geschenk stelt ook iemand voor, die in het geschenk ook aanwezig/"present" is. En juist niet gelijk wie, maar iemand, die op dat moment in het kader van de relatie een bijzondere plaats inneemt. En dit uniek persoonlijk gebeuren wordt dus ook aan het geschenk verbonden: het vormt de mooiste strik rond het geschenk: de uniek persoonlijke strik! Zo krijgt het geschenk ook een geschiedenis én neemt plaats in een geschiedenis. Het is nooit meer een neutraal voorwerp met een objectieve waarde. Vanaf het schenken bekomt het een subjectieve betekenis, zelfs een inter-subjectieve waarde in een groter geheel van tenminste twee levens-verhalen. Het verbindt twee levensgeschiedenissen. En eenvoudig is dit alles toch ook weer niet, vermits het geschenk nu twee levensverhalen met elkaar "ver-strikt"… Het geschenk drukt gevoelens uit van de schenk(st)er tegenover de ontvang(st)er. De schenk(st)er

laat zich kennen en bekent ook in deze openheid zijn of
haar emoties, terwijl het nooit absoluut zeker is hoe deze
zullen aanvaard worden. De boodschap, die men wil
overbrengen kan mis verstaan worden, niet aanvaard
worden of zelfs worden geweigerd of afgewezen. Vreugde,
dankbaarheid, erkenning, liefde, verwachtingen, geluk-
wensen, troost, deelneming,… worden met het geschenk
overhandigd. En de waarde, ook de symbolische, van het
geschenk en van het schenken zelf tillen deze emoties
ook op een grootser niveau. Zelfs al behoudt de daad van
het schenken met zijn verrassingsaspect ook altijd nog
iets speels, toch wordt het voor alle betrokkenen ook de
ervaring van … speelse ernst. Het schenken vraagt zijn
tijd: de geschenk-tijd, waarbij men de dagelijkse sleur
van taken en opdrachten kan verlaten en, hoe kort ook,
even halte houden, zelfs al komt het soms zo totaal
onverwacht door de verrassing van het geschenk. Ook
al kent de ceremonie van het schenken slechts een
beperkte tijd, toch overschrijdt het geschenk zelf weer
deze tijdsbeperking. De Kairos-tijd valt, al dan niet
onvoorzien, binnen. Is er wel ontvangst-tijd beschikbaar? De boodschap van het geschenk overstijgt immers
in de tijd ver het moment van het overhandigen. En de
schenk(st)er laat "onuitwisbare sporen" na met het
geschenk. Elk geschenk heeft dus letterlijk een transcendent aspect: het overschrijdt tijd, ruimte en omstandigheden, waarin het werd geschonken. En het overstijgt ook en vooral zijn materiële aspecten en
beperkingen, vermits het een tussenmenselijk verhaal in
vorm brengt: een ontmoeting tussen twee levensverhalen. Toch blijft er ook een spanning tussen de objectieve
kenmerken van het geschenk en zijn tussen-menselijke
boodschap, die, zoals elke menselijke boodschap, meer
dan één betekenis heeft en daardoor ook voor misverstand en twijfel kan zorgen. Terwijl een geschenk dus

twijfel wil wegnemen, brengt het in zijn verpakking
mogelijks nieuwe twijfels mee! "Wat is nu toch de ware
bedoeling, de juiste betekenis van dit geschenk en
waarom bekom ik dit nu?" "Waarom schenk ik nu juist
dit geschenk en waarom wel juist nu aan deze persoon,
en met welke bedoeling?" Dit zijn inherente vragen en
bedenkingen, die hierbij altijd wel ergens opduiken,
zij het niet altijd zo klaar bewust, én een antwoord
verwachten, zij het niet altijd even duidelijk.

In hoever kan de symbolisch-expressieve waarde van
het geschenk zijn materieel-financiële kenmerken beïn-
vloeden en vooral hoe kan het geschenk die overstijgen?
Ook dit is een pertinente vraag. Zo kan men bv. een
som geld schenken. Maar geld heeft een onbetwistbare
economische betekenis, die men objectief kan meten:
met zulke som kan men bepaald wat kopen … En alle
geldbriefjes van dezelfde waarde zijn zonder onderscheid
gelijk! Het unieke van de persoon, het unieke van de
relatie, het unieke van de situatie zijn er nooit in terug
te vinden… De economische betekenis van de briefjes is
glashelder en optelbaar; de intersubjectieve betekenis
ervan is vaag en met nagenoeg nul relevantie. De uitdrukking: "geld stinkt niet …" is ondubbelzinnig. Aan
geld kleeft geen geur (= secretie's!) van de persoon of
kleur van de overhandig(st)er: het laat dus geen
persoonlijke sporen na, alleszins geen aangename,
die doen dromen … Geld telt wel maar vertelt niets…
Een "samengesteld" huwelijksgeschenk, dat een optel-
som is van geschonken euro's door vrienden en kennissen stelt letterlijk weinig voor van de vriendschap of
betrokkenheid van de "schenk(st)ers", die ook hun
creatieve fantasie niet in werking hebben gesteld, alleen
hun reken- en overschrijvingsformulieren. En het blijft
ook levenslang moeilijk terug te vinden welke poot

bv. van de dure zilveren saladekom door de bescheiden collega werd gesponsord …

Zo is het verstaanbaar dat een geliefde zich op de verjaardag gekrenkt voelt met het "stomme" geschenk van een geldbriefje van bv. 100 €, terwijl dezelfde geliefde in de wolken kan zijn met een mooie, vergankelijke ruiker lievelingsbloemen, ter waarde van slechts 50 €. (Daarbij mag natuurlijk niet worden vergeten dat bloemen de geurige geslachtsorganen van de planten zijn. Zij brengen dus zwijgend wel een suggestieve boodschap ter erotische inspiratie (!), die dan zo kleurig en geurig door een geliefde hier juist onder de neus wordt aangeboden…) Een geschenk mag wel een economische waarde hebben, maar voor het schenken op zich is die eigenlijk van géén belang. Zo kan een geschenk, door de schenk(st)er zelf gemaakt, ongeveer nul economische waarde hebben, maar wel een quasi oneindig persoonlijke expressie-waarde: zijn rijkdom is bovendien dat het er alleen maar stralend is, terwijl het tot niets dient. Bloemen hoeven alleen maar mooi te zijn! … Een zelf beschilderd bord of tas, een zelf gebreide pullover, …, kunnen nog dagelijks nuttig zijn; maar hun functionaliteit wordt opgeheven door de "hemelse kleuren", die de creatieve schenk(st)er telkens weer aanwezig brengen bij het nu zo heerlijke ontbijt, bij de zachte warmte, zo dicht om het lijf … Ook juwelen hoeven alleen maar mooi te zijn … (én, mooi makend, laten ze bovendien de draagster stralend mooi zijn!). Maar mooie juwelen zijn wél duur en kosten soms zeer veel geld. En de bekoring is er dan soms wel snel bij om even te zien hoeveel de "steen, het goud of het zilver" wel gekost "hebben". En die ambiguïteit van het geschenk kan de glans zeer snel dof maken, … net als bij exclusieve handtassen, dassen, schoenen of uurwerken. Bovendien, wie liefheeft vergelijkt niet …

Dit is wel een heel moeilijke opdracht voor iemand, die zichzelf niet graag genoeg ziet en zich dus ook niet beminnelijk genoeg vindt en daarom jaloers onzeker rondom zich kijkt … en zich zelfs vlug bedreigd kan voelen, zelfs bv. … door mooiere handtassen, klederen of schoenen. In elk geschenk flonkert ook een wens, meer of minder helder. Het gaat om de wens de ander met het geschenk bijzonder gelukkig te maken. Maar er is ook de wens-in-vraagvorm: hoe de schenk(st)er zichzelf zou willen zien door de ogen van de ander én hoe men de relatie zou wensen. Zo heeft een geschenk ook de intentie te overtuigen, niet alleen schuchter en bescheiden maar ook verrassend, zelfs overrompelend! Het schenken kent op zich ook geen limiet. Zo heeft een geschenk ook de neiging zichzelf te overtreffen. Het mag, moet en wil dus wel kostelijk en uitzonderlijk (mooi) zijn: in geld, in moeite, in originaliteit, ja, hoe dan ook uitzonderlijk uniek … Slechts dan lijkt het geschenk geruststellend te kunnen overtuigen, vooral geruststellend voor … de schenk(st)er, terwijl de ontvang(st)er zich soms verward en (te) sterk gewaardeerd voelt, … en daarbij stiekem twijfels moet wegduwen … Het is de liefdesverklaring, in vele vormen en variaties van: "Het mooiste geschenk is niet mooi genoeg voor jou, is nooit uniek genoeg voor jou, mijn allerliefste … want mooi hoort zo mooi bij mooi!"

Inderdaad, de limiet van het schenken kan niet bereikt worden. Duyckaerts noemt dit het hyperbolische karakter van het geschenk. Maar toch kan dit tot extra verwarring leiden, zoals een klein voorbeeld dit verduidelijkt. Een man schenkt zijn vrouw bij elke verjaardag een dure pracht-ring; elk jaar wat duurder… Zij is er telkens weer intens blij mee. En toch kan zij zich soms duur bekocht voelen; bekocht bv. om over "andere tekorten" in de relatie te moeten zwijgen, juist door het dure geschenk, dat haar het zwijgen oplegt. En een geschenk, met grote liefde en trouw geschonken, kan zo ergens ook "tussen" de twee partners komen te staan. Het neemt schitterend (!) de twijfel weg en toch brengt het weer flitsen van twijfels mee. En hoe meer de vrouw zich verwend voelt, hoe sterker de twijfel kan worden.

Het waarschuwende motto is immers: "let op als uw partner u extra begint te verwennen, want het is een sterk teken dat de liefde zoek geraakt". Om het hyperbolische karakter van het geschenk kracht bij te zetten wordt het unieke geschenk ook best geschonken in omstandigheden, die de vastheid en de overtuigingskracht van een ritueel kader hebben.

Zo maakt het rituele kader van het verlovingsfeest de verlovingsring "extra" uniek. Net als de huwelijksring door de ritus van de huwelijksceremonie zijn uitzonderlijke glans bekomt. Maar ook de verjaardag, het naamfeest, nieuwjaar, Pasen, de promotie, … zijn rituele "overgangen", die elk geschenk in die context een bijzondere glans verlenen, zodat het geschenk voor altijd oplicht uit het alledaagse. Komt de verrassing van het uitzonderlijke geschenk te dikwijls buiten een ritueel kader, dan is er wel risico voor enige twijfel of wantrouwen. Dan kunnen de wens en het vertrouwen, die het geschenk wil meedragen, misbegrepen worden als een strategische zet, waarvan de bedoeling (nog) niet duidelijk is.

Ook kan de objectieve waarde van de geschenken tussen de twee partners fel verschillen, o.a. door verschil in (beroeps)inkomen, stand, (artistieke) vaardigheden of andere materiële mogelijkheden. Het is goed dat beide partners de risico's hiervan tijdig herkennen ondanks het gulle enthousiasme. En dat zij behoedzame aandacht behouden voor een goed gevoel van gelijkwaardigheid voor elkaar, ook en vooral in de wereld der geschenken. Voor de ene partner kan anders de krachtige gulheid van het schenken – in de overdaad! – dominante of manipulerende trekjes krijgen: de "machtige" minnaar(es). Terwijl de andere partner zich door de overvloed omsingeld voelt, ja, zelfs met een verstikkingsgevoel te midden van de vele (te) dure geschenken. Een ritueel kader beschermt de partners ook veilig tegen zulke verwarrende wendingen. Een geschenk is dus niet zomaar een geschenk, voor goed weg gegeven. Altijd blijft de schenk(st)er ook "aanwezig" in en verbonden met het geschenk. De geschonken ring drukt de wens en de gelofte van de schenk(st)er uit: "ik ben/blijf met u", met de verwachting dat de ander deze "altijd uniek kostbare" ring dankbaar looft en draagt. De geschonken ring is vanaf de schenking niet eenvoudig van hem of haar, die hem draagt. En vooral: men doet er niet zo maar mee wat men wil! De ring lijkt dus wel een magische cirkel, waarin men gevangen zit, of waarin men zichzelf door het ontvangen gevangen heeft gezet, … terwijl liefde toch "een kind van de vrijheid is" (Schmidbauer). Inderdaad, de ring is voor beide partners het rituele symbool van wederkerige verbondenheid: een verbondenheid, waarin men vreugde en verdriet, lusten en lasten kan delen en meedelen. Het schenken aan elkaar van de ring bevestigt dit verbond, dat beiden ook zekerheid, stabiliteit, houvast en geborgenheid schenkt. Het belang ervan kan moeilijk worden overschat, en dit ook en vooral als stormweer, dat altijd wel eens zal opduiken en meestal onvoorzien – soms zelfs met piraten (!) – de huwelijksboot in moeilijkheden dreigt te brengen. Zo is het een mooie gewoonte dat partners, vanuit het weten dat ook hun liefde een kind van de vrijheid is, kiezen voor een open ring, waarin de oer-wending van de spiraal uitdrukt dat liefde vrijheid schenkt: vrijheid in verbondenheid. Wie bezit dan deze ring met zoveel "magische eigenschappen"? De ring is niet gewoon eigendom van degene, die hem draagt. En deze ring hoort alleszins ook niet (meer) toe aan de schenk(st)er! Het is dus wel even merkwaardig: het geschenk van de ring gaat niet gewoon over van de een naar de ander, (zoals dit wél gebeurt bij het schenken als overgieten). Zij zegt immers: "het is de ring van hem … gekregen!"; en hij zegt ook, als in echo: "het is de ring van haar … gekregen!" Elke ring blijft dus ook ergens tussen de twee, als een ver-bind-ing: als dragend en gedragen ritueel van de verbondenheid. Eigenares van het geschenk der twee ringen is en blijft dus de relatie, terwijl beide partners alleen "het wel rijkelijk groots genot van het vruchtgebruik hebben"… Die "magische ring" laat dus in een kringloop steeds de erotische energie stromen tussen de partners, die elk elkaars ring dragen …: "in de ban van de ring". Maar vruchtgebruik brengt ook plichten mee: zorg en onderhoud, bewaring in de "oorspronkelijke staat zonder verwaarlozing". Ook die opdracht met verantwoordelijkheid kennen, weten en verwachten beide partners als vanzelfsprekend van elkaar. Helaas: meestal een drama als die opdracht misloopt! Zo kan een partner bv. ongewild de ring verliezen. De jonge arts-assistente, net terug van de huwelijksreis, vergeet (én verliest!) haar verlovings- en huwelijksring: verplicht uitgedaan vóór de chirurgische opdracht en snel maar verstrooid weggelegd op een plaats, waar dichtbij ook de stapel gebruikt materiaal terecht komt. Uiteraard wordt al dit materiaal nauwgezet afgevoerd door de ijverige reinigingsploeg en verdwijnen de twee ringen in de vroege morgen met de container "niet

medische afval". En pas na de nachtdienst ontwaakt de assistente – véél te laat! – met "het gemis" aan haar vingers. Beide ringen zijn voor altijd onvervangbaar: een levensverhaal is uniek en kent geen kopij! Kan haar partner haar opvangen en haar nabij blijven in dit onherstelbaar verlies, zowel in haar verdriet als in haar woede of zelfbeschuldigingen? En kunnen zij dit verlies, dat ook een gezamenlijk verlies is, samen verwerken? Of wordt de partner in zijn taak verstoord door kwaadheid, persoonlijke frustratie, en zelfs beschuldigingen: "kon jij nu echt niet beter opletten en zorg dragen voor de ringen, die we samen hebben gekozen en die ik u met zoveel liefde en fierheid heb geschonken? Uw werk gaat dus wel altijd vóór: voor op onze relatie; vóór op mij …" Zulk drama kan het paar diep verstoren, en des te dieper naarmate er minder wordt uitgesproken. Want ingeslikte woede is bitter én verbittert, en kan zelfs leiden tot "kankeren".

Het is de tragiek van het liefdesleven van elke dag. Hunker en verlangen naar samen zijn en toch elkaar niet vinden; terwijl men zo innig dichtbij elkaar is, zich toch niet vrij ervaren met dat beklemmend gevoel door de liefde gevangen te zijn; het allerbeste willen, en toch mis begrepen worden; ruimte aan elkaar willen schenken, en toch de kramp om vast te houden niet kunnen verhinderen…

Een geschenk is toch hét uiterste bewijs dat de schenk(st)er de ontvang(st)er welwillend is of zelfs bemint. Een onweerlegbaar bewijs? Neen, want het schenken, zoals elk menselijk handelen, draagt in zich ook het risico van het falen, ja zelfs van de leugen of van het verraad (net als het historische geschenk van het paard van Troje!). Want de liefde kan niet worden bewezen: zij laat zich niet erkennen noch bevestigen met geschenken als bewijsvoering. Daarom kan Van der Snickt in het geschenk ook onderscheid maken in de kenmerken van expressie of van bewijs.[2]

In het geschenk als expressie ligt de nadruk op het mooie, ook al is het eerder bescheiden; het kan om het even wanneer: het tijdstip wordt bepaald door de liefde(sgevoelens) en is vrijblijvend en vrijlatend, zonder "moeten" noch van de schenker, noch voor de ontvanger, en het is transcendent aan tijd en omstandigheden. In het geschenk als bewijs ligt de nadruk op het mooie én het dure-exclusieve; het hoort bij rituele gelegenheden, het heeft een hyperbolisch karakter; het is niet vrijblijvend voor de ontvanger met zijn bindend karakter en strategische waarde en is aan tijd en omstandigheden gebonden.

Alleen wie een ring schenkt aan zichzelf, misschien ook bij een bijzondere gelegenheid of op een bijzondere plaats, bezit zowel de eigendom als het vruchtgebruik samen. Die persoon bezit de ring dus in volle eigendom, (en dit dus mede dank zij de goede relatie met zichzelf!).

Een geschenk als bewijs heeft "zijn nut", vooral wanneer beide partners zich nog onzeker weten op de weg naar elkaar.

Het type-voorbeeld hiervan is de verlovingsring, wanneer de verloving als voorlopige belofte op weg naar een duurzame relatie nog ondersteuning nodig heeft.

En uiteraard verliest het steun-aspect aan impact, wanneer de relatie tijdens de verlovingstijd steviger is gegroeid. Wanneer één van de partners zich blijft onzeker voelen met twijfel of angst (bv. om de partner te verliezen), dan leidt de toevloed van geschenken geven of willen ontvangen tot een wanverhouding i.p.v. tot een versteviging van de relatie. Zo kan de partner, die "bedelt" met het geven van geschenken, bij de ander vooral medelijden opwekken. Misschien bedelt hij of zij dan ongeweten ook wel wat om medelijden, gezien de grote liefde niet (genoeg) antwoordt. "Maar hij zou onderhand moeten weten dat het met medelijden niet anders is dan met liefde. De beste manier om het niet te krijgen is erom te vragen" (Guinevere Claeys/Wouter Deprez, D.S., 4 april 2018). Alleen wanneer er tussen mensen een goede verstandhouding is gegroeid, kan en mag er minder gepraat worden: "we verstaan elkaar zonder woorden". Zo kan dan bv. een wandeling samen – welk wederkerig geschenk! – in de natuur heerlijk harmonisch verlopen in "veelzeggende stilte".

Ook voor het schenken geldt enigszins een gelijkaardig perspectief. Wanneer de partnerrelatie de kansen en de tijd kreeg om zich inniger te ontplooien, zullen de "reminiscenties, twijfels en reflexen van agressieve verdediging t.o.v. elkaar" meer en meer verdwijnen. De nood aan "geschenken, die geruststellen" neemt dan ook meer en meer af. Het lijkt er dan op alsof het paar in een fase belandt: "het geschenk voorbij" (Van der Snickt). Het is ook het thuiskomen in de fase van grotere innigheid. En innigheid behoort tot het gebied van de tederheid. En tederheid is kwaliteit van aanwezigheid. En zulk niveau van kwaliteit is dan bereikt, dat er geen extra bewijzen meer nodig zijn. De vrijheid van deze innige liefde is zo groot geworden, dat materiële

---

2   J.P. Van der Snickt: Het geschenk in de partnerrelatie. – In: Actualiteiten Relatie en Seksualiteit, 1992 (14),4.

geschenken als bewijzen overbodig lijken te worden. De gedragingen in de omgang, die door erotische liefde wordt bezield, zijn zo vertrouwd en helder geworden voor elkaar, dat geregelde geschenken de intenties van de partner niet meer moeten vervangen of aanvullen. Het materiële geschenk als bewijs kan verdwijnen omdat … alles geschenk wordt, want de partners schenken zichzelf, steeds weer en honderdvoudig, zowel met de "symfonie van alle zintuigen" als "in hemelse stilte", vervuld van dankbaarheid. Alleen de liefde zonder daden is dood en doods.

En de ware daden van de liefde zijn … geschenken: geschenken met lichaam en ziel geschonken, vervuld met bezielend-erotische liefde. Daarom klinkt de bood-schap van de Messias ook helder: "de grootste liefde is die zichzelf schenkt, die zijn leven geeft voor (= aan) de ander".

Toch blijven de partners in de erotische liefde, die géén volmaakte Messias-figuren zijn, maar op de goede weg van de levensreis, wanneer ook de rituele wegwijzers goed zichtbaar blijven. Zo is er de vaste, veilige regel-maat van feesten en vieringen. Niet alleen Kerstmis als geboortefeest en Pasen als viering van de verrijzenis, maar ook de verjaardagen van de verloving, van het gaan samen wonen of van het huwelijk zijn data en dagen om bij stil te staan, zodat zij met de nodige tijd ritueel kunnen gevierd worden. Naast het "hoofd-geschenk" elkaar hiervoor tijd te schenken, blijven de "klassieke" geschenken, ook materiële (!), hun plaats behouden en worden zelf ook opgenomen als merktekens van de liefdesreis door het leven. En sommige wijze minnaars vieren ook bv. de verjaardag van hun eerste ruzie! En dit ook met het aangepaste

geschenk… Zo is er het mooie verhaal van een echtpaar, intussen meer dan een halve eeuw gehuwd, dat reeds op de huwelijksreis tot knallende ruzie kwam. (Het geluid van de knallende champagne-flessen was nauwelijks uitgestorven). Na ruim 1 (= één) week zag de stralende bruid op de reis "het koffiezet-apparaat van haar dromen" staan in een etalage. De man, ingenieur, zag bij nader toezien de (nog) technische mankementen. Het gevolg was een tragisch meningsverschil: "Oh! Echt mijn droom-apparaat! Neen, neen: wordt een miskoop!" Hete, verhitte ruzie tijdens de tweede wittebroods-week, uiteraard met de verwachte wending. "Als je mij zo graag ziet, schenk je mij toch mijn droom-apparaat …" En zo geschiedt, … zodat bij eerste gebruik, nog tijdens de huwelijksreis, de bruid zich tot bloedens toe kwetst bij het reinigen van het onhandige apparaat. Het wordt zonder commentaar stilzwijgend weer ingepakt door haar man, die haar in zijn armen troost. Maar … reeds meer dan een halve eeuw wordt dit apparaat op één (merkwaardige) verjaardag – "die dag van toen, die ruziedag" – uitgepakt en wordt de "histo-rische ruzie" gevierd met gebak en heerlijke koffie, … uit een ander apparaat, én overgoten met veel tedere humor. Én het paar neemt hiervoor telkens ook de nodige tijd, (wel minder als de ruzie-tijd van toen).

De weg van de erotische liefde blijft altijd een merk-waardige weg. Heeft de Profeet niet de goede richting klaar aangewezen: "Als je korter bij God wil komen, kom dan korter bij de mensen" (Kahlil Gibran).[3] Inder-daad; de erotische omgang is de kortste weg naar het

---

3   Kahlil Gibran: op. cit.

goddelijke; ook al neemt die weg soms vreemde wendingen door ongewone gebieden.

Maar … het aardse leven is niét alleen goddelijk. De weg doorheen het leven van elke mens wordt altijd ook getroffen door tegenslagen en beproevingen. En die worden dan soms moeilijke wegwijzers om nog het juiste pad te volgen. Integendeel, het kunnen eerder struikel-stenen worden, zo toont de ervaring telkens weer! Maar in de erotische omgang schuilt juist ook die bezielende kracht, die zelfs een tegenslag kan omvormen tot … een geschenk. Hier zal men zich dan de wijsheid van Johan Wolfgang von Goethe herinneren: "Ook uit stenen, die u in de weg worden gelegd, kunt ge iets moois bouwen". Bovendien, de erotische omgang schenkt ook levenswijsheid, dié onmisbare wijsheid, die met bezielende inspiratie en blije gelatenheid geliefden als unieke componisten van hun eigen levensmelodie laat leven. Want een oude volksspreuk herinnert er immers aan: "Van het concert des levens krijgt niemand een program". Welke prachtige uitnodiging én opdracht voor elke mens dit "program voor het leven" zelf vorm te geven door samen leven en samen werken met een "gij": hét levenswerk, ja, het levenskunst-werk … En dit scheppend samen werken is daadwerkelijke spiritualiteit. Spiritualiteit is immers uit ervaring wéten van de eenheid van alle zijn in dit weergaloos heelal, hoe beperkt dit ervaren ook blijft. Want de menselijke waarneming is en blijft zó schamel en zo beperkt. Net zoals we de wind niet zomaar kunnen zien, toch merken we zijn kracht aan de luchtbeweging, die bladeren doet trillen en bomen doet wiegen. En is deze wind, door de weerman met zijn meteorologische kennis zo goed te verklaren, ook nog de goddelijke adem van de natuur, (of slechts één ervan …): een levensadem, die ooit Adam het leven inblies? Spiritus (Latijn) of pneuma (Grieks) betekent "adem", die toch totaal onmisbaar is voor een mens, die met inspiratie wil leven … Zo is het ook de heilige Geest ("sanctus spiritus"), die grootse, inspirerende kracht, die alles tot één geheel kan brengen als ultieme heil-werking, die dus een eenheidswerking is. En biedt dit samenwerken, als liefdes-kunstwerken, misschien zelfs een unieke bijdrage aan de evolutie van de "wereld-Geest"? Of is deze vraag eerder een teken van anthropocentrische hoogmoed, die het waagt de mens te zien als een voortrekker van de evolutie, die dan nog geestelijk gericht is?

In elk geval is duidelijk: in dit ruimer kader wil de liefde, ook die bloeit tussen twee mensen, recht laten wedervaren aan alle mensen: dat zij allen mogen deel hebben én deelnemen aan zulke liefde. Liefde in gerechtigheid … En gerechtigheid betekent dat de ganse mensheid dit mag ervaren; en dit voor elke mens op een persoonlijk niveau en dus niet op een anoniem niveau voor de ganse mensheid. Zodat elke mens zich als een uniek deel ervaart van een mooiere mensheid in bestendige wording: een levend (sociaal) kunstwerk als tempel van die goddelijke eenheid in onderlinge verbondenheid. En met de wijsheid dat alleen in Vrijheid het Goede zich in Waarheid kan ontplooien. En deze drie waarden vormen juist de Schoonheid van de Liefde, dit grootste wonder van het heelal. En zulke visie op liefde en kosmos vindt haar basis in het grootste menselijke goed: het vertrouwen. Dit "dwaze vertrouwen", dat alles goed te vertrouwen is en dat alles dit vertrouwen ook waardig zal blijven, zelfs ondanks zovele aardse wederwaardig-heden van de mensheid. Die mensheid, die zich ook zo ont-aard kan misdragen. En toch: in dit vertrouwen woont ook de trouw, in deze tijden een kostbaar en zeldzaam goed. En deze trouw is in dit vertrouwen letterlijk veilig en goed geborgen: "ver-trouw-en". Voor elke mens is dit basis-vertrouwen niet alleen het fundament van het zelfvertrouwen; het is ook de rots in de branding, die beschut bij alle stormen in dit leven. Dan kan een mens, trouw aan zichzelf, ook zelfbewust en standvastig stelling nemen, ook bij de zwaarste beproevingen. Daarom klonk de uitspraak van een patiënte, reeds voorbij de middag van haar leven, zo kordaat en zelfbewust: "Het is niet omdat een ander mij niet trouw is dat ik niet trouw blijf aan mijzelf".

Heeft trouw een mooiere gestalte dan het zich blijven inzetten, met toewijding tot het uiterste, om het eigen levenskunstwerk zijn ultieme vorm te geven: het verwerkelijken van de levensdroom? En dit met de "epische adem" van dat heimwee en die inspiratie, die pure spiritualiteit is: vereniging in het zijn hier op aarde in eenzijdig mooi samenzijn. Zong Herman Van Veen, die moderne liefdes-troubadour, ooit niet zó ontroerend en in refrein: "Er bestaat geen medicijn tegen oud en eenzaam zijn"…

Toch wel! Er bestaat wél een medicijn; het is zelfs een dubbel-medicijn: trouw en vertrouwen. Dan staan mensen in hun volle kracht en leven ook met onverwoestbare levenszin en geestdrift. Want elk "Wij" met een "Gij", samen verbonden in vertrouwen en trouw, is oneindig krachtiger dan het sterkste ik, dat altijd blootgesteld blijft aan de zwakte van de eigenzinnigheid. Als een mens mag binnentreden in zulke harmonie, zal hij of zij werkelijk ontwaken, groeien en opstaan … Zulke harmonie …: hier is het niet meer de beslotenheid, ja de gevangenis, van de eigenzinnigheid; hier is de openheid, ja de vrijheid, van de "gij"-gezindheid,

d.i. de hoogste welgezindheid. Inderdaad; met dit ontwaken begint nu voor elke mens het werkelijk léven op deze aarde, gewekt én opgewekt door de ontmoeting met een "Gij", dit goddelijke wonder van de schepping, dat toch het geschenk is en blijft van een echte openbaring. En het groeien van deze mens wordt nu onvoorstelbaar groots, één en al toewijding aan die roeping, die elke mens als man of vrouw laat uitgroeien tot een liefdevolle persoon. Immers, elke mens, ongeacht de leeftijd, ontplooit zich in het zonlicht van een "Gij" tot een rijpe persoonlijkheid, die met de verwondering van het kind in zich alle leven blijft begroeten. Tenslotte; opstaan is het daadwerkelijke en enige antwoord, wanneer een mens zich opgeroepen weet door zulke "Gij"-ervaring. Dit opstaan is niet alleen verrijzenis, zoals hier reeds uitvoerig werd beschreven ("opstanding"). Dit opstaan is ook een zich in de wereld begeven: zich actief gaan inmengen in het reilen en zeilen van de maatschappij, met een inzet en engagement, dat bewogen wordt door een grootse mensenliefde, wereldwijd. Want hoe totaal anders de andere mensen op deze wereld ook zijn, hoe vreemd zij zelfs ook altijd blijven, allen ontvangen vanaf nu het geschenk van het vertrouwen, dat hen ook waardigheid schenkt. En dit alles kan maar geschieden met die onvermoeibare kracht van een bezielende inspiratie, die het hoogst menselijk mogelijke op aarde gestalte wil geven: "I have a dream …" (Martin Luther King). Dit opstaan is ook een zich begeven in de wereld, bezield door de Grote Roeping van de liefde. "Ga en neem niets mee" zo klonk de aanbeveling als een evangelische boodschap. Welk vertrouwen van goddelijke allure klopt er hier niet in het onstuimig hart, dat "met lege handen" op pad gaat en zijn tocht aanvat: een tocht van mensenliefde en -vriendschap! Het is immers een grondeloos vertrouwen in de gastvrijheid, waarin men waar ook zal ontvangen worden. Het is het vertrouwen in het leven en in het overleven omdat de schenk(st)er niet alleen leeft in de weelde van het schenken. Hij of zij heeft ook met zelfvertrouwen de vaardigheid ontwikkeld om te kunnen aannemen, om geschenken te aanvaarden: in alle eenvoud en vanzelfsprekendheid! Misschien durven velen (nog) niet deze tocht te beginnen, omdat hun vertrouwen nog te wankelmoedig is, vooral het zelfvertrouwen dat zij de gastvrijheid van de vriendschap waardig zijn, dat zij de genade van de grote mensenliefde "verdienen". Als kind – of later! – beschadigd door mensen met blinde woede of kwaadaardigheid, kunnen zij nu (nog) niet de weg opgaan van blindelings vertrouwen in liefde en vriendschap onder de mensen. Op hun levenspad moeten zij eerst helende mensen ontmoeten, die hen de veiligheid van dit vertrouwen (terug) schenken. Of moeten zij mensen ontmoeten, die hen deskundig bijstaan in de wederopbouw van het grondvertrouwen na de "aardverschuiving", die zoveel heeft verwoest. Zodat hun zelfwaardering en waardigheid terug zo onverstoorbaar stevig en standvastig zijn, dat zij zonder haperen gastvrijheid en geschenken kunnen aanvaarden. Zij leren dus de vreugde smaken van het "beschonken leven", niet als een welverdiende, rechtvaardige beloning maar als een louter gratuite genade, die als mens ook hun voorrecht is.

Voor een dag van morgen

Wanneer ik morgen doodga
vertel dan aan de bomen
hoeveel ik van je hield.
Vertel het aan de wind,
die in de bomen klimt
of uit de takken valt,
hoeveel ik van je hield.

Vertel het aan een kind
dat jong genoeg is om het te begrijpen.
Vertel het aan een dier,
misschien alleen door het aan te kijken.
Vertel het aan de huizen van steen,
vertel het aan de stad
hoe lief ik je had.

Maar zeg het aan geen mens.
Ze zouden je niet geloven.
Ze zouden niet willen geloven dat
alleen maar een man alleen maar een vrouw,
dat een mens een mens zo liefhad
als ik jou.

Hans Andreus

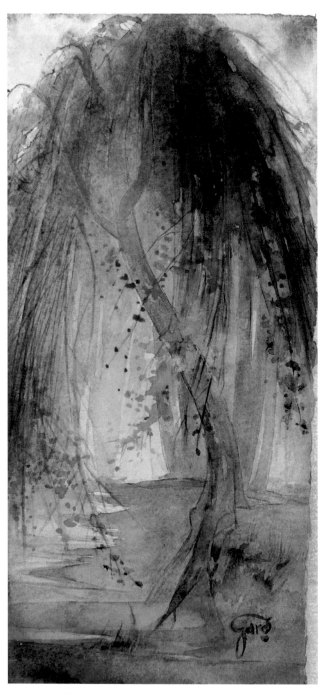

Gard Vanmechelen: De vreugden van de treurwilg.

De grote hindernis voor liefde en geluk: het universum van schuld en schaamte…

Dit boek koesterde vanaf het begin de vermetele hoop ook een wegwijzer te mogen zijn: een "gezondheid-gids" om in deze tijden zonder tijd goed met elkaar te kunnen leven. Waarom blijft het nochtans voor velen zó moeilijk om de blik onbevangen te richten naar het Goede Leven? Mensen willen toch gelukkig zijn? Het is de opdracht, die hen vanaf, ja zelfs vóór de geboorte is meegeven: de opdracht om als vreugde-wezens door het leven te gaan én daarbij anderen ook vreugde te schenken. Leven is levensvreugden delen, op zovele terreinen. Het lijken soms zelfs té veel terreinen voor één mensenleven: er is niet genoeg … tijd gegund! En toch wordt het leven voor de mens hier op aarde dan ook weer een tranendal genoemd. En dit is ook weer niet zonder reden. De Franse taal verwoordt het kort en klaar; niet zonder hoop en met die *finesse de l'esprit français*: "*la vie est une culotte de misère, suspendue par les bretelles de l'espoir*".

Waar liggen dan de hindernissen, die de weg naar een enthousiast leven vol dankbare levensvreugde kunnen afsluiten? Het lijken soms zware betonblokken, die elke doortocht beletten. Liggen die hindernissen binnen in de moderne mens zelf, of zijn het omstandigheden buiten de mens, die dan toch in déze moderne tijd en maatschappij zijn levensreis moet gelukken?

Maar hoe kan een mens nog onbevangen als een kind enthousiast gelukkig leven, als er schulden, zovele schulden, boven het hoofd hangen? Ballonnen boven het hoofd maken dansend blij en willen vederlicht steeds hoger… Schulden boven het hoofd drukken naar beneden en beletten het invallend zonlicht. Want schulden zijn een moeilijke bedreiging, waar men niet zo maar greep op heeft en ze maken ook blije toekomst-dromen onzeker. En schulden zijn er! De Belgische staat, net als zovele andere, heeft een "loodzware" staatsschuld. Elke Belg, die nu wordt geboren, start het leven met een "erf-schuld", die op hem of haar wordt afgeschoven door vorige generatie(s) met hun onverantwoordelijk beheer. Bovendien, de ganse welvaarts-economie vaart onder het vaandel van de vooruitgang, waarin geld lenen hét toevoerkanaal is voor succes. Schuld (durven) maken is het geheim van succes: durf-kapitaal is het magische groeimiddel voor topprestaties in de race van de welvaart! Terwijl EPO in alle sportmiddens werd verboden, blijft het "toezicht" op de gezondheid van de markteconomie beperkt en eerder machteloos. Zelfs in het oude Europa werd geld (= papieren euro's) recent bijgedrukt in een tempo alsof het krantenpapier betrof, en zonder goud-dekking.

En de succes-race van de economie blijft omgeven door een stofwolk van faillissementen, die altijd weer vele medewerk(st)ers en gezinnen meesleuren in de armoede. De machtigste natie ter wereld, de Verenigde Staten van Amerika, heeft ook de grootste staatsschuld ter wereld, waarvan niemand nog weet hoe en wanneer die kan worden terugbetaald. (Indien het geld zou worden opgevraagd, kan alleen nog … China bij-springen, want dit land heeft een (weliswaar magisch) overschot/"spaarpot", die net iets groter is dan de U.S.-dollar-schuldenberg …).

Het lijkt dus vanzelfsprekend dat de westerse mens leeft met een vanzelfsprekend schuldgevoel, omdat hij wéét dat hij leeft in een mensen-wereld met schulden, die de globaliserende wereld samenhoudt met een pijnlijke schulden-strik. En voor de ontwikkelingslanden is de toestand nog hopelozer: met verpletterende schuld-bergen tussen vuilnisbelten van afval, dat naar hen werd afgevoerd door landen, die de "maatschappijen des overvloeds" vormen.

Maar dit vanzelfsprekend geworden schuldbesef voedt ook een diep onbehaaglijke gevoel, dat een spontaan vertrouwen in de toekomst belet. En dat ook het spon-tane vertrouwen verstoort in de medemens, met twijfel over al zijn doen en laten, hoe triomfantelijk en luxueus dit ook lijkt: "alles schone schijn?"… Dit alles houdt de moderne mens natuurlijk ook in een chronische stress-toestand, die hem of haar blijft belasten én uitputten, ook met risico's voor zijn gezondheid. Deze "schuld-vervuiling" op wereldniveau is een klimaat waarin stress-aandoeningen zich kunnen vermenig-vuldigen als een ware epidemie. In moeilijke economi-sche toestanden met hoge werkloosheid verhogen ook altijd weer de zelfmoordcijfers. De recente uitbarstingen van de "gele hesjes", niet alleen in Frankrijk, maken op een destructieve wijze duidelijk hoe radeloos de burgers geworden zijn, ook in de zogenoemde maat-schappijen des overvloeds, waar velen niet meer zonder schulden toegang bekomen tot elementaire woon- en werkvoorzieningen.

Maar naast dit collectieve schuldgevoel op "wereld-niveau" leeft de westerse mens vanouds nog met een ander schuldgevoel. De westerse mens, met zijn joods-christelijke beschaving én tradities, leeft en ademt van oudsher als een bewoner van …een universum van schuld. Immers: Christus is dood gemarteld en gestorven aan het kruis … "door onze schuld, door onze grote schuld…", zo werd er vroeger bijna dagelijks in de schuldbelijdenis telkens weer herhaald.

Ook al blijft het voor elk kind – ja voor "elk onschuldig kind"! – nogal onbegrijpelijk dat vóór meer dan 2000 jaren ooit een man gekruisigd werd, óók om de "stoutig-heden", die dit kind nu begaat. Met de massale ont-kerkelijking in versneld tempo zijn vele kinderen nu niet meer gedoopt. Bij gebrek aan godsdienstlessen kennen vele kinderen die man, Jezus van Nazareth, ook nog maar vaag. Officieel hebben zij geen geloof meer; sommigen zullen het (later) nog wel ontdekken. Maar kruisen en kruisjes vallen bij kinderen toch nog wel héél geregeld binnen hun blikveld, (tussen en naast het recent stijgend aantal minaretten). En het is net zo bij de grote mensen! Kruisen zijn en blijven aanwezig, bijna als de vroegere God uit de catechismus: "overal en op alle plaatsen". Dus niet alleen in en op kerken of op religieuze schilderijen of andere kunstwerken. Ook een elegante vrouw, zoals de liefste mama of de goede tante, kan een kostbaar kruis-juweel dragen, dat met flonkerende edelstenen is versierd. Terloops; de man, die verliefd wordt op een vrouw met een pracht-juweel van een kruis om haar zwanenhals, weze hierbij verwittigd. Zij, die vrouw van zijn grote liefde, draagt toch als vrouwelijk sieraad een kruis met een dood gefolterde man… Dus achteraf niet komen klagen bij kommer én kwel(ling) met haar!

Er wordt wel minder getroost bij tegenslag of verlies met de oude spreuk: "ieder huisje heeft zijn kruisje". Toch is er nog bij niet weinigen de diepe overtuiging dat "het leven toch een kruisweg blijft". (En men weet in elk geval niet meer zo zeker of die kruisweg slechts 14 staties heeft…). En de weinige priesters, die er nog zijn, met of zonder romeinse boord, dragen af en toe ook nog wel stiekem of zichtbaar een kruisje. In elk geval is dat kruisje – ook voor een kind! – opvallend kleiner en "minder zwaar" dan het kruis, dat het thuisfront beheerst, zoals ook Urbanus, gezegend met zijn humor, reeds jaren geleden heeft opgemerkt … Samengevat: het evangelie van de blijde boodschap is … een lijdensverhaal, dat zelfs een moordverhaal is met een vreselijkste marteling: de kruisiging. Een lijdensverhaal, door zonde en schuld veroorzaakt, en dan met als opperste liefde tot het uiterste: de kruisdood, waarin Jezus, die in-goede mens, zich voor God "ontledigt", ja zijn leven wegschenkt tot in de marteldood: een liefdes-dood als vrijkopen van de schuldige mens op aarde. En de schuld is zo groot dat alleen een mens met goddelijke allure nog bij machte is om die schuld bij God in te lossen! Want God is een rechtvaardige God, een rechtvaardige rechter, aan wie niets, dus ook geen enkele zonde hoe klein ook, verborgen blijft: "God zie mij", altijd en overal … Wie kon of kan dan nog zeker zijn van zijn erbarmen? En deze God is een

machtige God, zo ver-schrik-kelijk machtig, dat de schamele mens, sprakeloos met angsten en beven – "tremendum et fascinosum" –, alleen schuldig kan pleiten. De teksten in de bijbel liegen er niet om: God zal, als almachtige heerser, de kwaden verslaan en in het zand doen bijten; en bij het laatste oordeel de schuldigen hun verdiende straf geven: de eeuwige verdoemenis in …

Maar achter en heel diep onder deze zichtbare taferelen van kruisiging, in zovele vormen en variaties, ligt er in het collectief onbewuste, in de collectieve ziel van de westerse mens een "magma" van schuld, precies als een krachtige bodem van zijn bestaan. Dit magma van schuld kan ook uitbarsten als een vulkaan. En het kan een uitbarsting worden, die ook de nobelste uitingen van het medemenselijke gedrag wegspoelt. De fanatieke godsdienstoorlogen zijn er een terugkerend drama van: ter wille van de liefde wordt de slechte en schuldige ongelovige gedood! En vele mensen, intussen veraf geraakt van kerk en kruis, beseffen misschien niet meer die krachten van dit universum van schuld en schaamte, in de diepte nog in eenieder aanwezig. Er is een oer-grond van schuld, van schaamte en van schande … En waar schuld is, wordt straf verwacht.

Wie kan zich dan nog ongehinderd overgeven aan vreugde en geluk, waarvoor men zich dankbaar uitverkoren zou weten als gezegende van het goddelijke leven? "Mensen willen gelukkig zijn", aldus de blijde boodschap van Libert Van der Kerken, s.j … Maar mogen en kunnen de mensen nog wel gelukkig zijn, wanneer dé Kerk eeuwenlang zulk lijdensverhaal heeft verkondigd in een uitdijend universum van schuld? Integendeel, geluk genieten wordt op zich zelfs gevaarlijk en verboden: het broze geluk wordt zelfs de voorbode van de bestraffing, die zal volgen. Vele mensen weten trouwens, al dan niet klaar bewust, dat ze "ongewild maar zo spijtig" …een fout (moeten) maken om hun geluk "weer te verbrodden", en dit niet alleen vroeger door de stress van het eindexamen. En diep in zichzelf is er een "vreemde overtuiging" dat ze dat geluk niet verdienen. Ja, ze voelen zich niet waardig voor dit geluk, vermits ze nog behept zijn met die overtuiging … onwaardige zondaars te zijn. En die overtuiging kan hen diep in de greep houden, ook al beweren ze uit volle borst dat ze het zonden-thema ver achter zich hebben gelaten (en er trouwens lustig en ongeremd zondig op los leven, tenminste volgens de oude (kerk)normen van weleer!). Het is en blijft een paradox: er is enerzijds het moderne weten van de vrije en verlichte mens, die intussen de moderne erfgenaam is geworden, met zoveel technisch comfort, van de verlichting. En anderzijds zijn er overtuigingen, die vanuit diepere emotionele lagen de houding van diezelfde mens tegenover leven en liefde bepalen. Deze ingesteldheid is niet erfelijk, maar wel van generatie naar generatie doorgegeven. Het duurt dan ook weer generaties vooraleer deze overtuiging wordt opgegeven! En het is in elk geval een illusie dat dit snel zou slagen door een of andere schrander intellectueel bewijs.

Bovendien kan deze diepere chaos-energie van schuld en schaamte nog merkwaardig doorstromen, ook bij moderne personen of gezinnen. Zo kunnen bv. ouders zich wat minderwaardig voelen omdat zij dromen of idealen niet hebben verwezenlijkt. Zij hebben hierbij dikwijls de té hoge verwachtingen niet ingelost van hún ouders: "mijn kind zo hoogbegaafd …". Ongeweten schuiven zij deze gevoelens van mislukking angstig af naar de eigen kinderen, die als plaatsvervangers het dan schitterend goed "moeten" doen (én alles weer goed maken!). Maar deze kinderen kunnen hier (weer) het kind van de rekening worden: de zware rekening van schuld en schaamte. Geen mens, ook geen kind hoe begaafd ook, kan de perfecte ideaal-verwachtingen van anderen inlossen. Wel komt dit kind onder druk te staan, ook onder de druk van eisende ouders, die dit kind zullen verwijten dat het, ondankbaar, zich niet genoeg inzet voor de studie: "ge moet u schamen met zulke resultaten! Ge verdient niet wat wij allemaal voor u doen… Vanaf nu geen geschenken meer!" Zo wordt dit kind groot met de overtuiging dat het zich wel móét schamen door schuldig verzuim en geen geschenken verdient: geen geschenk waardig! Zo wordt het iemand met een geremde houding: een houding, die hindert of belet om te kunnen …aannemen: geschenken aanvaarden kan niet of heel moeilijk. Omgekeerd kan de persoon later zelfs behept zijn met "*la pathologie du don*": alleen alles maar willen weg schenken (vanuit een ongeweten dwang en drang om het goed te maken, met de charme van de "*please-factor*"). Voor deze persoon blijft er een diepe overtuiging – met frustratie – er niet gewoon bij te horen, aanzien en geschenken niet waardig te zijn. (Aannemen kan niet; helaas, plots uitbreken met impulsief stelen…soms wel.)

"Het daghet in den Osten"…
Dit zwaar en donker benadrukken van kruisdood en lijden is wel typisch voor de westerse christelijke traditie, die eeuwen lang in de westerse ziel het universum van de schuld heeft gevoed. In de oosterse kerk is het paasmysterie van de verrijzenis het grootste feest, ook kerkelijk. Het evangelie van de blijde boodschap is er een boodschap van de verrijzenis, niét van de dood,

niet van de kruisdood. De verrijzenis-icoon neemt ook in de liturgie de centrale plaats in. Het is een blijde boodschap van het goddelijke leven, waarbij het licht alomvattend symbool is voor het bestendige paasmysterie van de opstanding – anastasis – ook uit het zwaarste lijden.

Het thema van dood en verrijzenis, van overgang en doorgang – "Pascha"!, komt nochtans doorheen de tijden en op zovele plaatsen en situaties steeds weer terug. Zo berichten mensen met bijna-doodservaringen steeds weer welke onzegbare ervaring zij mochten bereiken, na "de doorgang door de smalle tunnel" naar een vreugdevolle en vredige harmonie van licht en ruimte: een ont-grensd leven met een licht en lichtend lichaam… met die onzegbare en opperste ervaring van rust en energie: "alles is liefde; alles is licht en liefde"… Trouwens, soms boden zij ook weerstand, wanneer de technische geneeskunde deze mensen wilde "terughalen" (= redden!) in dit aards begrensd leven. En tevens was er bij die overgang naar de gelukzalige toestand een bevrijdend gevoel van … terugkeer, van vredig thuis komen: eindelijk!

Ook de mystici beschrijven telkens weer hun mystieke belevingen van goddelijke vereniging in erotisch-lichamelijke ervaringen. Ook hier gaat het telkens weer, niet om een grenzenloos ik-verlies in de overgave, maar wel om een overgaan in een ont-grensd bestaan: een opstanding en verrijzenis in een lichtend samen zijn met de "Gij-geliefde". En de hoop is hier altijd de wegwijzer doorheen de smalle, korte tunnel van de dood, van de grote overgang, van de opstanding, van de verrijzenis… Een hoop, die ook doorstraalt en het leven verlicht van hen, die nog in dit aards bestaan vertoeven en juist

daardoor zich hier geborgen weten. Het verlicht, over de generaties heen, de levenskunst om toch vervuld met de lege plek van de afgestorvene te leven:

"Le chagrin creusé par ceux qui partent
fait le nid de ceux qui arrivent
dans le cœur de ceux qui espèrent"

(Daniel Pennac)

Het schuldgevoel, dat zó diep in de westerse mens is "in-gegroeid" doorheen zovele generaties en doorheen zovele eeuwen steeds weerkeert, lijkt wel erfelijk: aangeboren. Dit is helemaal niet zo! Misschien lijken de westerse mensen eerder op vissen in een aquarium, waarin schuldgevoelens blijven opborrelen als … zuurstof. Zij beseffen, als aquarium-vissen, zelfs niet meer dat het aquarium niét hun natuurlijke thuis is. Zij kunnen en moeten erin gelukken deze kunstmatige schuld-gevangenis te verlaten om thuis te komen in de grote oceaan: de goddelijke ruimte, waar alles stralende liefde is. Die voorstellingen, gedachten én gevoelens van schuld en schaamte zijn nog altijd dé struikelstenen, die bij zovelen de erotische levensstroom hinderen.

Een ándere overtuiging met een ander inzicht moet zich nog krachtiger uitbreiden. Alle mensen leven, wonen – als aard-bewoners! – in de natuur en behoren tot het universum. De gehele mensheid is dus deel van dit universum, dit mysterie van een uit-deinend heelal. Het is een groots en adembenemend mysterie met zijn materie, met zijn energie: dit mysterie met zijn raadsels, die de wetenschap steeds verder tracht te ontsluieren! De moderne natuurkunde bevestigt dat materie en energie "één en hetzelfde zijn in verschillende gedaanten", voor zover de waarnemer dit reeds kan waarnemen en onderscheiden … En bovendien, dat energie, in materie "neergeslagen" tegelijkertijd zelfs op twee plaatsen kan zijn …, hoe onvoorstelbaar dit voor het menselijke brein ook nog blijft. Hoe meer ontsluierd, hoe grootser hét mysterie wordt! Mag dit ondoorgrondelijke in zijn mysterieuze grootsheid ook niet goddelijk worden genoemd? En dit is dan een poging om in een andere taal – in een andere taal dan de taal van de "big bang"-wetenschap! – dit mysterie aan te duiden. Waarbij de menselijke taal, met de hoogmoed van haar onvermogen, ook nog altijd de spraakverwarring meevoert van de toren van Babel! Vooral dit laatste kan in alle nederigheid niet genoeg worden benadrukt.

In de taal van het goddelijke kan het ondoorgrondelijke universum inderdaad goddelijk worden genoemd: een goddelijke energie, die goddelijke geest is, overal en altijd aanwezig. En elke mens maakt deel uit van deze goddelijke geest of goddelijke ziel, die hem of haar in dit leven beweegt of "animeert" of bezielt (anima = ziel). Als deelgenoot van die universele geest neemt elke mens dus deel aan de schepping, die "eeuwig" doorgaat als oneindige energie: als een energie-ring zonder begin en zonder einde … In al zijn doen en laten kan en zal de mens zich dus geroepen voelen én bewogen zijn om mee te werken aan de schepping, in harmonie met de goddelijke geest, als deelgenoot van deze goddelijke energie. En het universum is één; het goddelijke is één: de ongedeelde oer-grond. En is oordelen, nog altijd dé hobby van het menselijke brein, niet juist "oer-delen", d.i. de oer-grond delen: een kern-splitsing van het goddelijke heelal? De mens ontvangt de energie voor zijn scheppend vermogen uit die goddelijke bron: dus vanuit de eenheid met die universele geest. Het is die geest, die de "goddelijke vonken" ontsteekt, bv. ook

van het geniale inzicht van een Albert Einstein. En kan niet evenzeer dankbaar gezegd worden dat deze goddelijke geest nu, over ruimte en tijd heen, scheppend werkzaam is via het wonder van internet en de virtuele werkelijkheid? En met zijn vijf zinnen kan de mens de goddelijke geest ervaren binnen de schepping, hoe (menselijk) beperkt dit kunnen ook is en blijft. Bovendien kan de mens de goddelijke geest ook intuïtief schouwen als een soort "binnenwerkelijkheid" van innerlijk stuwende energie: de scheppende liefde. De goddelijke energie, de goddelijke geest is ook … pure liefde. De wetenschap bevestigt: in het uit-deinend heelal werkt de kosmos volgens de wetten van de aantrekkingskracht. En alle energie heeft hierbij haar golflengten. Ook de goddelijke geest, die dé energie is? En harmonie is een zich bevinden op dezelfde golflengten: gelijk (af)gestemd zijn. Is het alleen beeldspraak te kunnen spreken van "gelijk gestemde zielen", die de vibraties van de goddelijke liefde voelen trillen tot in de laatste vezel van het lichaam, ook samen in harmonie?

Het universum is één zoals ook het leven één is. Het woord "universum" betekent immers: "naar één zijn gericht". Alle mensen zijn met elkaar verbonden in dit ene leven. Afzonderlijk en gescheiden bestaan er wel dingen en wezens. Zij bestaan als kortstondige verschijningsvormen van het ondeelbare, grotere geheel, waarin ze terug zullen verzinken of opgenomen worden, wanneer zij hier op aarde hun "functie" hebben vervuld. In de kosmos is alles dus onderling als een weefsel verbonden. En deze kosmos is dus een prachtige en unieke opschik van het universum (kosmos = opschik; en: cosmetica als opschik-middelen!). Mensen, die zich in hun werk geroepen weten om "de schepping verder te voltooien", werken dus mee aan het verfraaien, letterlijk aan de opschik van het universum. Hun werk als persoonlijk levenswerk heeft dus ook kosmische allures! Want, de grandioze melkwegstelsels, de minuscule mineralen, de kleine mensen, … het zijn alle juwelen, die het goddelijke laten flonkeren in deze schepping. En elk juweel is totaal uniek: nooit bandwerk of massaproductie! Hoe weldoende is het niet voor de mens zijn blik op dit groter geheel, op dit goddelijk universum, gericht te houden. Dan kan hij of zij alleen in ontzag en dankbaarheid knielen voor dit mysterie, waaraan hij of zij deelachtig is. In dankbaarheid zal hij of zij dan zijn of haar talenten en gaven, die hem of haar beperkt en toch zo overvloedig zijn geschonken, helder waarnemen én daadwerkelijk opnemen. Zo rijkelijk be-schonken uit de goddelijke hoorn des overvloeds zal hij of zij niet anders kunnen dan uit die hoorn des overvloeds zelf te schenken: gul en vrij-gevig met zijn of haar gaven en talenten. En – als schitterende keerzijde – in een diep vertrouwen dit alles als geschenk ook kunnen aannemen als een uitverkorene van de liefde. En het dus niet alleen honderdvoudig verder schenken, maar ook al wat hem of haar wordt geschonken graag en met open armen aanvaarden: met de opspringende vreugde van de beschonkene!

Dankbaarheid is de sleutel van een gelukkig leven. Is het dan ook geen goede gewoonte om het goddelijke leven dagelijks te loven en te danken voor dit uitverkoren geschenk, ook al is het maar de viering van een kwartiertje? De dagelijkse drukte even verlaten of de dag afsluiten om dankbaar de overvloed van gaven te aanschouwen: zomaar geschonken én blij aanvaard. En het zijn immers gaven en talenten, die aan de overzijde staan van voorrechten of privileges, die door afstamming, stand, opvoeding of cultuur zijn verkregen (waarbij meestal jaloersheid en rivaliteit dan als een extra gratis vergiftigd "geschenk" erbij zijn!).

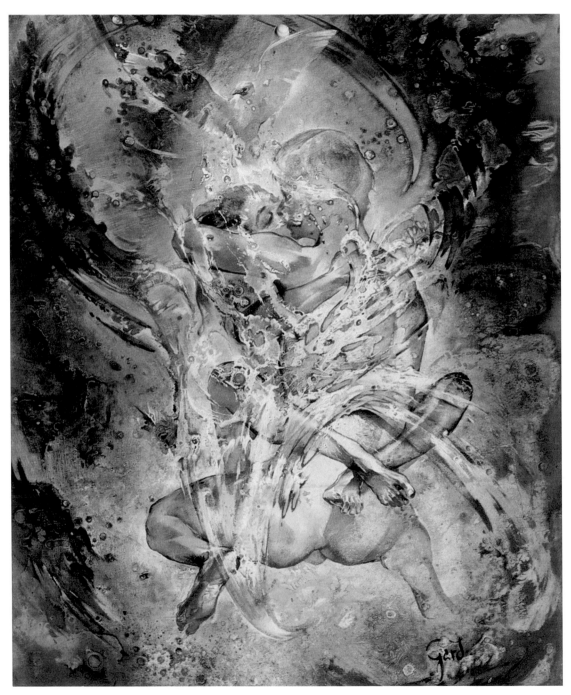

Gard Vanmechelen: De erotische liefde als kosmische ervaring.

Tekort of overvloed?

In onze westerse maatschappij is alle lijden sterk geassocieerd met tekort, met gemis en mislukken, onder welke vorm ook. De geschiedenis van de mensheid, ook die van de westerse mens, is een geschiedenis van een eeuwenlang gevecht tegen de schaarste. Ook de koloniale "veroveringen" van de voorbije eeuwen kunnen in dit licht hun plaats vinden, met hun in-humane aspecten inbegrepen. Bovendien, het thema: "schaarste en tekort" wordt recent terug meer actueel, nu het voor ongeveer iedereen overduidelijk wordt dat de voorraden op aarde beperkt zijn. Verkwisting van de bodemschatten der aarde wordt een bodemloze zonde! De markteconomie predikt nog wel steeds het evangelie van de vooruitgang, dank zij een ongebreidelde consumptie en productie, die geen grenzen kent. En dit alles heeft een weerslag, zowel op politiek, sociaal als op individueel-psychologisch vlak. De zin: "er zal niet meer genoeg zijn" wordt snel angstig vertaald als: "en ik heb ook niet genoeg". En er komt dan nog het emotionele antwoord bij: "ik ben niet (goed) genoeg ..." (om meer te krijgen en te hebben). Hiermee is ook een basis-houding van naijver of frustratie ontstaan, ook in de omgang tussen de mensen. Want vanuit die angst om niet (nog meer) te verliezen, ontstaat een klimaat van rivaliteit "om ter eerst pakken wat nog kan", zowel in het beroep (extra-voordelen) als aan de volle buffet-tafel, waar de succes-story gevierd wordt als een feest vol vraatzucht.

De weerslag van zulke ingesteldheid is duidelijk voelbaar. Als men zoveel mogelijk naar zich toe wil trekken, trekt ook het eigen lichaam in kramp samen, uiteraard uit angst om niets te verliezen. Deze reactie is dan in schril contrast met de ingesteldheid, wanneer men uit een gevoel van overvloed zich vrij, vrijgevig en gul "opent" naar de buitenwereld, ook lichamelijk ontspannen in relax vertrouwen. In deze ingesteldheid kan men immers niet verliezen: alleen winnen. Ook hier is voor de moderne mens een verrijzenis welkom: een doorgang en overgang van één ingesteldheid naar een totaal andere!

In een maatschappij onder het fatum van de schaarste gebeurt winnen altijd ten koste van verliezen: winnaar en verliezer zijn onafscheidelijk! Het brengt dus verbrokkeling in de samenleving met tegenstanders en rivalen. Waarin bestaat dan de verrijzenis? Welke overgang is nodig naar welke nieuwe ingesteldheid? De nieuwe visie – met nieuwe ogen en met een nieuwe blik! – bestaat er juist in dat er een winnen mogelijk is zonder verliezers. Het is een benadering, waarin er alleen winnaars zijn. De "winnaar" bereikt niet alleen eigen doelstellingen, maar verwezenlijkt en dient mede ook de doelstellingen van de ander. Dan moet wel het klein-menselijke standpunt "winnaar/verliezer" worden opgegeven. En vooral moet de visie van schaarste en schuld – met de angsthouding! – worden verlaten: met een nieuwe blik – een verrijzenis! – op overvloed en vervulling. En dit gelukt goed als men kan kijken met de blik, die vervuld is van vreugde. Dus: de vreugde moet bij sommigen wel eerst terug ontdekt worden; bv. ook juist bij mensen, die als hulpverleners andere mensen in moeilijkheden bijstaan. Zo heeft Verena Kast op indringende en hoopvolle wijze de herontdekking van de vreugde in de psychotherapie in het licht gesteld.[1]

Vreugde is immers het "groeihormoon" voor de menselijke ontplooiing op alle gebieden: zowel voor het vertrouwen in zichzelf als voor het vertrouwen in de medemens én in de wereld (basic trust). Het is ook een transcendent gevoel, met het verlangen om zijn grenzen zelfverzekerd te overschrijden, om naar anderen te gaan, om andere regionen te verkennen: om te delen met anderen. Bovendien: "alleen in een bad van vertrouwen kan een mens scheppend leven", aldus Tom Lenaerts (Radio 1: interview, 9 dec. 2018). Zoals dit bij elke mens kan voorkomen, had ook hij een diepe vertrouwenscrisis te verwerken om nadien met hersteld d.i. niét met ongeschonden maar wel met gerijpt vertrouwen, terug creatief werkzaam te leven, samen met anderen.

Een vreugde-mens voelt zich immers zelfverzekerd goed in zijn kunnen, zonder dat hij dit moet bewijzen! Het is de hunker naar zich uitbreiden, naar delen en zich meedelen. Het is het gezegende gevoel van weelde en overvloed, die men niet wil of kan voor zich alleen houden. Vreugde is groei-vreugde: zoals het juichende

kind dit zo bevallig zingend kan dansen, letterlijk opspringend van vreugde, over alle grenzen heen … En het kind toont dan ook – zo bekoorlijk demonstratief! – een spontaan vertrouwen in mens en wereld: een luchtsprong als vreugde-sprong. Dit vertrouwen wordt later nog al eens snel afgedaan als naïef door mensen, die "uit ervaring weten dat het leven geen sprookje is" (sic!). Toch weet iedereen – niet alleen de therapeuten! – dat vreugde aan de persoon sterkte schenkt. Inderdaad, vreugde heeft een "ik-versterkende" werking, waardoor een mens het ook aandurft zijn grenzen te verleggen. Het is dus onmisbaar om vreugdemomenten op te zoeken en ze in het leven te koesteren en te cultiveren. Het zijn Kairos-geschenken, die aankomen bij eenieder, die zich er ontvankelijk voor openstelt, en vooral: er zich durft voor open te stellen. Vreugde-momenten zijn springplanken! Ze zijn en blijven onmisbaar in elk mensenleven, dat toch het grondverlangen kent zich in het bestaan te ontwikkelen en zich in vervulling uit te breiden. En uitbreiding is ook het "groei-principe" van het universum. Een blik in de natuur bevestigt hoe de natuur vrijgevig groeit en bloeit in overdadige overvloed en weelde: elke lente weer! En dit met een "verkwistende rijkdom", die een ware uitdaging is: zonder berekening en letterlijk verblindend voor de schaarste-visie van de mens! Ja; de natuur is een ontstaan, een open gaan en overgaan in zovele nieuwe vormen en variaties, om dan ook weer te vergaan: met zaad, sporen en bolster als nieuwe beloften van groei en evolutie doorheen generaties en regeneraties… Ook het universum is "bezaaid" met miljarden sterren, zonnen en melkwegstelsels. Het is een oneindig ruimte-veld zonder grenzen, gevuld met oneindige energie… Het universum, dat op één zijn is gericht, is ook in bestendige uitbreiding: energie in expansie… Welke wondere evolutie! Een

---

1   V. Kast: Die Wiederentdeckung der Freude in der Psychotherapie. – In: P. Petersen & P. Nijs (Eds.): Neue Wege der Psychotherapie und Psychosomatik. Leuven, Peeters Press, 1992, 107–118.

evolutie, waarin leven en universum doorheen miljoenen jaren van de tijd "groeien en ontwikkelen" van eenvoudige naar meer complexe gestalten. En … alles sprankelt als de overvloedigste fontein, waarvan de lichtende energie-weelde geen grenzen kent. Echter: het menselijke brein heeft de facto wel zijn grenzen. En het komt dan ook "in botsing" met die overvloed alom in het universum. Want het menselijke brein heeft zich, in de stress van de evolutie, geduldig en met gissen en missen, taai ontwikkeld. Hierbij werd dit brein wel geprogrammeerd op schaarste: op hebben of niet hebben. Darwin sprak ooit, weliswaar in een beperkt kader, terecht van de wet dat alleen de sterkste overleeft ("survival of the fittest"). Intussen werd wel duidelijk dat juist niét de sterkste overleeft in het gevecht tussen de soorten. Wel overleeft die soort, waarvan de leden het best onderling kunnen samenwerken. Op die manier past zij zich het best aan nieuwe uitdagingen aan, volgens het motto: "samen sterk!".[2]

En dit geldt exemplarisch voor de mensensoort. Alleen als er samenwerking en samenhorigheid is met dialoog, respect en onderlinge verstandhouding, zal de mensensoort overleven. Want het menselijke brein, "die breuk met de natuur", heeft intussen – in de strijd tussen de sterksten (sic!) – verdedigingswapens (sic!) gebouwd, die op een helse manier de menselijke soort als geheel reeds enkele duizenden malen kunnen "uitschakelen".

Hebben of niet hebben van bezit, geld, kennis, techniek, macht en middelen,… beslist inderdaad wie in de strijd winnaar of verliezer wordt. Men is slachtoffer ("onschuldig") of dader ("schuldig"). Het is en blijft een voortzetten van het lijdensverhaal in het teken van de schaarste én van schuld. Ook daarom is de verrijzenis in deze tijden zo nodig; nodig voor een nieuw leven en zelfs voor het overleven. En vooral: om terug thuis te komen in het echte leven. Want het echte leven is geen strijd tussen de mensen. Het echte leven is een … spel: een levensspel. En in dit spel zijn er geen verliezers. Allen zijn medespelers: Samenspelers … Het levensspel wordt gespeeld door spelers, die in het samenspel alleen kunnen winnen. Het is een spel van en tussen mensen, die met en voor elkaar samenspelers zijn: Eenzame Samenspelers.[3]

De tijd dringt… Pas de laatste jaren groeit wereldwijd het besef dat alle mensen winnen, als ze door samenwerking en samenhorigheid – als mensheid – zich hiervoor gezamenlijk inzetten. "Vooral de verre naaste is uw naaste …" (Dalai Lama). Er zijn inderdaad wereldwijd zoveel tekens van hoop: paasbloemen, die beven in een nieuwe lentebries. En zij bloeien en groeien krachtig en prachtig, beslist en bescheiden, soms onmiddellijk naast brandhaarden van extreemste geweld en fanatiekste onverdraagzaamheid. Godsdienstwaan is en blijft hierin een vast en gevaarlijkst ingrediënt: er "moet" (wéér) gedood worden in naam van de liefde!

Het echte antwoord op die gevaarlijke dreiging is: samenwerking en samenhorigheid in onderling respect en in verbondenheid door een grote en grootse liefde

2   Dirk Van Duppen & Johan Hoebeke: De Supersamenwerker. Berchem, EPO Uitgeverij, 2016.

3   P. Nijs: De eenzame Samenspelers. Antwerpen – Kapellen, De Nederlandse Boekhandel, (3 vol.), 1976-1977.

voor de mensheid. Dit alles vormt de menselijke niche op aarde, waarin mensen samen groeien en, met en door elkaar, samen leren goed te leven: de overvloed van het leven genieten, ook in zijn beperktheid. Het is het geschenk van de overvloed te genieten zonder concurrentie, want het is een genieten met de vreugde van de coöperatie: samenwerken in solidariteit en eerbied voor elkaar, zonder rivaliteit, zonder uitbuiten, zonder uitschakelen. Met elkaar samenwerken, bezield door samenhorigheid en verbondenheid en dus niet meer elkaar buiten werken in genadeloze rivaliteit en concurrentie. De gedeelde vreugde van samen werken is hét scheppingsverhaal van de mensheid in deze tijd. Het is immers een adembenemende en bezielende opdracht aan alle mensen creatieve vervulling te brengen, elk met zijn of haar talenten, Dan gaat het er ook helemaal niet meer om schaarste en tekort rechtvaardiger te verdelen, zoals er nu nog tevergeefs gezocht wordt … met grote strijdlust, op leven en dood… En er zijn nog veel "Armen te kort", zoals een Antwerps initiatief prachtig bevestigt: als een unieke gestalte van de grootse mensenliefde.

Samen léven:
het moderne droom-werk voor elke lééftijd …

Is de opdracht, die daarnet werd beschreven, alleen een droom, een "grote-mensen-droom" van enkele bevlogen denkers, met de kop in de wolken? Of is het de droom, die het leven van de mens, van elke mens, optilt tot een levenswerk: een levens-kunstwerk? De toekomst blijft open, altijd open, voor hen, die durven dromen, ondanks en over alle agressie en depressie heen. Het zijn de mensen, die het stoutmoedig aandurven om hun levensdromen te verwerkelijken en waar te maken in deze soms zo weerbarstige wereld. En hoe harder de weerstand, hoe prachtiger het kunstwerk. Die waarheid kent elke beeldhouwer, die uit graniet beelden beitelt "van eeuwige schoonheid". Levenskrachtige dromen zijn gestalten van de Geest, van dit goddelijke "Gij", hoe onnoembaar en onuitsprekelijk "Gij" ook blijft voor elke mensentaal: de Geest, die universum en leven bezielt tot in zijn diepste werkelijkheid én er mee samenvalt. Zij, die durven dromen, sluiten zich niet op in de massa van de ontgoochelden, die "zich geen illusies meer maken en beter weten". Zij, die durven dromen, delen in de "clairvoyance", die helderziendheid, die het geschenk is van hen, die de schepping liefhebben en kunnen "kijken met nieuwe ogen"… Zij weten uit ervaring dat de werkelijkheid magisch is.

Dat leven en liefde zich voltooien in dit magisch realisme. Immers: wat is de werkelijkheid tussen mensen anders als lichaam geworden dromen? Net zoals een kind de bevallige gestalte is van een levensdroom, die zijn ouders hebben durven dromen én metterdaad verwerkelijken; en inderdaad nog wel "op heter daad"! Dromers zijn géén wereldvreemde zonderlingen, ook al behoren zij misschien tot de uitzondering in een maatschappij van cynisch teleurgestelden. De droom-beweging is de spiraalbeweging van het leven. De droom-beweging is geen vlucht uit het leven: is niet op de vlucht slaan maar een vlucht nemen. Het is dé fuga-beweging, die muzisch wordt bewogen door die grote geestdrift: de Geest-drift … En voor alle duidelijkheid: het is niet de Amerikaanse droom ("*the American Dream*") naar westers imperialistisch model: "*to have it all*". Het is de nieuwe droom van begeestering, ooit zo bezielend gesproken: "Yes we can!", en juist omdat elk van de zovele wereldburgers nog altijd durft zeggen: "Yes, I have a dream…". Het gaat alleszins niet om een droom als vlucht: weg uit het ijl geworden leven en naar wazige illusies van een moderne samenleving, die steeds meer hollywoodiseert. Neen, het gaat om dromen van jonge, "eeuwig" jeugdige mensen.

Dromen van jeugdige mensen hebben een grote invloed op de loop van de geschiedenis, zo leert ons de geschiedenis (André Leysen).[1]

En jonge, jeugdige mensen zijn mensen jong van hart, jong van geest, ongeacht hun chronologische leeftijd. Het zijn mensen, die geleerd hebben in hun leven gul te schenken, die hun leven schenken als inzet voor de levensdroom. Zij schenken zonder berekening en schijnbaar roekeloos. En schenken schenkt jeugdigheid. Of zoals dit boek reeds trachtte aan te tonen: dit is "de eeuwige jeugd, waarop de tijd geen vat heeft".

Na de overwinning in de tweede wereldoorlog schreef generaal Mac Arthur in september 1945 een verklaring voor de jeugdige mens. In de oorlogsjaren voordien had hij met grote verantwoordelijkheidszin de menselijk bijna ondraaglijke stress gedragen van de strijd tegen het nazisme. Met diepe overtuiging schrijft hij naar de jeugd:

"De jeugd is geen tijdperk in het leven; ze is een geestesgesteldheid; een uitwerking van de wilskracht, een eigenschap van het vermogen van de verbeelding, een intensiteit van het gevoel, een overwinning van de moed op de vrees, van de drang naar avontuur op de zucht naar comfort. Men wordt niet oud omdat men een aantal jaren heeft geleefd: men wordt oud omdat men zijn idealen ontvlucht. De jaren verrimpelen de huid; zijn ideaal verzaken verrimpelt de ziel.

Jong is de mens, die zich verbaast, die zich verwondert. Als een onverzadigbaar kind vraagt hij: "en daarna?". Hij trotseert de gebeurtenissen en schept vreugde in het spel en in het leven.

U zijt zo jong als uw geloof.

Zo oud als uw twijfel.

Zo jong als uw zelfvertrouwen.

Zo jong als uw hoop.

Zo oud als uw moedeloosheid.

U zult jong blijven, zolang u ontvankelijk blijft. Ontvankelijk voor de boodschappen van de natuur, van de mens, van het oneindige. Moest uw hart ooit geprangd worden door pessimisme, aangevreten door cynisme, dan hebbe God medelijden met uw oude ziel".

Deze woorden en gedachten blijven, ruim een halve eeuw later, niet alleen actueel; zij blijven zelf ook eeuwig jong. En deze opvattingen hebben zich juist gevormd in de geest van een man, die zelf gelouterd werd in het afgrijselijkste vuur van de strijd tegen het Kwaad, dat Europa en de wereld aan de rand van de afgrond bracht. Jong en jeugdig zijn is alles geven voor het voltooien van een droom.

Zowel het oude Europa als de wereld heeft dringend nood aan én bijsturing nodig door deze "jeugdigen zonder leeftijd".

De woelige migratie-golven van Oost naar West, van Zuid naar Noord, in dit nieuwe millennium maken dit overduidelijk, ook in de "botsing" van de Islam met Europa; én met de fanatieke ontsporingen van het terrorisme wereldwijd inbegrepen. De rol van Europa in de wereld van morgen kan immers niet worden beperkt tot een leidinggevend continent, dat alleen materiële welvaart en technisch comfort biedt. De toekomst, die

1   A. Leysen: De nieuwste wereld. Europa na het communisme. Tielt, Lannoo, 1990.

reeds is begonnen met een tragische heftigheid, zal een nieuwe confrontatie brengen van het westerse technische weten van de "kennismaatschappij" met de oosterse wijsheid: een ontmoeting tussen de oosterse ziel, met haar tragische lotgevallen in al haar diepten, en de westerse computers en robotten, met hun ongrijpbare greep op materiële productie. Steeds meer robotten wandelen hier in een uniek landschap van kwijnende cultuur en tanende natuur, met blinde ogen en dus zonder visionaire blik…

Europa was en is (?) het continent van de waarden. De onvervangbare rijkdom en inbreng wereldwijd van Europa is de cultuur, die wetenschap en kunst omvat. Een rijkdom en inbreng, die in heel de wereld niet zijn "na te maken", zelfs niet door de slimste Japanners! Trouw aan zichzelf mag Europa aan deze unieke opdracht niet verzaken, ook niet uit misplaatste wedijver of technische hoogmoed, en … over alle handels-embargo's heen. De kennismaatschappij van morgen in een geglobaliseerde wereld heeft nog altijd nood aan een homo universalis, gevormd door wetenschappen, kunst en cultuur en bezield door spiritualiteit. Door de eeuwen heen blijft hier het onvergankelijke voorbeeld van de "septem artes liberales", zoals de oudste universiteiten van Europa (Roma, Bologna, Parijs, Leuven, …) dit leerden. Uit de duistere middeleeuwen werd hierdoor de nieuwe mens, de nieuwe mensheid herboren, trouw aan de antieke oorsprong ("Renaissance"), op weg naar de verlichting van de Geest…

Wetenschap alleen leidt immers alleen tot meer weten, steeds verder gespecialiseerd ("kortzichtige vakidioten") en dus … verbrokkeld: verbrokkelde kennis in een verbrokkelde samenleving! Alleen cultuur in haar veelzijdigheid leidt tot meer wijsheid. Alleen die wijsheid is een veilige gids op het levenspad van elke moderne mens, wanneer zij ook verlicht wordt door spiritualiteit.

En ook de erotische ziel laat zich niet aan banden leggen door de rede. *"L'impossible reste à faire"*… Dus: "gewoon doen", zegt de erotische ziel dan tot de rede. Want zo eenvoudig is het: alleen gewoon maar doen … Ja, het kan "nog eenvoudiger" (Pascale Naessens), niet alleen op culinair vlak. De erotische ziel is ook hét bezielende: is het bezielde zelf, dat de moderne mens tot een homo universalis laat uitgroeien: in de lichtende ontmoeting van een "Gij", dat elk levenspad stralend maakt, ook doorheen de donkerste ervaringen. Want in eenieder schuilt toch ergens die eeuwigjeugdige kracht om "de onmogelijke droom te dromen": *"rêver un impossible rêve …"* (Jacques Brel)?

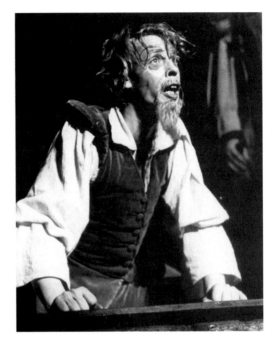

« Rêver un impossible rêve…
… atteindre l'inaccessible étoile … »

De onmogelijke droom te dromen
de onverslaanbare vijand te verslaan
ondraaglijke smart te dragen
hard te lopen waar anderen niet durven gaan
het onherstelbare kwaad te herstellen
lief te hebben, rein en kuis, van veraf
te trachten ook al zijn je armen te moe
de onbereikbare ster te bereiken
dit is waarnaar ik zoek …"

(Jacques Brel: Don Quichote, l'homme de la Mancha. Musical, Paris, 1967)

De wijsheid van de erotische gelukzaligheid

Intense erotiek mondt uit in het zuivere vinden van elkaar, in elkaar verenigd door het goddelijke leven. Het is het bijbels kennen van elkaar en "proeven aan de boom des levens": de levensboom van kennis. In dit opperste en diepste kennen ervaren minnenden het wonder dat de ene geliefde in de ander woont. Ja, dat ze elkaar bewonen: samen één levend huis. Het is een samen-wonen: elkaars levend huis en behuizing zijn op aarde, als een levend juweel van de schepping, tot kosmos versierd. Zij genieten elkaar in wederzijds en wederkerig genot: mond in mond, hart in hart, lijf in lijf, ziel in ziel. Het goddelijke leven doorvloeit hen bij de zoete vreugde van de vereniging, waarin ze, in elkaar zijnde, toch het meest intens zichzelf zijn en blijven. De taal van de liefde is de taal van het lijf. In de extatische positie in elkaar openen geliefden zich voor de bruisend hartstochtelijke kracht van het Leven: een overstromende, oneindige vreugde van zijn en samen zijn. Die erotiek is ook de uitgelezen en uitverkoren weg naar spiritualiteit. Donelly bevestigt: "Spiritualiteit moet seksueel zijn, wil ze menselijke seksualiteit zijn". Ook mystici verwoorden de goddelijke vereniging van de ziel altijd weer in erotische woorden en beelden, die de lijfelijk erotische beroering uitdrukken. Het is de geestdrift van dé Geest, die de minnenden doorwaait. Of zoals de dichter ooit over deze geestdrift episch heeft gedicht:

"van hen, die ooit in deze' alkoven sliepen,
terwijl een wild verlangen hen doorwoei …"

(Adriaan Roland Holst)

Er is geen zelfontplooiing zonder de ander. De emancipatie van de vrouw leidt tot emancipatie van de man. Erotische liefdeservaringen schenken dé levenswijsheid: zij laten proeven aan de levensboom van kennis. En zij die proeven weten: de echte, waarachtige relatie, vervullend naar lichaam en ziel, is de erotisch bezielde relatie. De mens is het diepst erkend, beleefd, be-lijfd, bevestigd en hier op aarde gevestigd én het meest intens aanwezig in de ontmoeting tussen man en vrouw. Niet met gelijk wie, maar juist met haar of hem, die zo radicaal ánders is op het gebied van menselijke liefde en erotiek, … en juist in dit anders zijn het meest bevestigd. Mensen nemen geen afscheid van het erotische liefdesleven. Integendeel, naarmate het bestaan vordert in de tijd, groeit dit sterker en sterker. Wat is een vrouw? Wat is een man? Een man is het sterkst man als gezel, levensgezel van de vrouw. Dan is hij man en leeft als man. En mag hij genot en geluk genieten als geschenk van het leven… Een vrouw is het sterkst vrouw als gezellin, als levensgezellin van de man. Dan is zij vrouw en leeft als vrouw. En mag zij genot en geluk genieten als geschenk van het leven. Dit is dé positie, waarin iedere mens zich als man, als vrouw ten volle bevestigt in dit leven:

het leven kennen met lichaam en ziel. Het is de positie van het "écht genoten" leven: een leven, waarbij een mens zó graag wil blijven verwijlen en stilstaan. Zo bereikt een mens ook zijn of haar ware lééftijd. Dit is "het grote vertragen", zoals Cornelis Verhoeven dit noemt. Dit "heilig ritardando" is het goden-geschenk van de zalige tijd in de ontmoeting der geliefden. Het is de traagzame rondedans van geluk en genot: lééf-tijd!

En de homofiele of lesbische relatie is hier de gezonde "uitzondering op deze regel", aangezien zij langs een andere, eigen weg deze levenswijsheid bevestigt en beleeft. En ook al is deze relatie procreatief wel meer begrensd, toch kan deze relatie zich ook meer creatief ontplooien, met veelzijdige kunstzin en algemene men-senliefde.

De relatie tussen man en vrouw is dé ontmoeting om eerbiedig bij stil te staan. Daarin zijn mensen niet haas-tig of hectisch onderweg. Hier telt geen rendement van daden. Hier treedt een mens die wereld binnen, waarin hij het meest zichzelf kan zijn, mag zijn én laat zijn. Hier kent een mens de beminnelijke ander ook het meest intens als ander. Die wederkerige bevestiging van elkaar is Eros: tederheid en hartstocht van de warmte-Eros, die uit minnende harten stroomt. Dit kost geen levens-moeite, maar schenkt levensmoed, levenskracht, levens-lust, levenszin: het echt genoten leven om bij stil te staan, om bij te verwijlen, een heel leven lang, ook door-trokken van weemoed, van deemoed… Het enige, wat mij als man dus waard is om in dit leven echt bij stil te staan, is de vrouw, die ik als man mag beminnen in dit leven, doorheen dit leven tot aan de dood. Het enige, wat mij als vrouw dus waard is om in dit leven echt bij stil te staan, is de man, die ik als vrouw mag beminnen

in dit leven, doorheen dit leven tot aan de dood. En dit schenkt de ware leeftijd: de tijd van het elkaar beminnen, gezegend met de opspringende vreugde van kinderen, tot aan de dood, tot over de dood heen … Vertraging … halt houden … hartstocht, tederheid, rust en bezinning: het heilig ritardando van de vertra-ging (Cornelis Verhoeven). Dit is dan de echte lééftijd in het schone, zoete leven: "time is honey". En dit ligt dus werkelijk aan de overzijde van de moderne "time is money"-cultuur van deze haastige tijd. "In die haast openbaart zich de absurditeit van een cultuur zonder enthousiaste contemplatie, zonder genot, maar vol gewelddadige bedrijvigheid, waarin de ijver de lust vervangt" (Cornelis Verhoeven).[1]

*
*   *

In het Parsifal-verhaal noemt von Essenbach de geliefde gezellin "Blanche Fleur", die Parsifal in de donkere nacht begeleidt: "Kondwiramur". In het Frans betekent Kondwiramur: "conduire amour", d.w.z. "de liefde begeleiden". De moderne mens, als de nieuwe mens van morgen, zij altijd en overal, thuis of waar ook ter wereld, een Kondwiramur.

Hij of zij begeleide de warme Eros-ontplooiing van de medemens, als naaste dichtbij of veraf: op onze "blauwe planeet" samen op weg in deze soms eenzame wereld, én bij het ochtendgloren van een nieuw millennium, dat nauwelijks is begonnen.

1   C. Verhoeven: op. cit.

Want het echte, ware leven is ontmoeting, aldus Martin Buber. Zo is en wordt het leven van deze moderne mens niet alleen een geslaagd kunstwerk van een levenskunstenaar; het is een levenskunstwerk van ontmoeting, met de blik dankbaar en standvastig gericht op "Gij", lévend in het stralende zonlicht van de erotische liefde … dit unieke zonlicht, dat ook een regenboog kan toveren in tranen.

*

* *

Zalig van wie men zeggen kan:
zij hebben geleefd...

zij hebben hun huis gebouwd
op 't bodemloze wonder van het mensenpaar
— zij hebben geleefd

zij liepen jong met een klaproos op hun mond
met korenbloemen in hun bloed
— zij hebben geleefd

zij hebben in elkander
watervallen van plezier gestort
— zij hebben geleefd

zij kenden de vreugden van 't bevruchten
en vonden in kinderen elkander weer
— zij hebben geleefd

hij droeg de vormdrift in brein en handen
zij brood en melk in haar moedervlees
— zij hebben geleefd

zij waren aan elkanders lichaam geklonken
met de gloeiende spijkers van hun zinnen
— zij hebben geleefd

zij kenden de wroeging die wroet in de buik
en de steeds opspringende fontein van het geweten
—zij hebben geleefd

zij verteerden van heimwee naar het lied
waarin de ziel kan ademen en vliegen
— zij hebben geleefd

golven van verdriet
sloegen ook hun vrachten neer
— zij hebben geleefd

zij leerden dat ook lijden de mens rechtvaardigt
en dat het bloed besmet is met de dood
— zij hebben geleefd

zij lieten de grijze as van hun doden sneeuwen
zacht en bestendig in hun hart
— zij hebben geleefd

zo dronken zij de wijn der schuimende beroezing
en de thee der wijsheid die naar ijzer smaakt
— zij hebben geleefd

zalig van wie men zeggen kan
zij hebben samen veel hemel en aarde vergaard
— zij hebben geleefd.*

* René Verbeeck: Van de zalige knoop van man en vrouw.
  Verzamelde gedichten. Brugge, Orion, 1974.

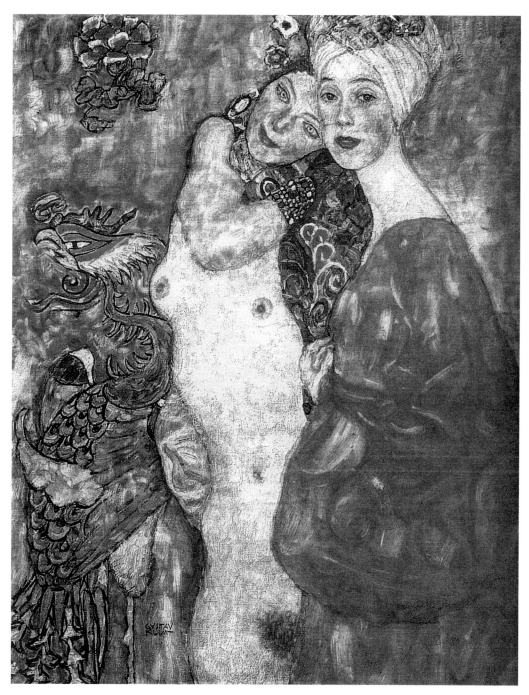

Gustav Klimt: Lesbische liefde: eeuwige tederheid.

Samenvatting

Nooit was er zoveel vrije tijd en toch weerklinkt er bijna altijd: "sorry, nu net geen tijd!"

Omgang met de tijd is een typisch eigentijds probleem. Steeds meer mensen komen hierdoor in moeilijkheden: in tijdsnood, ook en vooral om gelukkig te leven. De "civilisatie-ziekten" (Desmond Morris) zijn een direct gevolg van een niét goede omgang met de tijd, waardoor mensen niet echt léven, vervuld en gelukkig, zowel in het werk als met elkaar.

Ook al is men in zoveel "gelukt", toch wordt er niet zo gelukkig geleefd, ook niet in een maatschappij des overvloeds.

Bezield kunnen leven, én gedreven met een vitale elan, gelukt velen blijkbaar niet zo goed.

Burn-out, chronische vermoeidheid, depressie, misbruik van drugs, pijnstillers, slaappillen, pepmiddelen, verslaving aan alcohol, (cyber)sex, nicotine,... vormen de tragische keerzijde. Daarnaast blijft nog de schade op persoonlijk (vereenzaming), relationeel (scheiding) en sociaal vlak (isolering).

Sedert ruim honderd jaren kwam er ook een merkwaardige band tussen leven en werk.

"Arbeid adelt" was voorheen de spreuk. Arbeid schonk welstand, waardigheid én toegang tot cultuur.

Op 1 mei, dag van de Arbeid, is er nu meestal weinig bezielde viering met feestelijke stoeten; wel protest en eisende betogingen. Arbeid wordt gevierd met ... niet te werken! Zou men het dansen ook vieren ... met stil zitten? Recent kon men zelfs lezen: "Arbeid. Wees voorzichtig. Kan je gezondheid en waardigheid ernstige schade toebrengen". Het lijkt bijna een verslaving, nog gevaarlijker dan kettingroken!

"De mensen hebben nu geen tijd meer ... Een mens(enleven) telt nu toch niet meer ..." aldus uitspraken, die steeds terugkeren, vol ontgoocheling en uitputting.

Dit boek wil, als een gids met enige jaren ervaring (ruim 80), wegen en omwegen naar een nieuwe tijdscultuur tonen. Want "de tijd dringt" ..., en precies steeds meer en vooral sinds de tweede helft van de vorige eeuw en sinds de werk-tijd steeds vaster aan het uurwerk werd gekoppeld.

En het uurwerk werd hét meetinstrument om het werk, het rendement en de werkuren – onder tijdsdruk! – te meten (waarbij de prikklok prikt!). Het uurwerk werd ook het instrument van de vooruitgangsideologie: "time is money". Aldus werd tijd tempo, tempo ... Werken werd letterlijk "uur"-werken: alle prestaties – sport en ontspanning inbegrepen! – gemeten tot op de minuut.

Met een enkelband bekomen veroordeelden tegenwoordig wat "beweeglijke vrijheid".

De vrijwillige gevangenen van het uur-werken kozen massaal voor een armband: een armband-uur, met dus de tijd aan de pols en de pols aan de tijd.

Zo kwam het – eensgezind? – tot de de dictatuur van de uurwerktijd.

En tot de dictatuur van de efficiëntie: wat niet geteld kan worden telt niet mee … En als er nog alleen geteld wordt, is "men" op een bepaald moment ook uitgeteld: knock-out voor al-tijd …

Bij het ontwaken 's morgens is de eerste blik op … de klok, ook al wordt de wekker soms nog even hardhandig het zwijgen opgelegd. Geen ogenblik (!) tijd dus om spontaan de eerste blik dankbaar op het wonder van de nog sluimerende geliefde, zo nabij, te laten verwijlen als de echte nieuwe morgen: elke morgen opnieuw als belofte van weer een nieuwe dag…

Het is een jachtige tijd geworden, met jacht op de tijd, die "kapitale tijd", waarvan niemand de eigen som juist kent,… alleen maar er van kan uitgeven, steeds haastiger. Tijd sparen werd wel een obsessie, en, zoals elke obsessie, met weinig resultaat.

Ook de machine, die tijd zou kunnen produceren, bleef onvindbaar.

Als een sluipende epidemie heeft de haastige tijd zo zijn intrede gedaan: één en al gejaagdheid, met bovenop een wervelend tempo van de versnelling, steeds sneller: tempo en turbo! Hoger rendement brengt immers meer geld: de voorgespiegelde weelde van een luxe-leven, dank zij de groei-economie.

Veel ís inderdaad toegenomen, o.m. ook "het hijgen van de geschiedenis" (Eyskens): en ondanks zoveel tijd-management bleef de tijd hectisch. Elke vraag, elke wens moet immers "bliksemsnel" ingevuld worden in het NU-tijdperk, dat moét verrassen door het nieuwe: met de aantrekkelijkheid van een moderne amazone.

Talmen, dralen, overleggen, bezinnen, …: alles nutteloos tijdverlies én tekens van een twijfelaar, die niet kan beslissen.

En "de rijkdom van het nutteloze" (Bauer) bleef onbekend, terwijl "het nutteloze van de rijkdom" werd en wordt geloochend in de moderne groei- en consumptie-economie.

De maatschappij lijkt een grootwarenhuis, waar de tijd uit koopjes-dagen bestaat, met de dagelijkse chaos van een graai-cultuur: alle christelijk-Europese waarden zijn er overhoop gehaald, want totaal uit de mode…

Bovendien, met het begin van het nieuwe millennium viel het uurwerk stil, nadat de klok ruim 500 jaren tikte, ook al luiden er af en toe nog klokken (meestal bij "sterf-gevallen", zoals de onzichtbaar gemaakte dood elegant en neutraal wordt genoemd).

Het digitale tijd-perk is immers begonnen met zijn nieuwe, virtuele tijd.

De hoorbare (weg)tikkende tijd werd onhoorbaar (weg)vloeiende tijd. Horloges werden collector-items of dure sierstukken, net als kostbare juwelen.

Het "armbanduur" werd vervangen door een g.s.m. (= "handy"!) of smartphone, met daardoor wel een "handige" én eigenaardige omgang met de tijd.

Voordien werd in de rechtlijnige tijd het één na het ander in volgorde afgehandeld, uiteraard zo snel als mogelijk. Nu kwam er de nieuwe wereld van de gelijktijdigheid met de geboorte van de simultant, die tegelijkertijd meerdere taken uitvoert. Hierbij wordt hij of zij geholpen door de snelste electronica-apparaten, die ook nog toelaten tegelijkertijd virtueel op verschillende plaatsen te zijn.

Dit "alles tegelijkertijd" vraagt van de hyperactieve "multitasker" een wakkere, verstrooide en verspringende aandacht zonder verpozen: "permanent online" als nieuwe en subtiel onzichtbare keten. En het is de facto voor velen een magisch-onzichtbare navelstreng met "het moeder-bedrijf", die paradoksale koosnaam van de naamloze multi-national, met haar vele grijp-grage armen naar … overal.

In zulke haastige tijd zonder tijd wordt veel gezoemd maar nog weinig gezoend: er is immers niet meer "een zee van tijd".

De "homo viator" van weleer was met spirituele zekerheid als reiziger in de tijd hier op aarde onderweg naar de hemelse eeuwigheid, … al dan niet met een omweg langs Compostela.

Sinds deze eeuw is hij afgelost door een rationele zwerver, die verstrooid ronddoolt met simultane opdrachten. Nergens op aarde thuis, ligt zijn of haar nest "ergens" onbereikbaar en virtueel in een internet, dat geen ruimte en geen tijd kent: zijn of haar nest ligt dus …nergens. Deze modernste nomaden zijn thuisloos en …op weg in een wereld zonder weg. Zij kennen beter de virtuele wegen in internet dan de straten van dorp of stad, waar nog wel "ergens" het legaal adres is. (Het enig "vaste" adres is het electronische adres).

De nieuwe werk-tijd bracht dus een virtuele leefstijl: een versnipperde bedrijvigheid in een voort ijlende tijd, die dan nog tegelijkertijd samengedrukt wordt in een "overal-NU"…: dé merkkledij van een unieke virtuele overall!

Kan de mens zich echt behaaglijk thuis voelen in deze techno-tijd?

Kan hij of zij – zij hebben zó weinig tijd! – ook nog een "goede partner voor het leven" vinden en liefst bliksemsnel, dank zij de virtuele wereld van datingsites?

Een mens kan toch maar zijn leven leven in en dankzij de tijd, een gul geschonken tijd, waarin hij of zij zich in zijn of haar element moet kunnen voelen als een vis in het water.

De nieuwe techno-tijd lijkt op een aquarium, waarin de vissen leven en zwemmen in het water, dat optimaal geregeld blijft dankzij technisch besturing. Maar de vissen kennen alleen het aquarium-water, ook al horen zij oorspronkelijk thuis in het water van de zeeën, van de grootse oceaan. Dáár zijn ze "natuurlijk" in hun element! En de oceaan is niét zomaar een uitvergroot aquarium.

Is de lineaire tijd van de chronometer misschien de natuurlijke tijd geworden van de mens van nu? Het antwoord is eenvoudig: de echte en enige natuurlijke tijd is de tijd van de natuur.

En dit geldt voor elke mens, die op aarde gezond en gelukkig wil leven.

Het is een ritmische tijd met terugkeer. Het is ook een kosmische tijd, want letterlijk bewogen door hemel-lichamen. Daardoor zijn er dagen en nachten, de cyclus van maanden, van seizoenen en jaren, van ebbe en vloed: herhaling en terugkeer zijn de grondbewegingen van de tijd, en worden sinds eeuwen door de mens in terugkerende feesten bevestigd en gevierd. De natuur-lijke tijd is een tijd, die voortschrijdt met terugkeer: de tijd is een dansbeweging.

Ook de mens kent en leeft in dit natuurlijk ritme, niet alleen met de terugkerende nachtrust.

Zijn biologische klok – die letterlijk op zonne-energie werkt! – regelt ritmisch álle levensfuncties: van hartkloppingen, ademhaling tot alle neuro-hormonale functie's, die ook het ritme der lusten gezond sturen, de vruchtbaarheid en de werklust inbegrepen…

En die ritmische tijd van de natuur laat zich niet met technische kunstgrepen gelijkschakelen tot een lineaire tijd, alleszins niet bij de mens.

Het moderne artificiële tijdsgebruik – dat een tijds-gebrek is aan natuurlijke tijd! – leidt dus onontwijkbaar tot deficits en defecten in de gezondheid van die mens.

Het menselijke brein, dit wonder van de evolutie, kan multitasking niét aan.

In elk geval: het brein kan het nóg niet aan. En overhaastig zal dit niet gelukken. Opdat een vaardigheid, zoals bv. van de simultant, zich als kenmerk in het menselijke genoom inschrijft, heeft men ca. dertig (= 30!) generaties nodig. Het zal dus nog wel even duren. (Terwijl de vaardigheid van de simulant – het vermogen tot veinzerij! – wel reeds "van oudsher" met de nodige tijd vrij goed is ingebouwd…).

Een andere omgang met de tijd is dus levensnoodzakelijk om uit de moderne impasse met de tijd te komen.

De chrono-tijd is de werktijd van handelen, verhandelen, onderhandelen: dus van activiteiten zonder tijd om te leven, wel om te produceren.

De echte tijd om te leven is de Kairos-tijd, die als pauze -tijd en ándere tijd vele vormen en variaties kent.

Hierbij verwerft de mens de unieke vaardigheid om de tijd in eigen beheer te nemen.

De hooggeprezen en onvindbare tijdsmachine is daarbij echt niet nodig. En de tijd moet dus geen lekker snoepje zijn, rekbaar naar believen.

En deze Kairos-tijd schenkt ook de vaardigheid om de chrono-tijd als werk-tijd met zijn versnipperde bedrijvigheid zó te beheren dat dit menselijke vervulling schenkt. En dit beheren met vervulling geschiedt bovendien zonder vervuiling, die steeds meer schadelijk wordt voor de mens en zijn geest én voor het milieu tot in de verste uithoeken van de natuur.

De Kairos-tijd is dé tijd, waarin de mens dus als mens ten volle leeft: zijn ware lééf-tijd vervullend bereikt en beaamt, (en dus niet alleen jaren bijeen telt, al dan niet tegen zijn of haar zin).

En deze ándere tijd kent maar één bedrijvigheid, wel in vele vormen en variaties: het schenken.

Schenken is de werkzaamheid, die mensen met elkaar en met het leven verbindt. Schenken produceert geen technische vooruitgang maar schept cultuur. Schenken is dé kunst, die deze wereld mooi en goed maakt.

En in de stoet van het schenken staat onwrikbaar vooraan: zichzelf en elkaar tijd schenken.

Tijd is en blijft toch het kostbaarste geschenk in deze tijd! Het motto is eenvoudig: "neem uw tijd … om tijd te schenken".

Er is niet alleen de opperste vreugde van "ons kind het leven schenken" en om samen als ouders aan elkaar én aan het kind de vreugde te schenken dit kind in vreugdevolle groei zichzelf te laten worden.

Schenk met vaste regelmaat de tijd om samen te eten en te drinken. Het schenkt de pauze voor de gezondheid van lichaam en ziel. Het gaat immers niet alleen om het schenken van drank of vloeistoffen: water, thee, koffie of wijn … Verliefdheid en liefde worden gewekt én gevoed bij het geschenk van een etentje, een drink, een terrasje: en dit levenslang.

Kinderen leren de moedertaal, als zij "erin mogen zwemmen door op hun verhaal te komen" en dit dankzij genoeg en vaste etenstijden aan tafel bij … moeder, die "het dagelijkse brood snijdt", dat onmisbaar is voor de groei van de moeder-taal.

Gezonde voeding voedt ook de relaties, dankzij vaste etenstijden, die mogen duren. Het zijn hemelse geschenken, die telkens weer het ge-hemelte strelen.

Bovendien, er blijft de typisch menselijke voeding: dans, muziek, toneel, kleinkunst, opera, tentoonstellingen, sport, lezingen, wandeling,… om de religieuze vieringen niet te vergeten.

Genieten is verwijlen in de lusttuin van het heden, zonder blik op de klok…

Schenk elkaar de vreugde van het feestvieren, telkens weer met terugkerende tijd: met het goede evenwicht tussen komen en gaan, tussen een lach en een traan. Er op uittrekken is het geschenk van de echte tussen-tijd: weg uit de hectische tijd, met zijn "log-versteende" werk-en leefgewoonten van alledag.

Het geschenk van de wandeling kent haar ritme, telkens opnieuw, in stad of natuur, en wel echt met haar ritme: slenteren, talmen, omkeren, drentelen, doorstappen…en kijken met nieuwe ogen en luisteren met open oren, de neus gespitst.

En het motto is hier: "ik heb geen tijd om mij te haasten". Er is het grote geschenk van de vrije tijd: vertoeven in de ledige tijd, die niét meer "het oorkussen van de duivel is". Het is de tijd van het dagdromen, van het overdenken, dwarsdenken, nieuw-denken. Het is het onmisbare geschenk: tijd voor de scheppende krachten, die in elke mens sluimeren.

Pas hier begint de mens te leven als levenskunstenaar: ijverig werkzaam in de lusttuin der verbeelding: hét vertrekpunt om ooit de levensdroom te verwerkelijken. Elkaar en zichzelf speeltijd schenken is goddelijke groeitijd schenken.

Niet alleen als kind maar doorheen alle levensseizoenen blijft het spel het geschenk, dat het leven in beweging houdt.

Er is immers geen liefde zonder liefdesspel. Ouders zullen speelse minnaars zijn voor en naar het kind.

Mensenliefde is het mooie samenspel van eenzame Samenspelers, die elkaar vreugde en troost schenken.

Zichzelf en anderen tijd voor het Schone schenken … vervult het leven, want "begeestering is het mooiste woord ter wereld" (Christian Morgenstern).

Het schone is immers het onmisbare voedsel voor de ziel, voor de bezieling. Het schenkt dus veel meer dan de "troost van de Schoonheid" (Patricia De Martelaere) als die tedere kracht tegen het Kwade in al zijn lelijkheid.

Het Schone roept op om schoon te leven, want schoon in het leven is toch wat een mens: "uit volle borst" beaamt met een krachtig "ja!" vol levenslust.

De Schoonheid in natuur en cultuur is onuitputtelijk en kan alle zintuigen zo zinnelijk-zinvol bespelen. Zij maakt het lichaam tot harp van de ziel (Khalil Gibran), met de symfonie der zintuigen.

Waarbij de schoonheid van liefde en vriendschap het hemelse geschenk vormen: "als Gij mij beroert word ik mooi!" (Hooglied).

Tijd voor de liefde is de geschenken-tijd der geliefden. Het is dé weg waar de tijd uniek beleefd wordt.

Alleen het pad van de liefde leidt naar de ware Lééf-tijd, ook al verdwalen in deze tijd zovelen op omwegen, niet altijd blind mistrouwd. En waarbij de innigste ontmoeting op aarde zo snel kan verdwalen in een liefdesaffaire: een "affaire", d.i. een "zakelijk" ongeval (= une affaire!) in het tussenmenselijke verkeer. En de liefde wordt dan in een wiskundige "breuk-formule" uitgedrukt: "een verhouding (sic!) hebben".

De wegwijzer van de liefkozing is levenslang de poolster, die mensen in de juiste vaart houdt van hun liefdestocht, en dit doorheen alle levensseizoenen. En de kus blijft de kortste afstand tussen twee mensen: een uniek menselijk geschenk. Laat dit kussen dus met dagelijkse regelmaat beoefend worden als "heerlijkste gerecht".

Want kussen is een kunst: met vurige tongen, die kunnen zwijgen…

Met het geschenk van het elkaar beluisteren – oh! de luister van het luisteren … – groeien partners wederkerig tot zacht zinderende beminden, begaafd met "een stem, die beroert en een hand, die spreekt" (Clerguet).

Zichzelf die ándere tijd schenken, … zichzelf en anderen die ándere tijd schenken,… is dus dé bedrijvigheid, waarin elke mens zichzelf vormt tot een krachtig schone gestalte, die stevig stand houdt doorheen de tijd met zijn wisselende lotgevallen.

En dit unieke vermogen tot schenken ontwaakt reeds zo vroeg bij elk mensenkind: in de leeftijd van ca. 6 tot 12 jaar. Dan gebeurt er immers een openbaring: voor het allereerst ervaart een kind een andere mens als mooi en goed. En blij vervuld van dankbaarheid welt één antwoord op: schenken, schenken …

En vooral iets van zichzelf: een tekening, zelf geplukte bloemen, een knutselwerk, iets kostbaar,… uit dankbaarheid, eenvoudig omdat de ander er is. Het is de geboorte van "Gij", die levenslang de tegen- en medespeler zal zijn in de zelfontplooiing.

Voortaan zal (het kind in) de mens nooit moe worden van het kijken én opkijken naar dat wonder, dat de evennaaste is.

De openbaring ligt in het erkennen van "de belofte van een gelaat" (Lévinas): het op-blikken naar de schoonheid van het menselijke gelaat. Het is de geboorte van de grootse mensenliefde, die uitnodigt tot schenken: dagelijks en zomaar gratuit, in kleine en grote goedheid.

En zo gelukt de groei tot levenskunstenaar, uitsluitend en alleen als een tussen-menselijke groei: in het schenken, dat uit "gij"-gerichte daden bestaat. Dit schenken vindt zijn voltooiing in de erotische liefde.

Geliefden zijn niét blind; zij zien elkaar helderziend: "la clairvoyance!". Met nieuwe ogen zien zij in de ander het scheppingsplan, zoals het goddelijke leven het met deze mens bedoeld heeft. En de geliefden weten zich nu opgeroepen tot toewijding aan het scheppingsverhaal van elkaar.

En voortaan is leven een permanente bedrijvigheid van schenken. Het wordt een levendige stoet zonder einde van geschenken, want de liefde maakt voortaan de werkelijkheid magisch. In elke geliefde schuilt immers de onsterfelijke geliefde.

Niet alleen water en wijn, thee en koffie, sobere of bourgondische maaltijden, naast "nuttige" hulpmiddelen en uitgekozen sieraden, van kop tot teen, … worden geschonken.

Ook het Schone en het Goede worden in zovele vormen beminnelijk geschonken: een blik, een glimlach, een liefkozing, een knuffel, een hand, een arm, een boek en een bloem, … vertrouwen, levenslust, levensdromen, moed en weemoed, intimiteit en geborgenheid, eerbied, vergiffenis en verzoening, … dit alles met tedere aandacht en vooral met tijd!

En de liefdeskunst is het schenken tot het hoogste uiterste: geliefden schenken zichzelf aan elkaar, in levende lijve en in weerloze stoutmoedigheid, met de symfonie der zintuigen, met de vibraties van de ziel, zo zacht zinderend voor lijf en leden, die sterfelijk zijn en blijven… Want zij weten wee-moedig: "alles van waarde is weerloos, en wordt door aanraakbaarheid rijker" (Lucebert).

En toch schenken geliefden in het opkijken naar elkaar – ogenblikkelijk! – ook het mysterie van de gedaanteverwisseling en van een permanente verrijzenis: het oude leven in de chrono-tijd wordt afgelegd en de opstanding verkondigt een nieuwe tijd van scheppend bestaan.

Geliefden kunnen elkaar én de samenleving zelfs letterlijk nieuw leven schenken in de lieflijke gestalte van kinderen.

Zo blijven geschenken dé wegwijzers op het pad van de liefde, waarbij de liefdeskunst de unieke gestalte is van de ware levenskunst.

En die erotische liefde is transcendent: zij laat de geliefden boven de grenzen van zichzelf uitstijgen en in hun liefdesdroom ook ver boven de grenzen van de ruimte en chrono-tijd.

De geliefden weten zich ook opgeroepen om zelfs boven de begrenzing van het eigen paar uit te stijgen. Zij willen het Goede en het Schone van de liefde ook meedelen en delen met anderen: ja, met de gehele mensheid.

Deze grootse mensenliefde – voor mens en voor natuur! – is onvermoeibare inzet voor "het menselijk mogelijke": een wereld, waarin het Goede en het Schone bloeien en waarin de mensen flonkerende juwelen worden, die de goddelijke liefde laten stralen.

De liefdeskunst van de mensheid is dus die scheppende kunst, die het universum tot uniek mooie kosmos maakt. Is dit niet de zin van de evolutie, én de zin van de schepping, "die doorgaat" (Beuys)?

Het is de weg van de "amorisation", aldus Teilhard de Chardin: de liefde als energie van het uitdijend heelal: een nieuwe sprong in de evolutie, die de schepping in haar mooiste gloed zet.

Het brein van de mens was reeds – bij toeval? – een breuk met de natuur, met een explosie van extracorporale en virtuele mogelijkheden.

Maar het hart van de liefde kan meer bevatten dan het brein van de mens.

En die liefde maakt elke mens tot een uniek juweel, dat het goddelijke laat flonkeren.

Door die goddelijke geest zo wonderlijk beschonken, kan een mens maar antwoorden met …schenken: vanuit een onuitputtelijke weelde, vervuld van dankbaarheid.

En dankbaarheid is de sleutel van een gelukkig leven in deze tijd.

De liefde behoort tot de levensdroom, die een mens gaande houdt, die een mens jeugdig houdt: de "eeuwige jeugd, waarop de tijd geen vat heeft".

"Dromen van jeugdige mensen hebben een grote invloed op de loop van de geschiedenis, zo leert ons de geschiedenis" (André Leysen).

Erotisch samen leven is hét droom-werk, dat aan minnende mensen de ware lééftijd schenkt, in lengte van dagen en nachten, van jaren: gelééfde jaren.

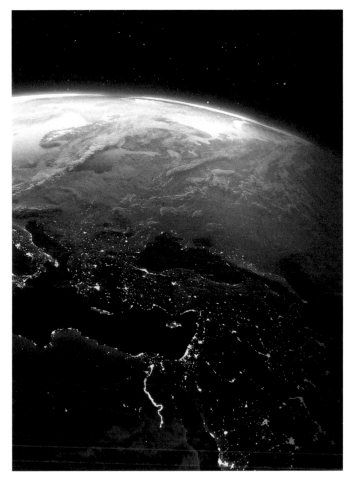

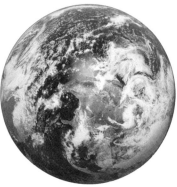

De blauwe planeet: ... wondermooi.